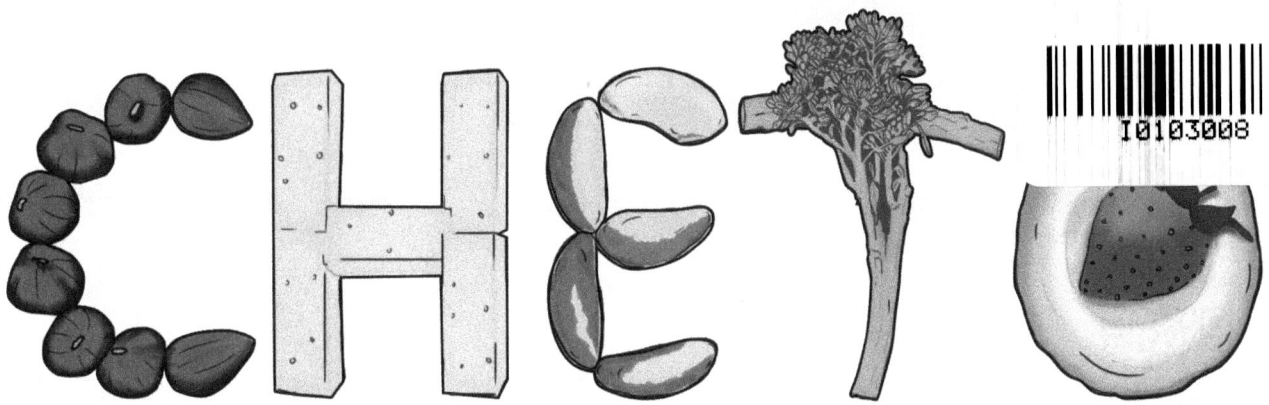

CHETO

GENICA

—ZEROSBATTI—

RICETTARIO
PER PIGRI CRONICI

CON MACRO
E PIANI ALIMENTARI
UOMO E DONNA

250 RICETTE CHETOGENICHE
PER FARE LA DIETA SENZA FARE LA FAME

VALERIA PREZIOSO

DELLA STESSA COLLANA

Chetogenica ZERO SBATTI - Il capostipite

Chetogenica ZERO SBATTI Friggitrice ad Aria

Chetogenica ZERO SBATTI Pasticceria

Inquadra il QR code per acquistare la versione originale.

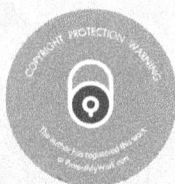

ISBN: 978-1-914370-81-6

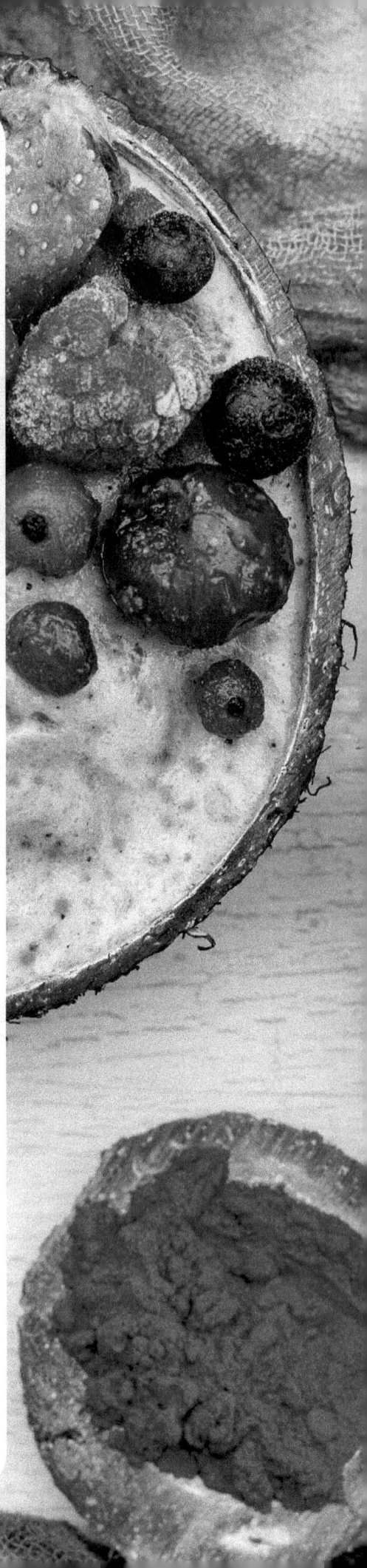

SOMMARIO

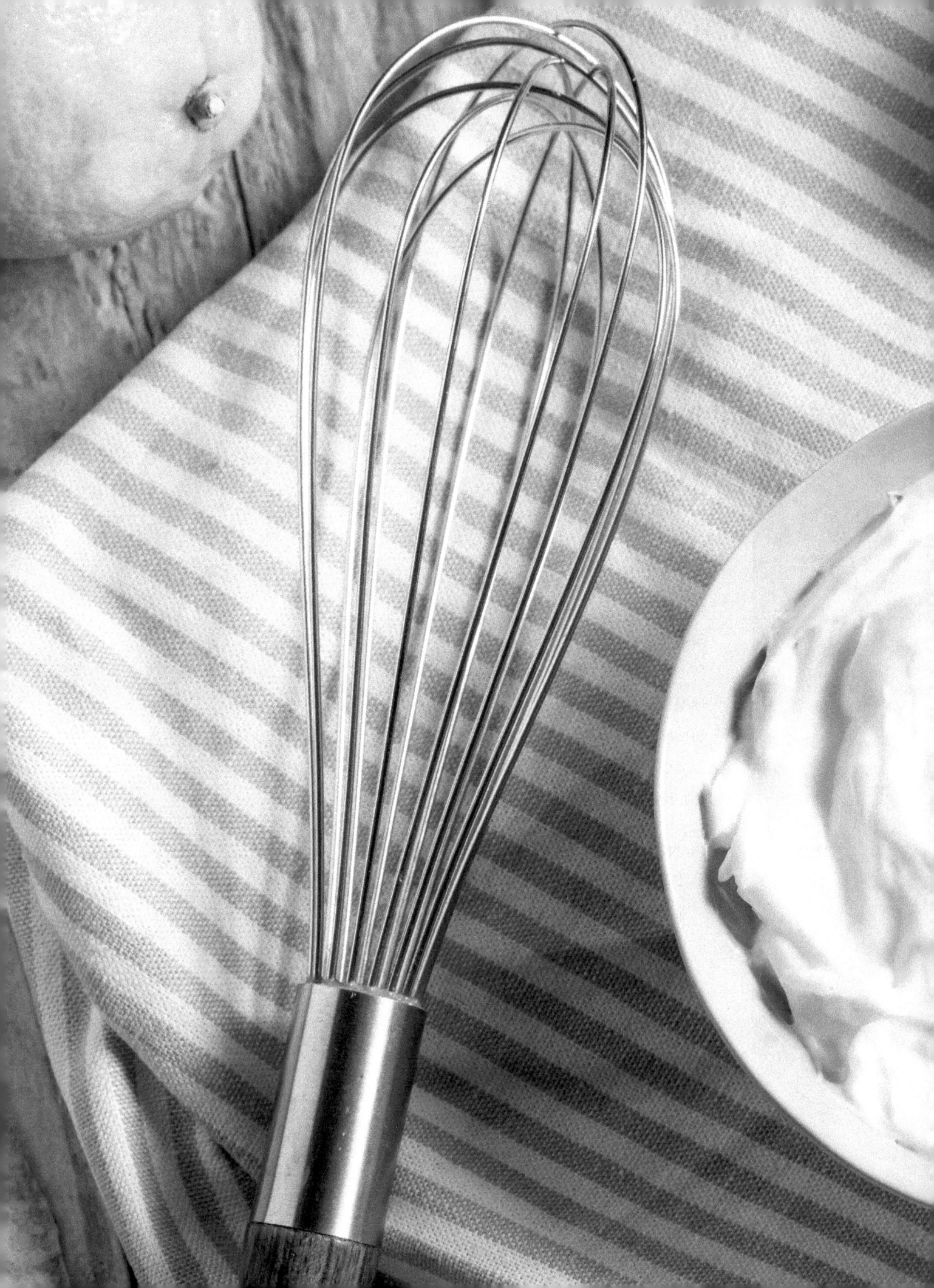

PREFAZIONE

Nell'immaginario comune, un'alimentazione sana è quasi sempre intesa come sinonimo di cibo scarso e triste. Ed è questa idea che molto spesso fa fallire i buoni propositi per rimettersi in forma e sentirsi meglio o semplicemente stare in salute.

In realtà, la dieta chetogenica, con la sua grande varietà di ingredienti e in particolare quelli ricchi di grassi tipicamente esclusi da altri regimi alimentari, permette di creare ricette gustose che si inseriscono perfettamente nella vita caotica di ciascuno di noi.

L'obiettivo principale di questo libro è offrire grande varietà e ispirazione continua, con 250 ricette testate delle quali sono già stati calcolati con cura tutti i macronutrienti.

Abbiamo poi creato due piani alimentari differenti, uno che include la carne e uno che invece la esclude privilegiando il pesce, come sempre in versione uomo e donna e intercambiabili con quelli degli altri libri.

Ricordati di scaricare i contenuti digitali del libro, per avere ciò che serve a portata di mano. Le liste della spesa già pronte e i piani in formato stampabile sono tutto ciò che ti serve per partire subito, in puro stile Chetogenica Zero Sbatti.

Sentirti bene, mangiare con gusto e vedere i primi risultati sarà semplice, cucinando tante ricette appetitose ogni giorno.

Una risorsa importante alla quale puoi avere accesso è il nostro gruppo Facebook privato. Troverai migliaia di compagni di viaggio con la voglia di condividere con te il percorso, quindi non ti resta che raggiungerci:

https://www.facebook.com/groups/chetogenicazerosbatti

SCAN ME

Buon appetito!

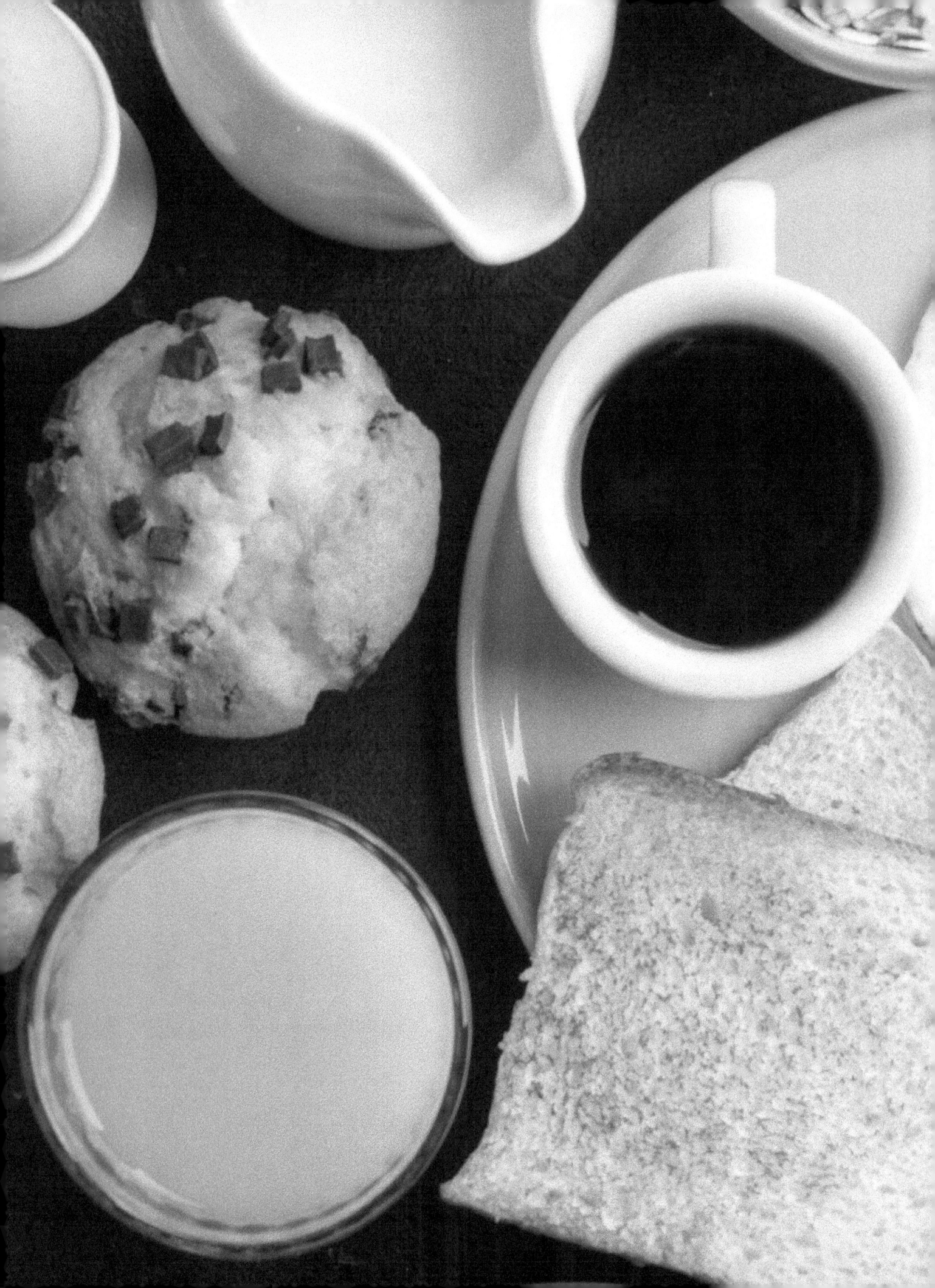

Colazioni dolci

BULLETPROOF COFFEE CON LATTE DI MANDORLA

Porzioni: 1	Tempo di preparazione: 5 minuti	Tempo di cottura: -

Kcal per porzione: 442; Carboidrati 0,4 g; Proteine 1 g; Grassi 49,1 g

INGREDIENTI

1 caffè
200 g di latte di mandorla caldo
25 g olio mct o burro di ghee
25 g olio di cocco
10 g eritritolo
5 g cacao amaro

PROCEDIMENTO

In un monta latte oppure in un recipiente, aggiungere il caffe, il latte di mandorla e l'eritritolo e frullare per 1 minuto. Aggiungere l'olio mct e frullare ancora; aggiungere l'olio di cocco e frullare per un paio di minuti. Versare nella tazza e spolverare con cacao amaro. Se si ha poco tempo, si può mescolare insieme gli ingredienti e bere.

CORNETTI RIPIENI DI BURRO DI NOCCIOLA

Porzioni: 5	Tempo di preparazione: 20 minuti di riposo + 30 minuti	Tempo di cottura: 5 minuti circa

Kcal per porzione: 234; Carboidrati 2 g; Proteine 8,6 g; Grassi 21,2 g.

INGREDIENTI

30 g fibra di avena
10 g farina di cuticole di psillio
10 g eritritolo
1 uovo medio
10 g tuorlo
25 g burro di ghee
85 g farina di mandorle
50 g latte di mandorle senza zuccheri
50 g yogurt greco 5%
½ fialetta di aroma alle mandorle
75 g burro di nocciole 100%

PROCEDIMENTO

Unire gli ingredienti secchi in una ciotola, tenendo da parte 10 g di fibra d'avena. Aggiungere l'uovo, il tuorlo e il resto degli ingredienti, ad eccezione del burro di nocciole. Lasciar riposare l'impasto per 20 minuti. Posizionare un po' di fibra d'avena su una spianatoia o un piano di lavoro e posizionare sopra l'impasto. Stendere l'impasto con il mattarello ed aggiungere la fibra d'avena, se dovesse risultare un po' colloso. Ricavare 5 grandi triangoli con un lato leggermente più corto e due più lunghi.

Posizionare 15 g di burro di mandorle al centro del lato più corto e arrotolare su se stesso il cornetto.

Cuocere in forno preriscaldato e ventilato a 160° per 20 minuti o fino a doratura. Servire con una spolverata di eritritolo a velo.

CRESPELLE AL CACAO E BURRO D'ARACHIDI

Porzioni: 2	Tempo di preparazione: 5 minuti	Tempo di cottura: 15 minuti

Kcal per porzione: 423; Carboidrati 1,3 g; Proteine 18,8 g; Grassi 37,7 g.

INGREDIENTI

4 uova medie
30 g formaggio spalmabile
5 g eritritolo
10 g olio di cocco
30 g burro
5 g cacao amaro
20 g burro d'arachidi 100%

PROCEDIMENTO

Unire le uova, la formaggio spalmabile, l'eritritolo e mescolare fino a raggiungere una consistenza omogenea. Scaldare bene una padella unta con l'olio di cocco, roteare la padella per distribuire su tutta la superficie l'impasto e cuocere per 30 secondi a lato. Ripetere fino a esaurimento dell'impasto.
In un pentolino, sciogliere a bagnomaria il burro ed aggiungere il cacao. Farcire le crespelle con la salsa al cacao e il burro d'arachidi.

CRESPELLE CON MARMELLATA AI MIRTILLI

Porzioni: 2	Tempo di preparazione: 7 minuti	Tempo di cottura: 7 minuti

Kcal per porzione: 440; Carboidrati 5 g; Proteine 22,2 g; Grassi 35,3 g.

INGREDIENTI

60 g farina di mandorle
30 g farina di cocco
80 g latte di cocco senza zucchero
4 uova medie
Un pizzico di sale
Cannella a piacere
20 g marmellata ai mirtilli senza zucchero
Eritritolo a velo, q.b.

PROCEDIMENTO

Unire le farine, il pizzico di sale e il latte. Frullare con uno sbattitore elettrico fino a raggiungere una consistenza omogenea. Aggiungere le uova mano a mano e continuare a frullare. Lasciare riposare l'impasto per 5 minuti. Scaldare una padella antiaderente e versare 2 cucchiai di impasto. Roteare la padella in modo da distribuire l'impasto su tutta la superficie. Far cuocere per 30 secondi per lato e ripetere l'operazione fino ad esaurimento degli ingredienti. Farcire le crespelle con la marmellata e decorare con eritritolo a velo.

CHETO-CEREALI AL CIOCCOLATO

Porzioni: 8	**Tempo di preparazione:** 10 minuti	**Tempo di cottura:** 15 minuti

Kcal per porzione: 255; Carboidrati 5,5 g; Proteine 7,6 g; Grassi 22,8 g.

INGREDIENTI

60 g nocciole
25 g noci pecan
70 g mandorle
25 g noci di macadamia
35 g semi di girasole
30 g semi di zucca
35 g semi di lino
30 g gocce di cioccolato
    fondente 70%
40 g eritritolo
35 g albume
30 g burro
Aroma alla vaniglia
½ cucchiaino di
    cannella
Un pizzico di sale

PROCEDIMENTO

Preriscaldare il forno a 170°: Macinare i semi di lino ed aggiungere il sale. Sciogliere il burro ed aggiungere l'aroma di vaniglia e mescolare. Tritare le nocciole, le mandorle, le noci con l'aiutato di un frullatore o con un coltello. Unire infine i semi, la farina di semi di lino, l'eritritolo e frullare ancora.
Unire il burro, l'albume e frullare un'ultima volta per qualche secondo. Aggiungere infine le gocce di cioccolato fondente e mescolare. Riporre il composto in una teglia ricoperta con carta da forno e livellare. Cuocere a 170° per circa 15 minuti. Lasciare raffreddare e spezzettare. Conservare in un barattolo di vetro con chiusura ermetica.

MUGCAKE NOCCIOLE COCCO E MIRTILLI

Porzioni: 2	**Tempo di preparazione:** 2 minuti	**Tempo di cottura:** 5 minuti circa

Kcal per porzione: 482; Carboidrati 6,3 g; Proteine 13,1 g; Grassi 44,9 g.

INGREDIENTI

20 g cocco grattugiato
40 g farina di nocciole
100 g panna fresca
2 uova medie
20 g eritritolo
100 g mirtilli
10 g granella di nocciole

PROCEDIMENTO

Sbattere le uova nella tazza ed aggiungere tutti gli ingredienti eccetto la granella, amalgamando il tutto. Spolverare con la granella di nocciole.
Cuocere nel microonde a 750 watt per 6 minuti.

MUESLI ALLA CANNELLA

Porzioni: 8	Tempo di preparazione: 6 minuti	Tempo di cottura: 15 minuti

Kcal per porzione: 262; Carboidrati 2,9 g; Proteine 7,8 g; Grassi 23,4 g

INGREDIENTI

65 g nocciole tostate
75 g mandorle tostate
25 g noci pecan
30 g noci
30 g semi di zucca
30 g semi di girasole
25 g farina di semi di lino
10 g semi sesamo
50 g eritritolo
30 g burro fuso
45 g albume
1 cucchiaino di cannella

PROCEDIMENTO

Unire tutta la frutta secca e sminuzzare tramite un mixer o con un coltello. Aggiungere il burro fuso, l'eritritolo, l'albume e l'aroma di vaniglia. Mescolare fino a che tutti gli ingredienti non si siano amalgamati fra loro. Stendere il composto in una teglia ricoperta con la carta da forno. Cuocere in forno a 160° per 15 minuti. Conservare in un barattolo di vetro.

MUFFIN AL CACAO CON CUORE DI MASCARPONE E COCCO

Porzioni: 8	Tempo di preparazione: 20 minuti	Tempo di cottura: 25 minuti

Kcal per porzione: 316; Carboidrati 3,1 g; Proteine 10,3 g; Grassi 28,9 g.

INGREDIENTI

150 g farina di mandorle
20 g farina di cocco
150 g albume
2 uova medie
30 g cacao amaro
60 g eritritolo
8 g lievito per dolci
150 g mascarpone
90 g cocco rapè
5 gocce di aroma alla vaniglia

PROCEDIMENTO

Unire il mascarpone al cocco rapè e mescolare fino ad ottenere un composto da poter lavorare con le mani. Formare delle palline e riporre in frigo.
Unire tutti gli altri ingredienti insieme e mescolare fino ad avere un impasto omogeneo.
Inserire un po' d'impasto in uno stampo per muffin, mettere la pallina di cocco all'interno e ricoprire con altro impasto, all'altezza di ¾ rispetto a quella del pirottino.
Cuocere in forno preriscaldato a 180° per 25 minuti.

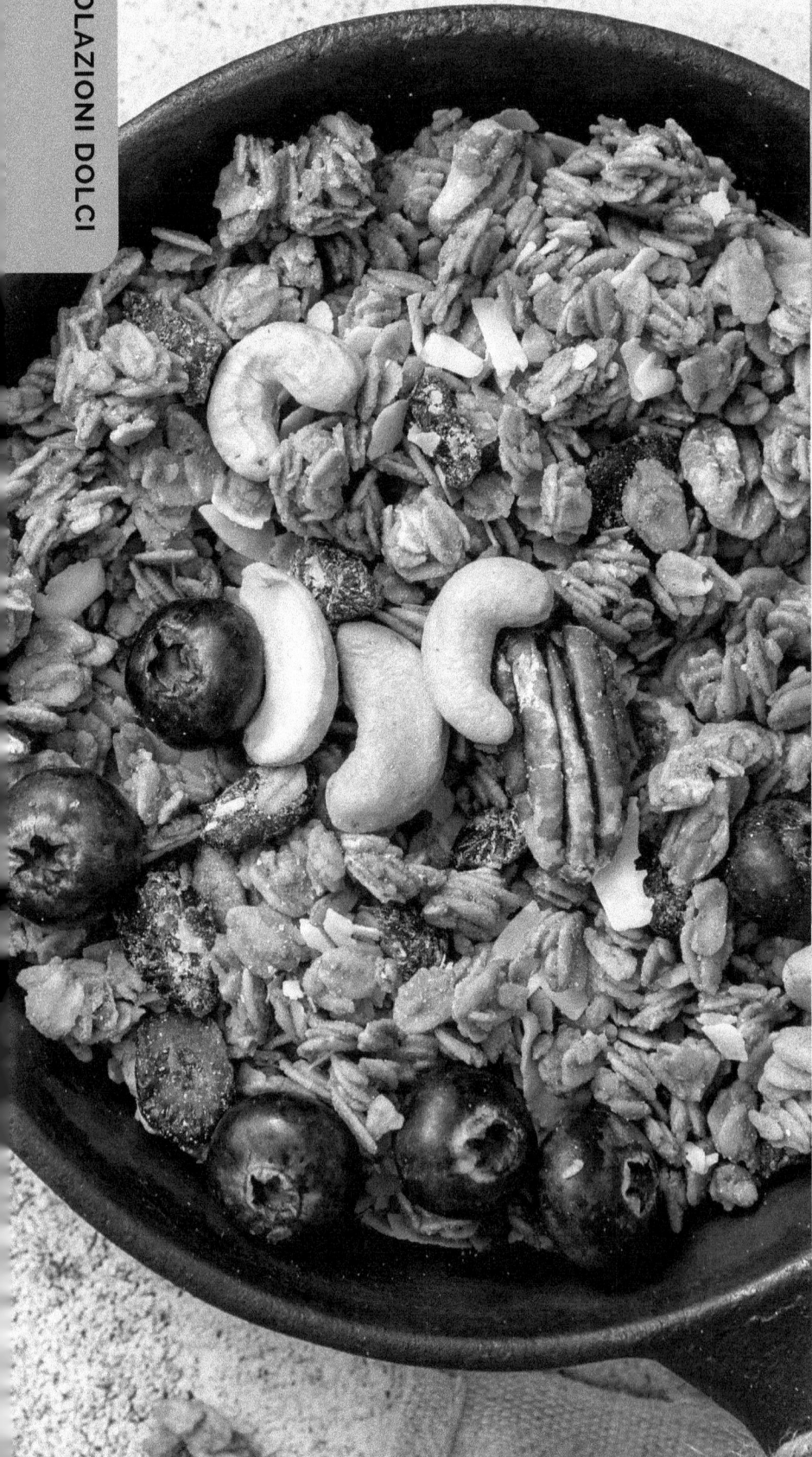

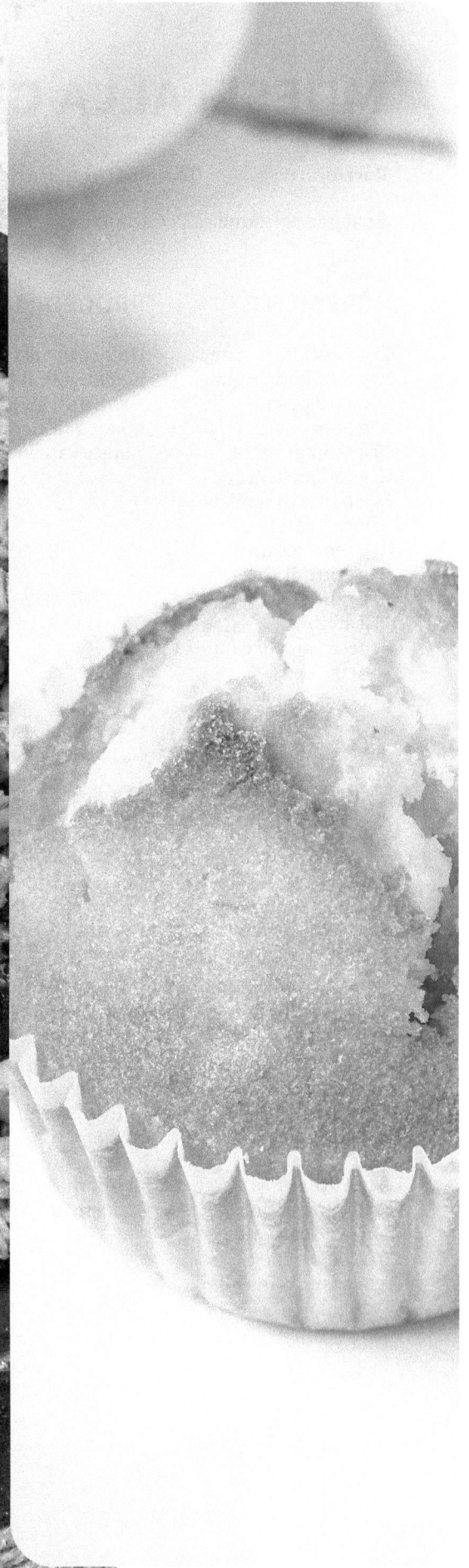

MUFFIN ALLE MANDORLE

Porzioni: 6	Tempo di preparazione: 7 minuti	Tempo di cottura: 20 minuti

Kcal per porzione: 258 g; Carboidrati 1,8 g; Proteine 7,8 g; Grassi 23,6 g

INGREDIENTI

100 g farina di mandorle
40 g eritritolo
20 g latte di mandorla senza zuccheri
40 g burro chiarificato
2 uova medie
1 tuorlo
1 bustina di lievito per dolci
55 g noci brasiliane
2 gocce aroma mandorla

PROCEDIMENTO

Unire in una ciotola, la farina di mandorle, l'eritritolo e la bustina di lievito e mescolare.
In un'altra ciotola con una frusta elettrica, frullare le uova, i tuorli ed aggiungere il burro ammorbidito; successivamente, aggiungere il latte ed infine il composto di farina, fino a rendere il tutto, omogeneo. Aggiungere le noci brasiliane sminuzzate e mescolare.
Riporre il composto in stampi in silicone per muffin.
Cuocere in forno preriscaldato statico a 180° per 20 minuti e lasciare raffreddare prima di servire.

GRANOLA AL COCCO

Porzioni: 6	Tempo di preparazione: 10 minuti	Tempo di cottura: 40 minuti

Kcal per porzione: 216; Carboidrati 3,9 g; Proteine 6,4 g; Grassi 19,4 g.

INGREDIENTI

40 g noci tritate
40 g nocciole tritate
40 g semi di lino
40 g cocco grattugiato
40 g farina di mandorle
70 g albume
1 cucchiaino di eritritolo
Cannella a piacere

PROCEDIMENTO

Unire tutti gli ingredienti, amalgamandoli bene tra loro.
Depositare su una teglia ricoperta con carta da forno. Cuocere in forno a 140° per 40 minuti. Una volta pronta, far raffreddare lasciando il forno leggermente aperto.

PANCAKE CON FARINA DI COCCO

Porzioni: 1	**Tempo di preparazione:** 5 minuti	**Tempo di cottura:** 15 minuti

Kcal per porzione: 298; Carboidrati 1,5 g; Proteine 8,8 g; Grassi 28,2 g.

INGREDIENTI

20 g farina di cocco
1 uovo medio
Un pizzico di
    bicarbonato
Un goccio d'acqua
5 g olio di cocco

PROCEDIMENTO

Montare l'albume con uno sbattitore a neve ben ferma. Unire la farina di cocco e mescolare. Unire il tuorlo, bicarbonato sciolto in pochissima acqua e mescolare ancora.

Cuocere in pentolino ben caldo unto con olio di cocco per circa 10/15 minuti da entrambi i lati, con coperchio.

PANCAKE CON FRAGOLE E FONDENTE

Porzioni: 1	**Tempo di preparazione:** 8 minuti	**Tempo di cottura:** 15 minuti

Kcal per porzione: 427; Carboidrati 6,5 g; Proteine 17 g; Grassi 37,4 g.

INGREDIENTI

20 g farina di mandorle
100 g albume
1 cucchiaino scarso di
    bicarbonato
1 cucchiaino scarso di
    acqua
10 g olio di cocco
30 g panna montata
    senza zucchero
50 g fragole
10 g cioccolato fondente
    90%

PROCEDIMENTO

Montare l'albume a neve. Aggiungere la farina di mandorle e l'eritritolo e mescolare delicatamente. Aggiungere il bicarbonato e unire un goccio d'acqua in modo che si formi la schiuma. Mescolare ancora. Scaldare un pentolino con l'olio di cocco. Farlo sciogliere e scaldare per qualche secondo, versare l'impasto e cuocere il pancake per circa 5/10 minuti con coperchio a fuoco basso. Una volta che si è solidificata un po' la superficie, girarlo dall'altra parte e far cuocere per un paio di minuti. Lavare le fragole e tagliarle a pezzi; sciogliere il cioccolato fondente per 30 secondi in microonde. Servire il pancake con la panna, le fragole e il fondente colato, sopra.

MUFFIN AL CIOCCOLATO

Porzioni: 6	Tempo di preparazione: 20 minuti	Tempo di cottura: 15 minuti

Kcal per porzione: 320; Carboidrati 3,9 g; Proteine 9,3 g; Grassi 28,1 g.

INGREDIENTI

150 g farina di mandorle
30 g eritritolo
50 g farina di cocco
60 g di latte di mandorla
2 uova medie
20 g olio di cocco
60 g cioccolato fondente 90%
Un pizzico di sale
2 g lievito per dolci

PROCEDIMENTO

In due ciotole dividere i tuorli dagli albumi e a quest'ultimi, aggiungere l'eritritolo e montare a neve con le fruste elettriche.

Incorporare un tuorlo per volta, continuando a frullare. Aggiungere l'olio di cocco sciolto e le farine, il tutto molto lentamente continuando a frullare.

Aggiungere il lievito, il sale e il latte di mandorla e frullare un'ultima volta.

Aggiungere infine il cioccolato fondente a pezzetti, amalgamandoli agli altri ingredienti.

Versare il composto in pirottini per muffin e cuocere 12/15 minuti in forno preriscaldato e ventilato a 180°. Servire tiepidi o a temperatura ambiente.

CREPES CHETO AL COCCO E CACAO

Porzioni: 1	Tempo di preparazione: 5 minuti	Tempo di cottura: 15 minuti

Kcal per porzione: 128; Carboidrati 1,9 g; Proteine 2,8 g; Grassi 12,4 g.

INGREDIENTI

1 uovo medio
100 g albumi
25 g farina di cocco
5 g eritritolo
20 g latte di cocco senza zucchero
10 g cacao amaro
10 g olio di cocco

PROCEDIMENTO

Unire gli ingredienti e mescolare. Cuocere in una padella calda unta con olio di cocco e formare circa 6 crepes.

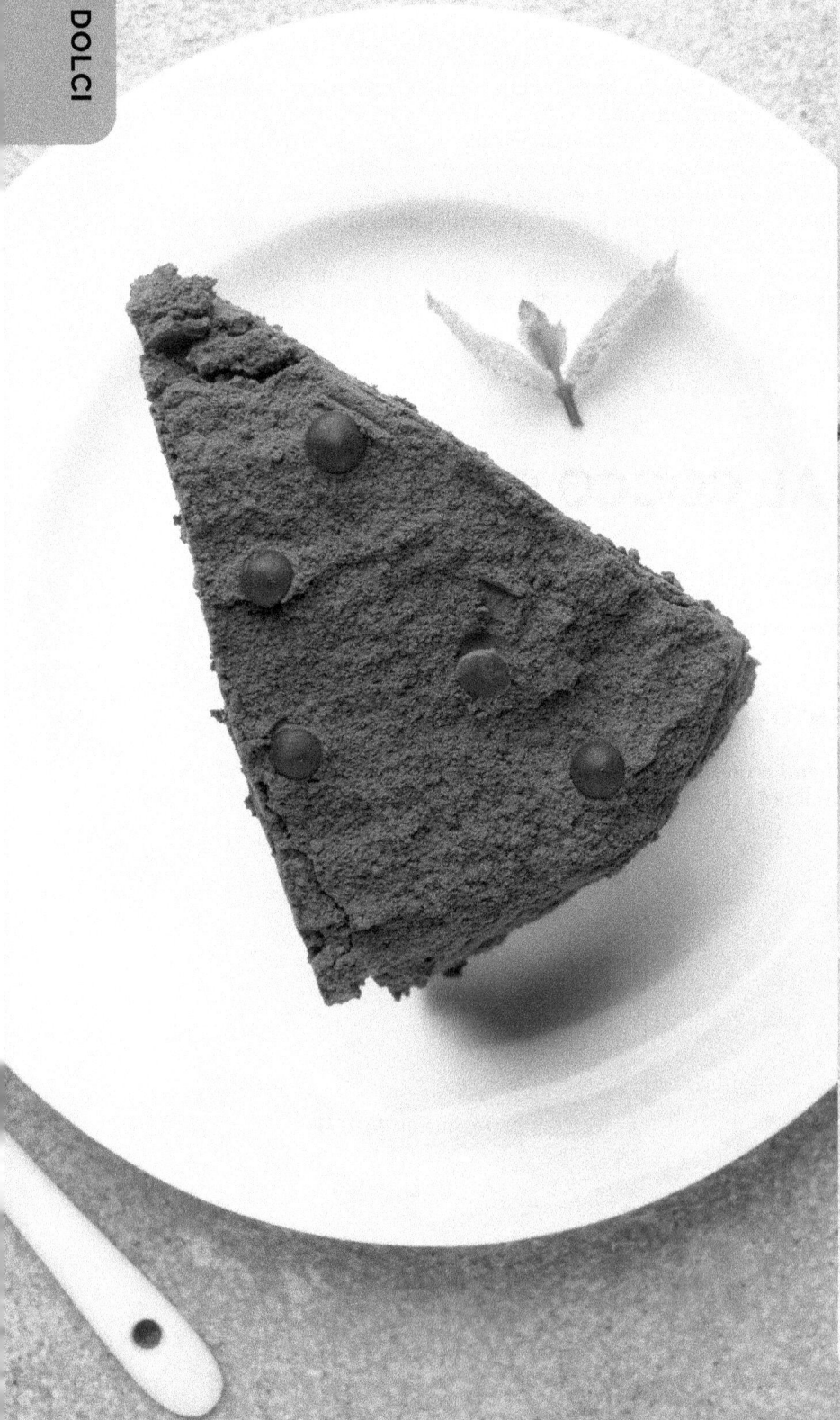

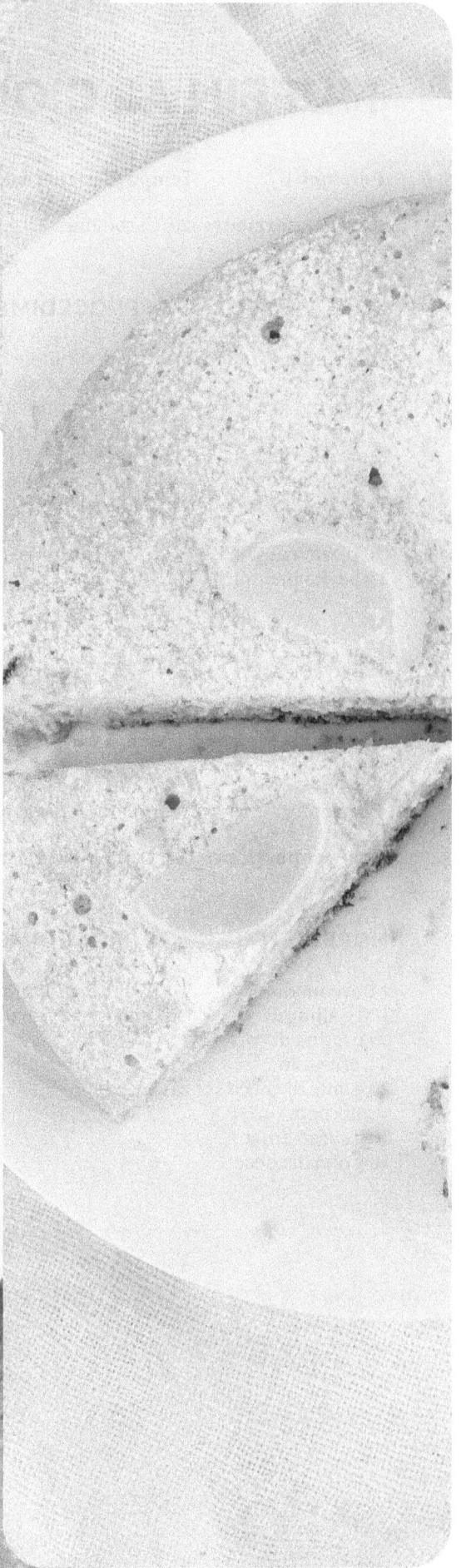

TORTA AL CACAO E GOCCE DI CIOCCOLATO FONDENTE

Porzioni: 6	Tempo di preparazione: 20 minuti	Tempo di cottura: 35 minuti

Kcal per porzione: 307; Carboidrati 5,7 g; Proteine 9,8; Grassi 26,9 g.

INGREDIENTI

40 g fibra di bambù
20 g cacao amaro
40 g burro chiarificato
3 g xantano
6 uova medie
150 g latte di mandorla
    senza zuccheri
40 g eritritolo
50 g gocce di cioccolato
    fondente 70%
200 g panna montata
    senza zucchero

PROCEDIMENTO

Unire insieme la fibra di bambù, l'eritritolo, il cacao amaro, lo xantano e mescolare. Frullare le uova, aggiungere il burro e frullare ancora fino a raggiungere una consistenza spumosa. Unire agli ingredienti secchi e amalgamare tra loro gli ingredienti.
Foderare con la carta da forno una tortiera, versarci l'impasto e aggiungere le gocce di cioccolato fondente sulla superficie.
Cuocere in forno ventilato a 180° per circa 35 minuti.
Lasciare raffreddare e servire guarnita di panna montata.

TORTA AL LIMONE

Porzioni: 6	Tempo di preparazione: 30 minuti	Tempo di cottura: 25 minuti

Kcal per porzione: 261; Carboidrati 3,1 g; Proteine 12 g; Grassi 21,4 g.

INGREDIENTI

150 g farina di mandorle
4 uova medie
50 g eritritolo
60 g granella di
    pistacchio
1 limone *(scorza e succo)*
Un pizzico di sale
Eritritolo a velo

PROCEDIMENTO

Preriscaldare il forno a 180°. Separare i tuorli dagli albumi.
Mettere gli albumi in una ciotola capiente con un pizzico di sale e montarli a neve ben ferma. Montare i tuorli con l'eritritolo. Aggiungere la farina di mandorle al composto con i tuorli, il succo del limone e la buccia del limone (avendo cura di grattugiare solo la parte gialla), amalgamando tutti gli ingredienti.
Aggiungere a poco a poco gli albumi montati a neve al composto con i tuorli, mescolando dal basso verso l'alto, delicatamente. Imburrare una tortiera di diametro piccolo e versare il composto. Distribuire la granella di pistacchio sulla superficie.
Cuocere la torta a 180° per 25 minuti. Fare la prova dello stecchino per verificare che venga fuori asciutto; è allora che la torta sarà pronta per essere sfornata. Spolverare la torta con l'eritritolo a velo.

TORTA ZERO SBATTI DA INZUPPO

Porzioni: 8	Tempo di preparazione: 25 minuti	Tempo di cottura: 60 minuti

Kcal per porzione: 230; Carboidrati 4,8 g; Proteine 8,1 g; Grassi 19,8 g.

INGREDIENTI

150 g farina di nocciole
50 g farina di mandorle
4 uova medie
180 g eritritolo
50 g gocce di cioccolato fondente 70%
Essenza di vaniglia o arancia

PROCEDIMENTO

Con la frusta elettrica, montare a neve ben ferma gli albumi.
In una ciotola a parte, montare i tuorli con l'essenza di vaniglia ed aggiungere le farine.
Aggiungere delicatamente l'albume montato, continuando a mescolare dal basso verso l'alto.
Versare l'impasto in una teglia di diametro 18 cm e aggiungere sopra le gocce di cioccolato, sparse.
Cuocere in forno preriscaldato a 180° per 30 minuti e per altri 30 minuti a 150°; se alla prova dello stecchino, risulta asciutta, è pronta. Inzuppare nel latte caldo.

PLUMCAKE ALLA VANIGLIA

Porzioni: 8	Tempo di preparazione: 20 minuti	Tempo di cottura: 60 minuti

Kcal per porzione: 293; Carboidrati 1,7 g; Proteine 9,2 g; Grassi 27,6 g.

INGREDIENTI

180 g farina di mandorle
20 g farina di cocco
4 uova medie
100 g panna fresca
80 g eritritolo
1 bustina di lievito per dolci
20 g fibra di bambù
60 g burro chiarificato
Aroma di vaniglia

PROCEDIMENTO

Preriscaldare il forno a 180°. Unire le uova all'eritritolo e frullare con le fruste elettriche. Aggiungere al composto, l'aroma di vaniglia e la panna, continuando a frullare; successivamente il burro sciolto e raffreddato. Amalgamare tra loro gli ingredienti. Unire le farine, la fibra di bambù e il lievito per dolci in una ciotola e mescolarli.Aggiungere poco per volta il composto con le farine al composto con le uova continuando a mescolare, fino a quando non si sarà ottenuto un composto omogeneo. Foderare uno stampo per plumcake con la carta da forno e versarci l'impasto. Cuocere in forno a 180° per 20 minuti circa; successivamente abbassare il forno a 160° per 35/40 minuti.

PLUMCAKE CON SCAGLIE DI CIOCCOLATO FONDENTE

Porzioni: 6	Tempo di preparazione: 25 minuti	Tempo di cottura: 40 minuti

Kcal per porzione: 363; Carboidrati 4,6 g; Proteine 12,2 g; Grassi 31,1 g.

INGREDIENTI

100 g albumi
2 uova medie
150 g farina di mandorle
30 g farina di cocco
1 bustina di lievito vanigliato
50 g eritritolo
40 g olio di cocco
140 g yogurt greco 5%
70 g cioccolato fondente 90%
3 gocce di aroma arancia

PROCEDIMENTO

Unire gli ingredienti secchi, ad eccezione del cioccolato fondente.
Montare a neve ben ferma gli albumi e i tuorli, separatamente. Aggiungere gli ingredienti secchi ai tuorli poco per volta, alternandoli all'olio di cocco. Aggiungere lo yogurt greco, le gocce di aroma e amalgamare fra loro gli ingredienti. Aggiungere gli albumi e mescolare delicatamente dal basso verso l'altro. Aggiungere per ultimo il cioccolato fondente tritato. Foderare con la carta da forno, uno stampo per plumcake.
Cuocere a 180° in forno ventilato e preriscaldato per 40 minuti.

PLUMCAKE ALLO YOGURT

Porzioni: 6	Tempo di preparazione: 10 minuti	Tempo di cottura: 50 minuti

Kcal per porzione: 396; Carboidrati 4,1; Proteine 13,9; Grassi 34,9 g.

INGREDIENTI

200 g farina di mandorle
80 g eritritolo
210 g yogurt greco 5% grassi
3 uova medie a temperatura ambiente
85 g olio di cocco
Essenza di vaniglia o arancia
8 g lievito per dolci
Un pizzico di sale
Eritritolo a velo

PROCEDIMENTO

Sbattere le uova con una frusta elettrica, insieme all'essenza di vaniglia; aggiungere lo yogurt greco e l'eritritolo, continuando a frullare; successivamente l'olio di cocco. Aggiungere all'impasto la farina, il lievito e un pizzico di sale. Frullare fino ad ottenere un impasto omogeneo.
Versare il composto in uno stampo per plumcake rivestito da carta da forno. Cuocere in forno preriscaldato a 180° per 40/50 minuti. Una volta sfornato, decorare a piacere con eritritolo a velo.

TORTA IN TAZZA ALLA PANNA CON CUORE FONDENTE

Porzioni: 1	Tempo di preparazione: 10 minuti	Tempo di cottura: 25 minuti

Kcal per porzione: 504; Carboidrati 4,7 g; Proteine 14,2 g; Grassi 46,9 g.

INGREDIENTI

10 g farina di cocco
15 g farina di mandorle
50 g panna
1 uovo medio
3 g lievito in polvere per dolci
5 g cacao amaro
5 g cioccolato fondente 85%
5 g olio di cocco
2 g cocco grattugiato

PROCEDIMENTO

Mescolare la farina di cocco con quella di mandorle, aggiungere l'uovo, la panna, il lievito e mescolare bene il tutto. Versare metà del composto in una tazza leggermente unta con olio di cocco e mettere a cuocere a bagnomaria. Nel frattempo aggiungere al composto rimasto il cacao e mescolare.

Passati i primi 5 minuti di cottura, unire al composto bianco, il composto col cacao, al centro e i 5 g di fondente. Terminare la cottura per altri 15 minuti. Decorare col cocco grattugiato.

TORTA IN TAZZA ALLE MANDORLE E CIOCCOLATO

Porzioni: 1	Tempo di preparazione: 10 minuti	Tempo di cottura: 5 minuti

Kcal per porzione: 409; Carboidrati 5,4 g; Proteine 17,9 g; Grassi 33,1 g.

INGREDIENTI

10 g farina di mandorle
20 g cacao amaro
1 uovo medio
10 g burro chiarificato
½ cucchiaino di lievito per dolci
10 g eritritolo
10 g cioccolato fondente 80%

PROCEDIMENTO

Sciogliere il burro insieme all'eritritolo, dentro la tazza. Aggiungere la farina di mandorle, il cacao amaro, l'uovo, cremor tartaro e mescolare. Spezzettare il cioccolato e metterlo al centro della tazza.

Cuocere in forno statico a 160° per 4/5 minuti oppure al microonde per 3-4 minuti alla massima potenza.

BISCOTTI RIPIENI AL CIOCCOLATO

Porzioni: 12   **Tempo di preparazione:** 15 minuti   **Tempo di cottura:** 20 minuti

Kcal per biscotto: 155; Carboidrati 3,3 g; Proteine 2,8 g; Grassi 14 g.

INGREDIENTI

50 g farina di nocciole
20 g farina di semi di lino
30 g farina di cocco
40 g eritritolo
45 g burro di ghee
1 uovo medio
Un pizzico di sale
Aroma di vaniglia o buccia d'arancia grattugiata
130 g cioccolato fondente 85%

PROCEDIMENTO

Mescolare le farine, l'eritritolo, il pizzico di sale e l'aroma di vaniglia o la buccia d'arancia grattugiata.

Unire al composto di farine l'uovo e il burro e impastare velocemente, fino ad ottenere un composto omogeneo. Coprire con la pellicola l'impasto e lasciar riposare in congelatore per 5 minuti. Stendere tra 2 fogli di carta da forno l'impasto e tagliare dei quadrati ed in ognuno posizionare al centro 2 quadratini di fondente e richiudere il biscotto come se fosse un raviolo. Cuocere in forno preriscaldato a 180° per 20 minuti.

BISCOTTI AL BURRO D'ARACHIDI

Porzioni: 30   **Tempo di preparazione:** 10 minuti   **Tempo di cottura:** 20 minuti

Kcal per biscotto: 52; Carboidrati 2,4 g; Proteine 2,7 g; Grassi 4,3 g.

INGREDIENTI

250 g burro d'arachidi
1 uovo medio
50 g eritritolo

PROCEDIMENTO

Mescolare gli ingredienti fra loro fino a raggiungere una consistenza omogenea. Formare delle palline e riporle in una teglia ricoperta di carta da forno. Cuocere in forno ventilato a 180° per 15/20 minuti circa.

BISCOTTINI DI PASTA FROLLA

Porzioni: 10	**Tempo di preparazione:** 30 minuti di riposo + 6 minuti.	**Tempo di cottura:** 10 minuti

Kcal per porzione: 128; Carboidrati 1,9 g; Proteine 2,8 g; Grassi 12,4 g.

INGREDIENTI

100 g farina di mandorle
25 g farina di cocco
25 g fibra d'avena
  *(oppure fibra di
  bambù)*
40 g eritritolo
60 g burro chiarificato
40 g albume
2 g bicarbonato
2 g lievito per dolci

PROCEDIMENTO

Mescolare tutti gli ingredienti fino a formare un impasto omogeneo. Far riposare in frigo per 30 minuti.
Stendere l'impasto col mattarello e aiutandosi con degli stampini, dare la forma desiderata.
Cuocere in forno preriscaldato a 180° per 10 minuti o fino a doratura.

BROWNIES ALLE MANDORLE

Porzioni: 10	**Tempo di preparazione:** 20 minuti	**Tempo di cottura:** 20 minuti

Kcal per porzione: 167; Carboidrati 1,7 g; Proteine 5,8 g; Grassi 14,8 g.

INGREDIENTI

50 g farina di mandorle
30 g farina di cocco
40 g cacao amaro
30 g eritritolo
3 uova medie
150 g latte di mandorla
  senza zucchero
3 g lievito per dolci
30 g cioccolato fondente
  80%
50 g mandorle

PROCEDIMENTO

Preriscaldare il forno a 180°. Tritare grossolanamente le mandorle e il cioccolato fondente.
Mescolare prima gli ingredienti secchi e successivamente aggiungere gli altri ingredienti (ad eccezione del cioccolato e delle mandorle), amalgamandoli tutti fra loro.
Ungere leggermente con olio di cocco, una teglia e versarci l'impasto, livellando la superficie con una spatola. Aggiungere sulla superficie le mandorle e il cioccolato.
Cuocere in forno per circa 20 minuti. Dividere in 10 porzioni e servire.

MOUSSE AL CIOCCOLATO CON PANNA E MIRTILLI

Porzioni: 8	**Tempo di preparazione:** 15 minuti	**Tempo di cottura:** 15 minuti

Kcal per porzione: 448; Carboidrati 6 g; Proteine 7,2 g; Grassi 41,5 g

INGREDIENTI

200 g burro
200 g cioccolato
   fondente 85%
4 uova medie
200 g panna fresca
100 g mirtilli

PROCEDIMENTO

Montare la panna e riporre in frigo.
Sciogliere al microonde il cioccolato col burro. Nel frattempo preparare le uova in una ciotola.
Far raffreddare per qualche minuto il composto col burro e il cioccolato, dopo di che, versarci le uova e frullare con le fruste elettriche fino a formare un composto omogeneo.
Dividere il composto in 8 ciotoline. Aggiungere la panna montata e decorare con mirtilli e una lieve spolverata di cacao. Servire freddo.

SMOOTHIE AL BURRO D'ARACHIDI E CANNELLA

Porzioni: 1	**Tempo di preparazione:** 5 minuti	**Tempo di cottura:** -

Kcal per porzione: 421; Carboidrati 4,1 g; Proteine 6,0 g; Grassi 42,3 g.

INGREDIENTI

100 g acqua
100 g panna fresca
10 g burro d'arachidi
   100%
Cannella a piacere

PROCEDIMENTO

Mettere tutti gli ingredienti in un mixer e frullare fino a che non si monti un po' la panna. Servire con una spolverata aggiuntiva di cannella.

BUDINO DI ALBUMI AL CACAO

Porzioni: 1	**Tempo di preparazione:** 2 minuti	**Tempo di cottura:** 5 minuti

Kcal per porzione: 180; Carboidrati: 2,7 g; Proteine: 24 g; Grassi: 7,6 g.

INGREDIENTI

200 g albume
100 ml latte di mandorla
  senza zucchero
5 g cacao amaro
10 g eritritolo
10 g cioccolato fondente
  90%

PROCEDIMENTO

Unire l'albume, il latte, l'eritritolo e il cacao in un contenitore adatto per cottura in microonde, sufficientemente alto e capiente (tenderà a gonfiarsi durante la cottura). Cuocere in microonde alla massima potenza per 5 minuti. Unire il cioccolato fondente e far sciogliere. Serve caldo o freddo.

Colazioni salate

CRESPELLE CON FORMAGGIO
SPALMABILE, SALMONE E
AVOCADO

FRITTATINE DI SPINACI E
POMODORI

MUFFIN SALATI CON CRESCENZA

OMELETTE AL CURRY CON
VERDURE

OMELETTE CON SALMONE,
CREMA DI AVOCADO E SALSA
TZATZIKI

OMELETTE DI CAPRINO CON
FUNGHI PLEUROTES E SEMI

PANCAKE SALATI CON ZUCCHINE
E GAMBERETTI

PLUMCAKE SALATO
MONOPORZIONE

UOVA ALLA BENEDICT

CRESPELLE CON FORMAGGIO SPALMABILE, SALMONE E AVOCADO

Porzioni: 1	**Tempo di preparazione:** 8 minuti	**Tempo di cottura:** 7 minuti

Kcal per porzione: 452; Carboidrati 5,1 g; Proteine 24,9 g; Grassi 35,7 g.

INGREDIENTI

15 g farina di lupini
2 uova medie
25 g latte di mandorla senza zucchero
Un pizzico di sale
25 g formaggio spalmabile al salmone
10 g burro chiarificato
50 g avocado
Erba cipollina tritata

PROCEDIMENTO

In una ciotola unire le uova, la farina di lupini e un pizzico di sale e frullare con uno sbattitore elettrico fino a quando gli ingredienti non si siano amalgamati fra loro. Unire il latte e frullare ancora. Scaldare una padella antiaderente, ungerla con il burro e versare 2 cucchiai di impasto. Roteare la padella in modo da distribuire l'impasto su tutta la superficie. Far cuocere per 30 secondi per lato e ripetere l'operazione fino ad esaurimento degli ingredienti. Farcire con formaggio spalmabile, avocado a fette sottili ed una spolverata di erba cipollina.

MUFFIN SALATI CON CRESCENZA

Porzioni: 4	**Tempo di preparazione:** 15 minuti	**Tempo di cottura:** 25 minuti circa

Kcal per porzione: 458; Carboidrati 3,1 g; Proteine 22,4 g; Grassi 35,2 g.

INGREDIENTI

2 uova medie
200 g crescenza
30 g parmigiano grattugiato
70 g mozzarella grattugiata
50 g pancetta affumicata
60 g semi misti
30 g olio extravergine di oliva
Sale e pepe q. b.
Erba cipollina

PROCEDIMENTO

Tritare finemente la pancetta e metterla da parte. In una ciotola unire le uova, la crescenza, il parmigiano, la pancetta, le spezie, 30 g di semi, 20 g di olio e la mozzarella. Mescolare gli ingredienti fino ad ottenere un composto omogeneo. Ungere lo stampo per muffin con l'olio rimasto, distribuire il composto e cospargere con i semi rimasti. Cuocere a 150° per 25 minuti e fino a quando non avranno preso colore. Servire.

FRITTATINE DI SPINACI E POMODORI

Porzioni: 4 | **Tempo di preparazione:** 20 minuti | **Tempo di cottura:** 35 minuti

Kcal per porzione: 437; Carboidrati 3,7 g; Proteine 24,3 g; Grassi 38 g.

INGREDIENTI

4 uova medie
80 g speck a listarelle
40 g pecorino sardo grattugiato
50 g burro chiarificato
150 g spinaci
50 g pomodori
50 g semi di sesamo bianchi e neri
30 g olio extravergine d'oliva
1 spicchio d'aglio
Un pizzico di peperoncino

PROCEDIMENTO

Far appassire gli spinaci in una pentola con coperchio, a fuoco medio, per circa 5 minuti. Strizzarli bene e saltarli per 5 minuti in padella con l'olio, l'aglio, il peperoncino e i pomodori tagliati a tocchetti. In una ciotola unire speck, spinaci, pomodori e mettere da parte. In un'altra ciotola sbattere le uova, aggiungere il pecorino, un pizzico di sale e pepe e mescolare ancora. Sciogliere il burro chiarificato e aggiungerlo alle uova a filo.Ungere degli stampini per muffin e riempirli con il composto di speck, spinaci e pomodoro. Aggiungere il composto di uova. Distribuire i semi di sesamo sulla superficie.
Cuocere in forno preriscaldato a 200° per 25 minuti.

OMELETTE AL CURRY CON VERDURE

Porzioni: 2 | **Tempo di preparazione:** 23 minuti | **Tempo di cottura:** 26 minuti

Kcal per porzione: 403; Carboidrati 6,5 g; Proteine 17,7 g; Grassi 34,5 g.

INGREDIENTI

4 uova medie
80 g peperone rosso
80 g peperone verde
40 g cipolla
100 g funghi champignon
20 g burro
30 g olio extravergine d'oliva
1 cucchiaino di curry
Prezzemolo tritato

PROCEDIMENTO

Affettare i peperoni, la cipolla e i funghi. In una padella far rosolare la pancetta con l'olio per circa 4 minuti a fuoco medio. Aggiungere i peperoni, la cipolla e far cuocere per 5 minuti. Aggiungere funghi, prezzemolo e far cuocere per altri 5 minuti. Sbattere le uova con il sale e il curry. In un'altra padella scaldare il burro. Aggiungere le uova e far cuocere 5 minuti. Una volta formatasi una crosticina sulla superficie a contatto con la padella, versare le verdure con la pancetta e far cuocere per altri 5 minuti.
Piegare a metà l'omelette e cuocere ancora 2 minuti. Servire ancora calda.

OMELETTE CON SALMONE, CREMA DI AVOCADO E SALSA TZATZIKI

Porzioni: 1	Tempo di preparazione: 15 minuti	Tempo di cottura: 5 minuti

Kcal per porzione: 508; Carboidrati 4,7 g; Proteine 29,7 g; Grassi 41,3 g.

INGREDIENTI

2 uova medie
10 g acqua
20 g cipolla tritata
60 g avocado
10 g burro chiarificato
50 g salmone affumicato
30 g salsa tzatziki
Sale e pepe q. b.

PROCEDIMENTO

Schiacciare l'avocado con una forchetta, fino a ridurlo in purea. Separare gli albumi dai tuorli e mettere quest'ultimi direttamente con la purea di avocado; mescolare. Mescolare gli albumi con l'acqua, un pizzico di sale, pepe e amalgamare gli ingredienti. Scaldare una padella e aggiungere il burro di ghee e la cipolla; far cuocere per 2 minuti. Versare gli albumi e adattare il composto alla larghezza della padella. Cuocere 2 minuti per lato. Unire all'avocado i tuorli. Posizionare il salmone, la crema di avocado e la salsa tzatziki. Posizionare sul piatto e servire.

OMELETTE DI CAPRINO CON FUNGHI PLEUROTUS E SEMI

Porzioni: 1	Tempo di preparazione: 15 minuti	Tempo di cottura: 22 minuti

Kcal per porzione: 508; Carboidrati 4,8 g; Proteine 28,3 g; Grassi 42,2 g.

INGREDIENTI

2 uova medie
40 g caprino
10 g parmigiano grattugiato
80 g funghi pleurotus
5 g semi misti
10 g olio extravergine d'oliva
10 g burro
1 spicchio d'aglio
Prezzemolo tritato
Sale e pepe q. b.

PROCEDIMENTO

Pulire i funghi con un panno umido e tagliarli in pezzi. In una padella scaldare l'olio con l'aglio e far soffriggere insieme per un minuto. Aggiungere i funghi, il sale e il pepe e cuocere per circa 10 minuti.
Rimuovere l'aglio e aggiungere il prezzemolo ai funghi e mettere da parte. Sbattere le uova con 20 g di caprino e il parmigiano. Aggiungere un pizzico di pepe e sbattere ancora. Scaldare in un'altra padella con il burro. Aggiungere le uova e far cuocere 5 minuti. Una volta formatasi una crosticina sulla superficie a contatto con la padella, versare i funghi e far cuocere per altri 5 minuti. Aggiungere il caprino a chele con l'aiuto di due cucchiaini. Aggiungere i semi misti. Piegare a metà l'omelette e cuocere ancora 2 minuti. Servire ancora calda.

UOVA ALLA BENEDICT

Porzioni: 4   **Tempo di preparazione:** 15 minuti   **Tempo di cottura:** 15 minuti

Kcal per porzione: 347; Carboidrati 1,2 g; Proteine 17,5 g; Grassi 31,1 g.
Kcal per 100 g di salsa olandese: 581; Carboidrati 1,1 g; Proteine 3,3 g; Grassi 66,5 g.

INGREDIENTI PER LA SALSA OLANDESE

125 g burro chiarificato
2 tuorli freschissimi
10 g cipolla
Succo di ½ limone
20 g acqua
10 g aceto di mele
2 g pepe in grani
Sale q. b.

PER LE UOVA E L'ACCOMPAGNAMENTO

4 uova medie
10 g aceto bianco
200 g acqua
4 fette di bacon
4 fette di salmone affumicato
50 g pomodoro
100 g valeriana
Erba cipollina tritata

PROCEDIMENTO

PER LA SALSA OLANDESE

Sciogliere il burro chiarificato e metterlo da parte. Tritare finemente la cipolla e metterla in un pentolino. Aggiungere l'aceto, l'acqua, il pepe e portare a bollore. Filtrare il liquido e trasferirlo in un pentolino per la cottura a bagnomaria. Aggiungere i tuorli e con una frusta, sbattere il composto costantemente a fuoco moderato. Aggiungere un pizzico di sale e continuare a sbattere fino a che non si sia addensata la salsa. Aggiungere il burro chiarificato a filo, continuando a sbattere costantemente per almeno 6 minuti e fino a che il burro non si sarà incorporato e la salsa non risulterà come montata.
Togliere il pentolino dal fuoco ed aggiungere il succo di limone. Mescolare e mettere da parte la salsa.

PER LE UOVA E IL CONDIMENTO

Infilzare le fette di bacon con dei bastoncini lunghi e passarli in forno statico a 220° per 5 minuti.
Tritare l'erba cipollina e tagliare a fettine sottili il pomodoro. Posizionare in 4 piatti la valeriana, le fettine di pomodoro sopra, la fettina di salmone e mettere da parte. In un pentolino versare l'acqua e aceto e portare a bollore. Posizionare l'uovo in una ciotolina, prestando attenzione a non rompere il tuorlo. Una volta che l'acqua avrà raggiunto il bollore, mescolare con un cucchiaio di legno e creare un vortice, al centro del quale, inserire l'uovo. Una volta che l'uovo è emerso, con l'aiuto di un cucchiaio, girare l'albume intorno al tuorlo. Far cuocere per 2 minuti. Toglierlo dal fuoco, con l'aiuto di una schiumarola e ripetere l'operazione con le uova rimanenti. Posizionare l'uovo sulla fettina di salmone. Aggiungere delicatamente la fettina di bacon. Servire con una colata di salsa olandese (30 g per porzione) ed una spolverata di erba cipollina tritata e del pepe in polvere.

PANCAKE SALATI CON ZUCCHINE E GAMBERETTI

Porzioni: 1	Tempo di preparazione: 15 minuti	Tempo di cottura: 15 minuti

Kcal per porzione: 510; Carboidrati 5,3 g; Proteine 26 g; Grassi 41,2 g

INGREDIENTI

1 porzione di pancake salati *(vedi ricetta pag. 136)*
200 g zucchine
10 g olio extravergine di oliva
50 g gamberi sgusciati
30 g stracchino
Un pizzico di aglio in polvere
Erba cipollina
Sale e pepe q. b.

PROCEDIMENTO

Tagliare a dadini le zucchine. Soffriggere le zucchine in una padella con l'olio, l'aglio in polvere, il sale e il pepe per circa 10 minuti. Aggiungere i gamberi. Far cuocere per altri 5 minuti. Posizionare un pancake in un piatto. Aggiungere uno strato di stracchino ed uno di zucchine con gamberi. Sovrapporre un altro pancake e continuare così fino ad esaurimento degli ingredienti.
Ultimare con una spolverata di pepe ed erba cipollina.

PLUMCAKE SALATO MONOPORZIONE

Porzioni: 2	Tempo di preparazione: 15 minuti	Tempo di cottura: 20 minuti

Kcal per porzione: 458; Carboidrati 4,2 g; Proteine 19 g; Grassi 38,8 g.

INGREDIENTI

20 g farina di mandorle
20 g farina di lupini
1 uovo medio
60 g formaggio spalmabile
20 g olio extravergine d'oliva
60 g pomodorini
40 g provolone
40 g pancetta affumicata
6 g lievito istantaneo per salati
Paprika dolce, aglio e cipolla secchi, origano

PROCEDIMENTO

Unire in una ciotola le farine, il lievito e le spezie e mescolare. Aggiungere l'uovo, il formaggio spalmabile e 10 g d'olio d'oliva e mescolare. Tagliare il provolone e i pomodorini a cubetti e riporli in un'altra ciotola con la pancetta. Aggiungere il sale, il pepe, l'aglio, l'origano e la paprika e mescolare. Unire i contenuti delle due ciotole. Ungere con l'olio d'oliva rimasto, un piccolo stampo per plumcake e versarci l'impasto.
Far cuocere in forno preriscaldato a 180° per 20 minuti.
Servire a fette.

Antipasti

CHAMPIGNON RIPIENI AL BRIE

Porzioni: 2	**Tempo di preparazione:** 20 minuti	**Tempo di cottura:** 15 minuti

Kcal per porzione: 287; Carboidrati 1,6 g; Proteine 13,3 g; Grassi 25,1 g.

INGREDIENTI

200 g champignon
40 g macinato di suino
20 g olio extravergine
  d'oliva
20 g noci
40 g brie
Prezzemolo tritato
1 spicchio di aglio

PROCEDIMENTO

Preriscaldare il forno a 200°. Lavare bene gli champignon, asciugarli e rimuovere il gambo, prestando attenzione a non romperli. Ridurre a tocchetti i gambi dei funghi e rosolarli in una padella con olio e aglio. In una ciotola aggiungere il macinato, i gambi di champignon e il prezzemolo tritato. Riempire i funghi con il composto metterli in una pirofila e disporre il brie a tocchetti sulla superficie. Distribuire le noci tritate e cuocerli in forno per circa 12/15 minuti.

BOCCONCINI DI PASTA "FRITTA"

Porzioni: 4	**Tempo di preparazione:** 15 minuti	**Tempo di cottura:** 10 minuti

Kcal per porzione: 197; Carboidrati 1,2 g; Proteine 5,6 g; Grassi 18,3 g.

INGREDIENTI

100 g farina di mandorle
5 g gomma di xantano
20 g fibra di bambù
1 uovo medio
2 g lievito istantaneo per
  salati
20 g olio extravergine
  d'oliva
Un pizzico di sale

PROCEDIMENTO

In una ciotola unire tutti gli ingredienti secchi. Aggiungere l'uovo leggermente sbattuto e 10 g d'olio.
Impastare con le mani bagnate con l'olio, fino ad ottenere un impasto sodo ed omogeneo. Formare delle palline e spennellarle con l'olio d'oliva e cuocere in forno ventilato per 5/10 minuti a 180° oppure in friggitrice ad aria. Servire caldi.

FAGOTTINI DI BRESAOLA

Porzioni: 4	Tempo di preparazione: 13 minuti + 10 minuti di riposo	Tempo di cottura: -

Kcal per porzione: 228; Carboidrati 1,9 g; Proteine 11,8 g; Grassi 19,2 g.

INGREDIENTI

100 g bresaola
100 g ricotta
50 g mascarpone
30 g olio extravergine
  d'oliva
30 g granella di
  pistacchio
Un mazzetto d'erba
  cipollina
Una spolverata di pepe
  macinato
Un pizzico di sale rosa

PROCEDIMENTO

In una ciotolina mettere la ricotta, il mascarpone, 20 g di olio d'oliva, una spolverata di pepe macinato, un pizzico di sale rosa e la granella di pistacchio. Tritare l'erba cipollina, lasciando da parte i fili più lunghi. Unire l'erba cipollina tritata al resto del composto e mescolare il tutto, fino a renderlo un composto omogeneo. Preparare le fette di bresaola in un piano di lavoro e mettere al centro circa 12/15 g di composto. Richiudere verso l'alto la fetta di bresaola, chiudendo con il filo di erba cipollina, il fagottino. Far riposare in frigo 10 minuti e servire con i rimanenti 10 g di olio.

CROCCHETTE DI AVOCADO

Porzioni: 2	Tempo di preparazione: 20 minuti	Tempo di cottura: 20 minuti

Kcal per porzione: 160; Carboidrati 1,2g; Proteine 3,9 g; Grassi 15,6 g.

INGREDIENTI

1 avocado non troppo
  maturo
30 g farina di mandorle
¼ cucchiaino di curry
  dolce
¼ cucchiaino di zenzero
  in polvere
Sale e pepe q. b.
1 uovo medio

PROCEDIMENTO

Tagliare a metà l'avocado. Rimuovere la buccia e il seme e tagliarlo a fettine spesse. Rompere un uovo in un piatto e sbatterlo con un pizzico di sale. In un altro piatto unire la farina di mandorle con le spezie e mescolare. Foderare una teglia con un foglio di carta da forno e accedere il forno a 200°. Passare le fette di avocado nell'uovo, poi nella farina di mandorle e successivamente sulla teglia. Cuocere in forno per 15 minuti a 200° e per altri 3/4 minuti in modalità grill o ventilato a 250°. Servire le crocchette di avocado accompagnate preferibilmente dalla salsa aiolì a pagina 132.

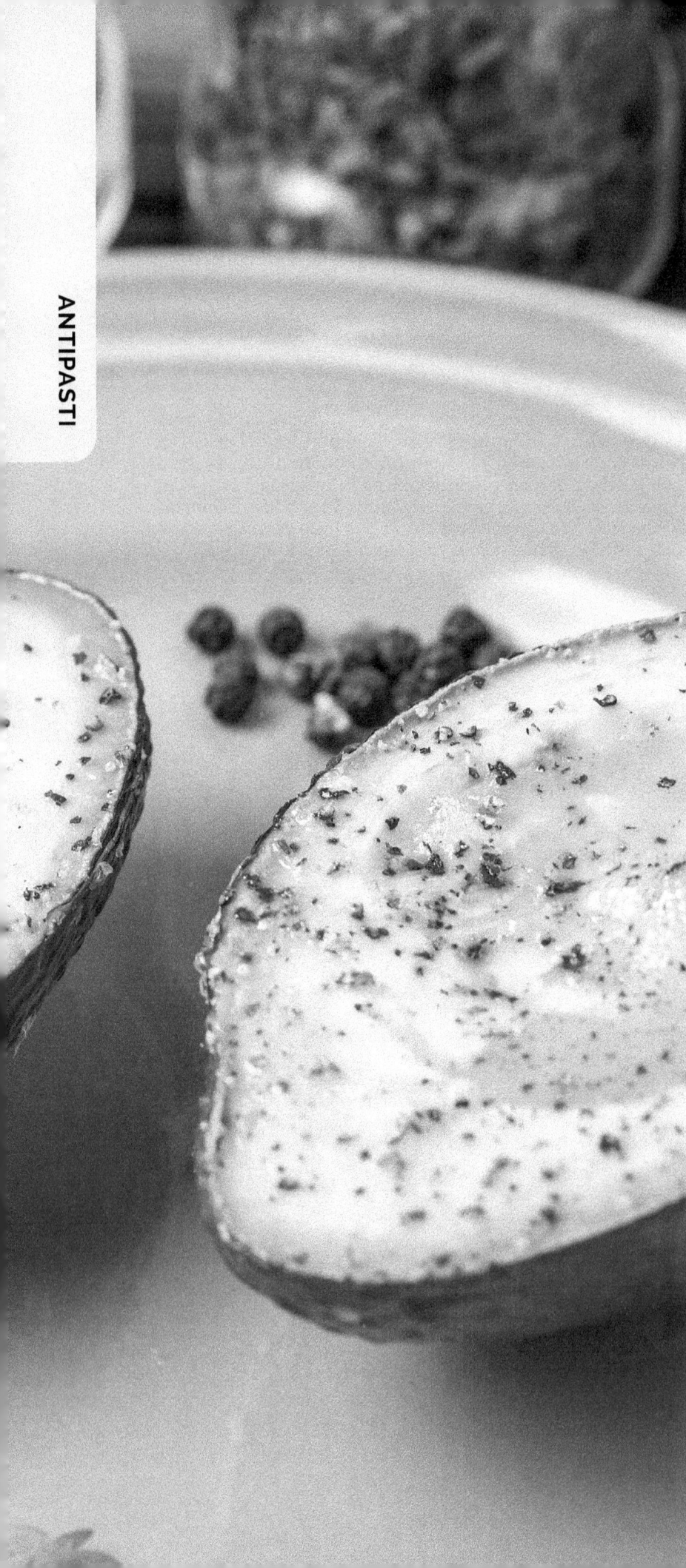

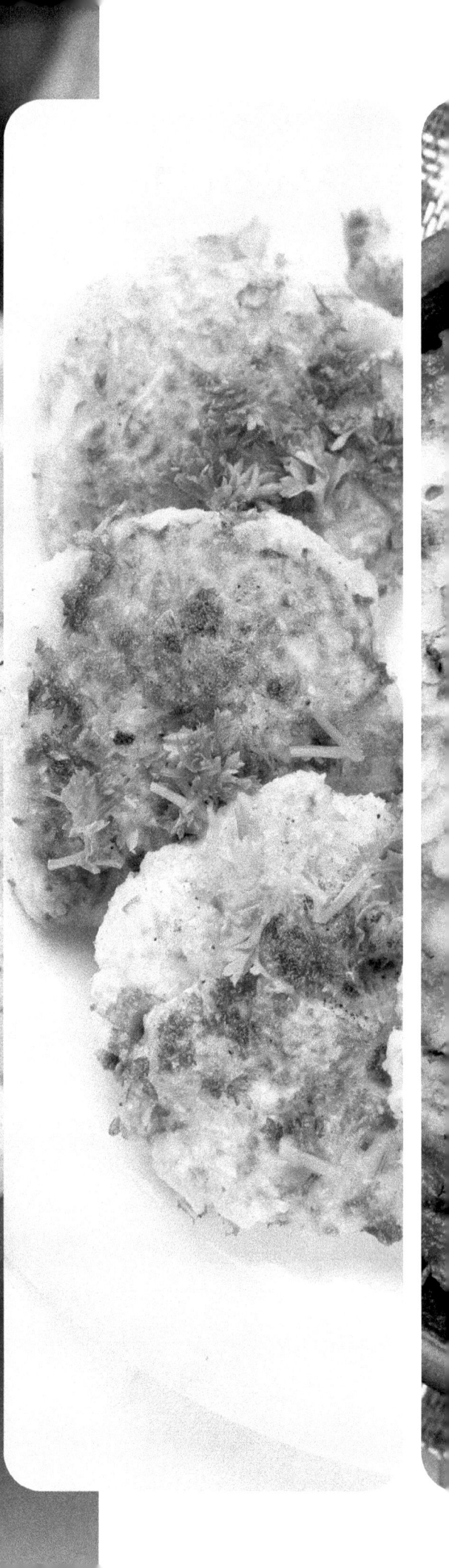

BARCHETTE DI AVOCADO E UOVA CON SALSA ALLA CURCUMA

Porzioni: 2 | **Tempo di preparazione:** 15 minuti | **Tempo di cottura:** 7 minuti

Kcal per porzione: 481; Carboidrati 3,6 g; Proteine 16,8 g; Grassi 44,4 g.

INGREDIENTI

1 avocado
2 uova medie
5 g olio extravergine
   d'oliva
Erba cipollina come
   decorazione
5 g semi di sesamo
50 g yogurt greco 5%
½ cucchiaino di
   curcuma
Sale q. b.

PROCEDIMENTO

Spellare l'avocado. Tagliare a metà l'avocado e rimuovere il seme. Allargare con un cucchiaio lo spazio centrale. Scaldare una pentola con l'olio e cuocere l'avocado per circa 1 minuto a fuoco medio dalla parte del buco. Girare l'avocado, posizionare nel buco, l'uovo. Mettere il coperchio e cuocere per 5 minuti o fino a quando l'albume non dia completamente cotto. Nel frattempo mescolare insieme gli ingredienti della salsa fino a renderla omogenea. Mettere l'avocado sul piatto. Aggiungere la salsa di curcuma, i semi di sesamo e l'erba cipollina tritata.

MEDAGLIONI DI RICOTTA E ZUCCHINE

Porzioni: 4 | **Tempo di preparazione:** 20 minuti | **Tempo di cottura:** 30 minuti

Kcal per porzione: 246; Carboidrati 2,6 g; Proteine 8,5 g; Grassi 22,1 g.

INGREDIENTI

250 g zucchine
120 g ricotta
20 g grana padano
   grattugiato
30 g farina di mandorle
40 g provola
1 uovo medio
40 g olio extravergine
   d'oliva
Prezzemolo tritato
Basilico
Sale e pepe q. b.

PROCEDIMENTO

Lavare le zucchine ed eliminare i piccioli. Grattugiare le zucchine e mettere da parte l'interno. Grattugiare la provola e l'aglio. Aggiungere la ricotta, il grana grattugiato, il prezzemolo e il basilico spezzettato, l'uovo, sale e pepe quanto basta. Mescolare tutti gli ingredienti fino a rendere il tutto un composto omogeneo. Aggiungere 3 cucchiai di farina di mandorle e mescolare ancora. Stendere un foglio di carta da forno. Versare un po' di farina di mandorle sparsa sulla superficie dove si andrà a creare il medaglione. Formare una palla, schiacciarle e aggiustare i bordi, creando un medaglione, abbastanza spesso. Formare 8 medaglioni. Foderare con carta da forno una teglia. Versare un cucchiaino d'olio d'oliva sulla superficie dove si depositerà i medaglioni. Spennellare i medaglioni con l'olio d'oliva. Cuocere in forno a 180° per circa 20/30 minuti a forno statico. A metà cottura, cuocere i medaglioni nella parte superiore del forno. Sfornare quando saranno ben dorati e servire.

INVOLTINI DI PANCETTA CON VERDURE E SCAMORZA

Porzioni: 4	Tempo di preparazione: 20 minuti	Tempo di cottura: 15 minuti

Kcal per porzione: 250; Carboidrati 1,7 g; Proteine 13,6 g; Grassi 20,9 g.

INGREDIENTI

200 g pancetta
150 g di scamorza
30 g olio extra vergine d'oliva
250 g zucchine
50 g pomodorini
Sale e pepe q. b.
Origano e aglio in polvere

PROCEDIMENTO

Tagliare a fette sottili le zucchine e a spicchi i pomodorini. Farcire le fettine di pancetta con le zucchine, i pomodorini, la scamorza a tocchetti, aglio in polvere, un pizzico di origano, sale, pepe e un velo di olio d'oliva. Arrotolare gli involtini, fissandoli con uno stuzzicadenti. Posizionarli su una pirofila con carta da forno e spennellarli da ambo i lati con l'olio d'oliva rimanente. Cuocere in forno a 180° per circa 15 minuti o fino a quando la pancetta non è diventata più scura e croccante

UOVO NUVOLA

Porzioni: 2	Tempo di preparazione: 15 minuti	Tempo di cottura: 10 minuti

Kcal per porzione: 77; Carboidrati 0; Proteine 7,4 g; Grassi 5,2 g.

INGREDIENTI

2 uova medie
Sale e pepe q. b.

PROCEDIMENTO

Separare il rosso dal bianco. Montare gli albumi a neve ben ferma. Posizionare sulla carta da forno con l'aiuto di un cucchiaio, dare la forma più o meno rotonda e formare un incavo al centro. Cuocere gli albumi a 180° per 7 minuti e 30 secondi. Togliere dal forno e inserire nell'incavo il tuorlo, con un pizzico di sale e pepe. Cuocere per altri 3 minuti. Servire caldo.

Ricetta da accompagnare con una fetta di pane chetogenico tostato, fettine di avocado e olio extravergine d'oliva. Ideale anche per una colazione salata.

SFORMATINI AGLI SPINACI CON CREMA AL PARMIGIANO

Porzioni: 6	**Tempo di preparazione:** 30 minuti	**Tempo di cottura:** 45 minuti

Kcal per porzione: 268; Carboidrati 3,6 g; Proteine 14 g; Grassi 22 g.

INGREDIENTI

500 g spinaci surgelati
4 uova medie
20 g pinoli
50 g parmigiano grattugiato
25 g olio extravergine d'oliva
10 ml latte di soia senza zucchero
2 g noce moscata
1 spicchio d'aglio
Sale e pepe q. b.
Fibra di bambù q. b.
Burro q. b.

PER LA CREMA AL PARMIGIANO

300 g latte di soia senza zucchero
40 g burro
20 g parmigiano
30 g farina di semi di lino

PROCEDIMENTO

PER LA CREMA AL PARMIGIANO

In un pentolino dai bordi alti, scaldare il latte senza farlo avviare a bollore.

Sciogliere il burro in un altro pentolino a fuoco basso; aggiungere la farina di mandorle e mescolare il tutto con la frusta, fino a che non diventi di un colore dorato. Aggiungere il latte, continuando a mescolare e far cuocere a fuoco basso.

Quando il composto si sarà addensato, togliere il pentolino dal fuoco e aggiungere il parmigiano, continuando a mescolare con la frusta, fino ad ottenere un composto cremoso.

PER GLI SFORMATINI

Tritare i pinoli.

In una padella mettere l'olio, l'aglio e gli spinaci e far cuocere per circa 15 minuti. Rimuovere l'aglio, strizzarli per bene e tritarli con un coltello.

Mettere gli spinaci in una ciotola, aggiungere le uova, il parmigiano, il sale, il pepe e la noce moscata e mescolare.

Aggiungere i pinoli tritati, il cucchiaio di latte e amalgamare fra loro gli ingredienti fino a rendere un composto omogeneo.

Suddividere il composto negli stampini di silicone, distribuendolo equamente. Spostarli in una teglia e cuocere in forno preriscaldato a 180° per 30 minuti. Fare la prova stuzzicadenti per assicurarsi che l'interno sia asciutto. Rimuoverli dagli stampini una volta freddati.

Scaldare la crema al parmigiano e mettere 1 cucchiaio sopra ogni sformatino. Servire.

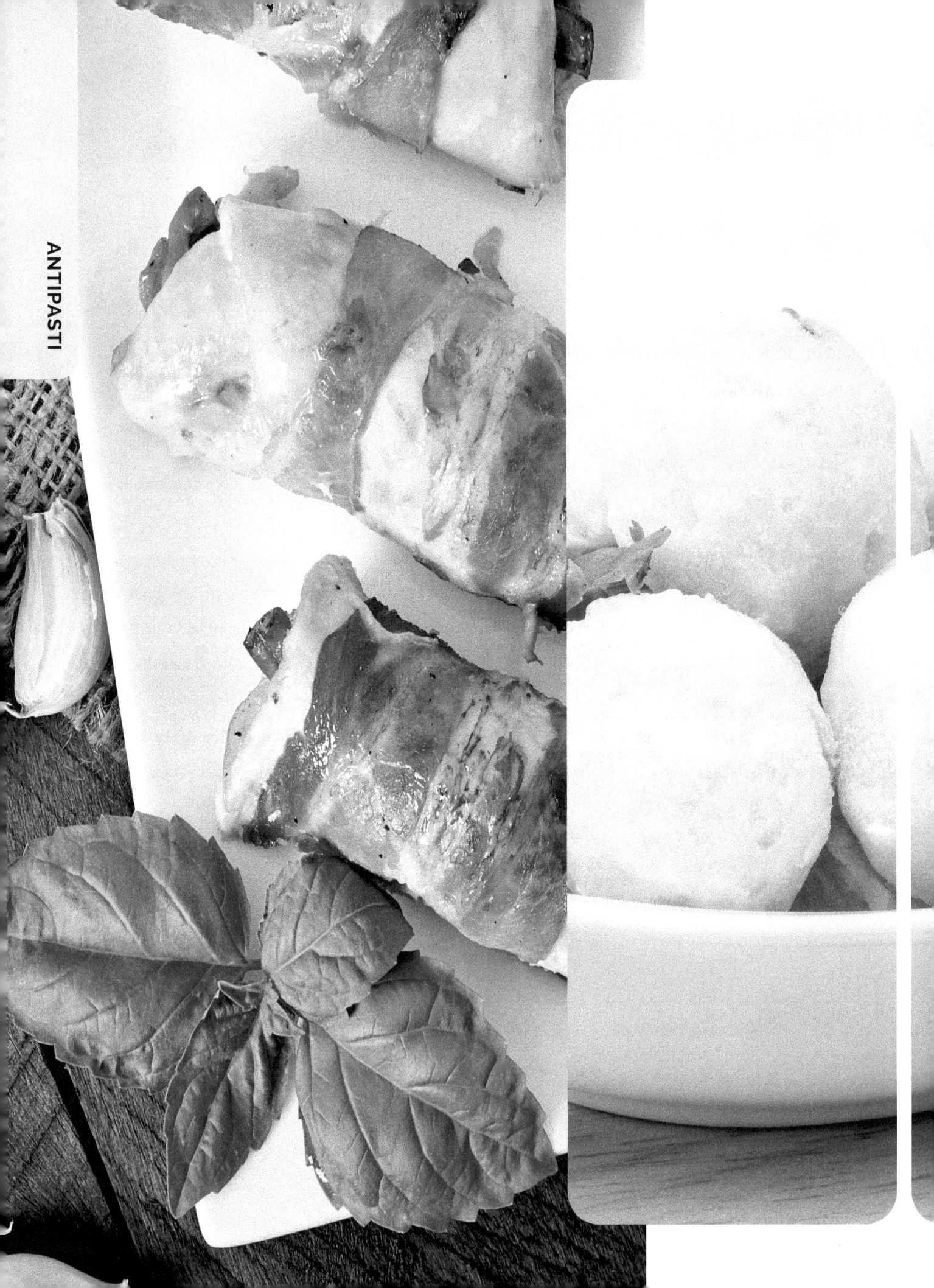

INVOLTINI DI SARDE E PANCETTA

Porzioni: 6	**Tempo di preparazione:** 25 minuti	**Tempo di cottura:** 15 minuti

Kcal per porzione: 214; Carboidrati 0,3 g; Proteine 12,6 g; Grassi 18 g.

INGREDIENTI

300 g sarde pulite e aperte a libro
50 g pancetta affumicata a fette
10 g parmigiano grattugiato
20 g noci
3 cucchiai di prezzemolo tritato
1 spicchio d'aglio tritato finemente
30 g olio extravergine d'oliva
Pepe macinato

PROCEDIMENTO

Preriscaldare il forno a 200°. Tritare le noci. In una ciotola noci, formaggio grattugiato, prezzemolo, aglio tritato, 20 g di olio, pepe e amalgamare tra loro tutti gli ingredienti. Spennellare metà delle sarde con l'olio rimasto e distribuire l'impasto sopra. Richiudere il ripieno con le sarde rimanenti e avvolgerle nel con una fetta di pancetta. Cuocere in forno per circa 15 minuti. Servire ben caldi.

PALLINE DI CAPRINO CON CROCCANTE

Porzioni: 4	**Tempo di preparazione:** 30 minuti di riposo + 12 minuti	**Tempo di cottura:** -

Kcal per porzione: 200; Carboidrati 1,7 g; Proteine 9,5 g; fa 17,2 g.

INGREDIENTI

150 g caprino
35 g granella di pistacchio
35 g granella di mandorle
Sale e pepe q. b.
1 cucchiaino di erba cipollina
1 cucchiaino di paprika dolce

PROCEDIMENTO

Preparare in un piatto la granella di pistacchio con l'erba cipollina, un pizzico di sale e pepe e mescolare. Preparare in un altro piatto la granella di mandorle con la paprika, un pizzico di sale, pepe e mescolare. Formare 8 palline col caprino (che dovrà essere ben freddo), aiutandosi con due cucchiaini. Cospargere 4 palline con la granella di mandorle e 4 con la granella di pistacchio.
Far riposare in frigo per 30 minuti.

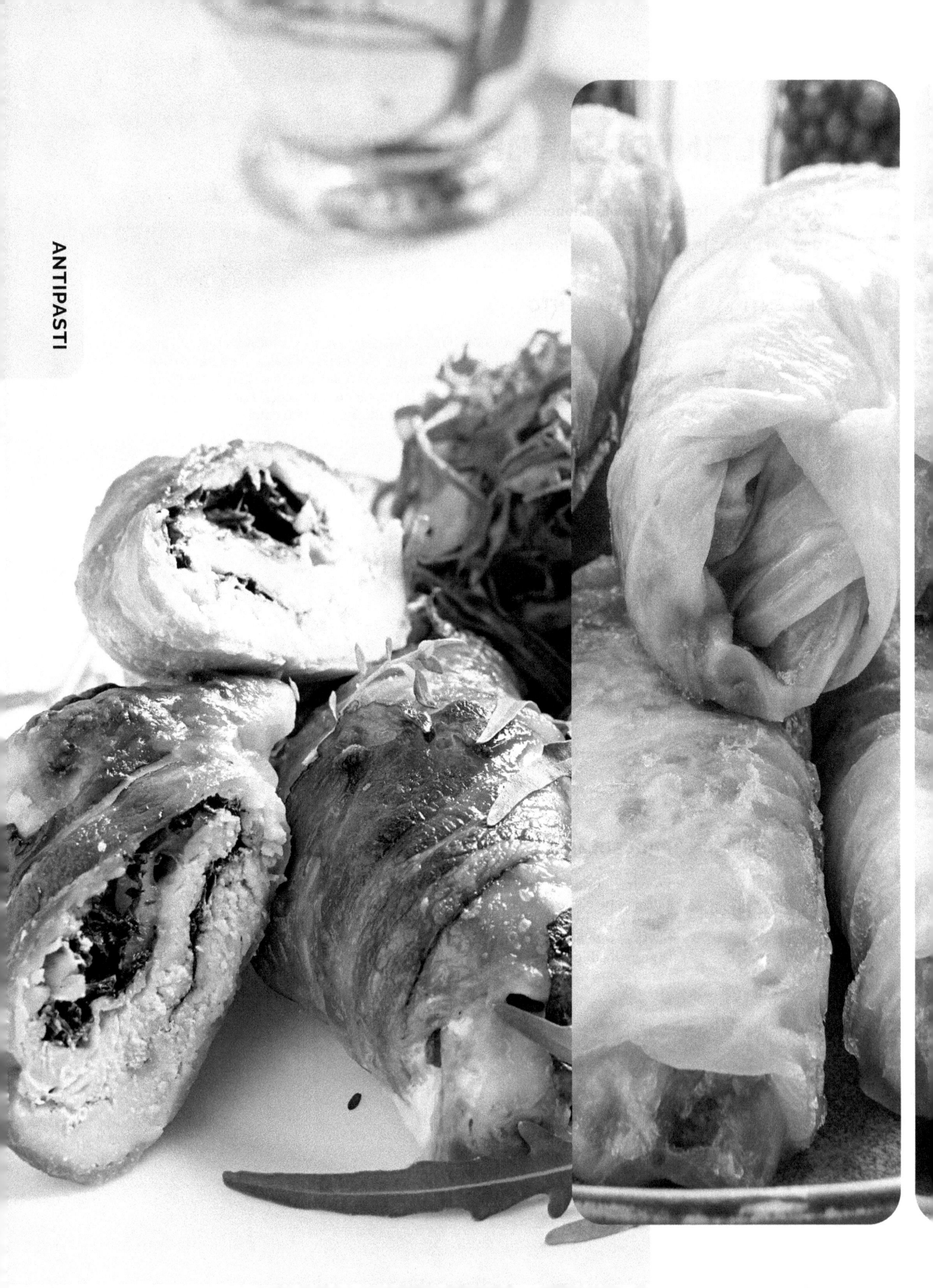

INVOLTINI DI POLLO ALLE OLIVE

Porzioni: 2	Tempo di preparazione: 15 minuti	Tempo di cottura: 15 minuti

Kcal per porzione: 256; Carboidrati 0,3; Proteine 14,9 g; Grassi 21,4 g.

INGREDIENTI

100 g fettine sottili di
   pollo
50 g olive verdi
   denocciolate
50 g olive nere
   denocciolate
30 g brie
20 g olio extravergine
Un pizzico di sale
Origano

PROCEDIMENTO

Frullare le olive con 10 g di olio. Sminuzzare il brie. Spennellare le fettine con l'olio rimasto, stendere uno strato di crema alle olive e aggiungere il brie. Richiudere i lati verso l'interno, arrotolare su se stesso ogni involtino e fermarlo con uno stuzzicadente. Cuocere a 200° per 15 minuti. Servire caldi.

FAGOTTINI DI VERZA, PANCETTA, GORGONZOLA E NOCI MACADAMIA

Porzioni: 6	Tempo di preparazione: 25 minuti	Tempo di cottura: 30 minuti

Kcal per porzione: 249; Carboidrati 2,2 g; Proteine 13,4 g; Grassi 20,4 g.

INGREDIENTI

500 g verza
200 g pancetta
2 uova medie
60 g gorgonzola
20 g noci di macadamia
30 g burro chiarificato
Pepe q. b.
Prezzemolo e coriandolo
   tritati

PROCEDIMENTO

Pulire la verza e rimuovere le parti più dure. Sbollentare le foglie di verza in acqua salata bollente per circa 10 minuti. Toglierle dall'acqua e lasciarle scolare e raffreddare. In una ciotola unire il burro morbido con il prezzemolo e il coriandolo e mescolare. Oleare dei pirottini o degli stampini in silicone con parte del composto al burro. Inserire nei pirottini una foglia grande di verza; metterci all'interno 2 fette di pancetta formando una croce e appoggiando momentaneamente, le parti che escono a quelle delle foglie di verza.

Continuare mettendo un uovo, un pizzico di pepe, 10 g di gorgonzola a pezzetti per fagottino.

Chiudere il fagottino con i lembi di pancetta e verza rimasti. Aggiungere foglie di verza per sigillare ancora di più il fagottino.Ripetere l'operazione fino a creare 6 fagottini. Tritare le noci di macadamia.

Spennellare ogni fagottino con il burro rimasto e posizionare le noci tritate sopra. Cuocere in forno preriscaldato a 180° per 15 minuti.

Servire caldi.

TORTILLAS CHETO

Porzioni: 6 | **Tempo di preparazione:** 10 minuti di riposo + 20 minuti | **Tempo di cottura:** 15 minuti

Kcal per porzione: 129; Carboidrati 1,5 g; Proteine 5,8 g; Grassi 10,7 g.

INGREDIENTI

100 g farina di mandorle
25 g farina di lupini
10 g xantano
Un pizzico di sale
5 g lievito istantaneo per salati
1 uovo medio
10 ml aceto di mele
15 ml acqua

PROCEDIMENTO

Unire tutte le farine, compresi il sale e il lievito e mescolare bene tra loro fino a rendere il tutto omogeneo. Unire l'aceto di mele e continuare a mescolare, successivamente l'uovo e l'acqua e impastare con le mani fino ad ottenere un composto omogeneo. Se dovesse risultare appiccicoso, è normale.

Riporre l'impasto avvolto nella pellicola e continuare lavorare l'impasto per un paio di minuti. Lasciare riposare l'impasto per 10 minuti.

Dividere l'impasto in 6 palline. Stendere ogni pallina su due fogli di carta da forno con il mattarello fino a renderle sottili.

Riscaldare una padella a fuoco medio fino a quando mettendo una goccia d'acqua, questa non scorre. Se evapora subito la padella è troppo calda.

Far cuocere ogni tortillas a fuoco medio per circa 5/6 secondi per lato e servire caldi. L'impasto si conserva in frigo per 3-4 giorni.

INVOLTINI DI AVOCADO E BACON

Porzioni: 4 | **Tempo di preparazione:** 13 minuti | **Tempo di cottura:** 20 minuti

Kcal per porzione: 176; Carboidrati 2 g; Proteine 5,7 g; 15,9 g.

INGREDIENTI

220 g avocado
125 g pancetta a fette

PROCEDIMENTO

Preriscaldare il forno a 180°. Tagliare l'avocado a metà e togliere il nocciolo. Sbucciarlo e tagliarlo a fette. Avvolgere ogni fetta di avocado in una fetta di pancetta. Foderare con carta da forno una teglia e mettere sopra gli involtini. Cuocere in forno per 15/20 minuti.

Primi

COUS COUS DI CAVOLFIORE AL RAGÙ

COUS COUS DI CAVOLFIORE ALLA MEDITERRANEA

COUS COUS DI CAVOLFIORE CON ZAFFERANO E POLLO AL CURRY

CRESPELLE AL SALMONE

FETTUCCINE AGLI CHAMPIGNON

GNOCCHI AL FORNO

GNOCCHI AL LIMONE

GNOCCHI ALLA CARBONARA

LASAGNE ALLA BOLOGNESE

LASAGNE DI ZUCCHINE E FUNGHI AL RAGÙ DI TACCHINO

LASAGNE VEG DI ZUCCHINE E SPINACI

NOODLES AI GAMBERI

PASTA KONJAC CON NOCI, CREMA DI PARMIGIANO E PANCETTA

RAVIOLI BURRO E SALVIA

RISO ALLA CANTONESE

RISO DI CAVOLFIORE AL SESAMO E TOFU

RISO SHIRATAKI ALLO ZAFFERANO CON BROCCOLI E SPECK

RISOTTO FUNGHI PORCINI, ZAFFERANO E PANCETTA

SHIRATAKI AL NERO DI SEPPIA

SHIRATAKI AL PESTO DI CAVOLO NERO, PANCETTA AFFUMICATA E NOCCIOLE TOSTATE

SHIRATAKI CON GERMOGLI DI SOIA E MAIALE AL BURRO D'ARACHIDI

SHIRATAKI CON SALSICCIA E VERZA

SPAGHETTI CON CREMA DI CAVOLFIORE, ACCIUGHE E NOCI

SPAGHETTI DI MELANZANE AL RAGÙ CON FUNGHI E RICOTTA SALATA

SPAGHETTI DI MELANZANE CON OLIVE TAGGIASCHE, FETA E DATTERINI

SPAGHETTI DI MELANZANE CON PANNA, SPECK E PINOLI TOSTATI

SPAGHETTI DI ZUCCHINE AI GAMBERI E NOCI DI MACADAMIA

SPAGHETTI DI ZUCCHINE AL SALMONE

SPAGHETTI DI ZUCCHINE ALLA CURCUMA, TONNO E PINOLI

SPAGHETTI DI ZUCCHINE CON GAMBERI E GRANELLA DI PISTACCHIO

SPAGHETTI DI ZUCCHINE CON PORCINI, PANCETTA E ASPARAGI VERDI

SPAGHETTI DI ZUCCHINE CON TONNO E BROCCOLO ROMANESCO

SPAGHETTI DI ZUCCHINE CROCCANTI CON UOVO IN CAMICIA E NOCCIOLE

VELLUTATA DI ASPARAGI E GAMBERI

VELLUTATA DI CAVOLFIORE E SPINACI

VELLUTATA DI CHAMPIGNON CON PANCETTA E PINOLI

VELLUTATA DI FINOCCHI E ZAFFERANO

VERMICELLI ALL'ORIENTALE

ZUPPA DI AVOCADO

RAVIOLI AL BURRO E SALVIA

Porzioni: 2	**Tempo di preparazione:** 2 ore	**Tempo di cottura:** 6 minuti

Kcal per porzione: 570; Carboidrati 12 g; Proteine 18,9 g; Grassi 51,1 g.

INGREDIENTI

80 g farina di semi di lino dorati
20 g parmigiano grattugiato
1 uovo
5 g xantano
Sale q. b.
50 g pancetta a cubetti
6 foglie di salvia
50 g burro

PROCEDIMENTO

Unire tutti gli ingredienti ad eccezione della pancetta, del burro e della salvia e far riposare in frigo per 2 ore.
Mettere una pentola sul fuoco e portare a ebollizione.
Tra due fogli di carta da forno, stendere con il mattarello la pasta più fine possibile e formare dei cerchi usando un bicchiere o uno stampo per ravioli.
Mettere i cubetti di pancetta all'interno e richiudere a mezza luna, chiudendo con una forchetta il bordo curvo.
Quando bolle l'acqua, far cuocere i ravioli per 10 min.
Nel frattempo in una pentola mettere a scaldare il burro con la salvia per circa 10 minuti, fino a quado quest'ultima non risulterà arricciata e croccante.
Unire i ravioli e mescolare il tutto per un minuto a fuoco basso.
Servire caldo.

SHIRATAKI AL NERO DI SEPPIA

Porzioni: 2	**Tempo di preparazione:** 15 minuti	**Tempo di cottura:** 25 minuti

Kcal per porzione: 387; Carboidrati 1,8 g; Proteine 17,8 g; Grassi 34,4 g.

INGREDIENTI

400 g shirataki
250 g seppie fresche
10 g nero di seppia
120 ml vino bianco
30 g salsa di pomodoro
30 g burro
40 g olio extravergine d'oliva
2 spicchi d'aglio
Prezzemolo tritato
Peperoncino in polvere

PROCEDIMENTO

Tagliare a listarelle le seppie e tritare l'aglio. Portare a bollore una pentola d'acqua e far bollire gli shirataki per 10 minuti, dopo averli precedentemente sciacquati sotto l'acqua fredda.
In una padella mettere l'olio d'oliva, il burro, l'aglio tritato, il peperoncino e un pizzico di prezzemolo. Far cuocere per circa 2 minuti, dopo di che aggiungere le seppie ed alzare la fiamma al massimo. Non appena si sarà asciugato il sughetto, aggiungere il vino, la salsa di pomodoro e il nero di seppia e far sfumare per circa 5 minuti. Abbassare la fiamma, aggiungere un pizzico di sale, pepe, un po' di prezzemolo e mettere il coperchio e far cuocere per altri 5 minuti. Aggiungere gli shirataki alla padella con il sugo e far saltare insieme per circa 5/10 minuti. Servire con il prezzemolo rimanente.

PASTA KONJAC CON NOCI, CREMA DI PARMIGIANO E PANCETTA

| Porzioni: 2 | Tempo di preparazione: 25 minuti | Tempo di cottura: 15 minuti |

Kcal per porzione: 495; Carboidrati 1,5 g; Proteine 25,2 g; Grassi 43 g.

PRIMI

INGREDIENTI

400 g pasta di konjac
100 g parmigiano grattugiato
50 g panna fresca
Sale e pepe q. b.
80 g pancetta affumicata a cubetti
20 g noci
1 spicchio d'aglio

PROCEDIMENTO

Tritare grossolanamente le noci. In una padella antiaderente calda, rendere croccante la pancetta; appena inizia a rilasciare il grasso, aggiungere lo spicchio d'aglio. Lessare per 10 minuti la pasta di konjac in acqua bollente.

Scolare, trasferire nella padella con la pancetta, aggiungere il resto degli ingredienti e mescolare. Far addensare per qualche minuto. Impiattare e decorare con le noci tritate e un pizzico di pepe.

SHIRATAKI AL PESTO DI CAVOLO NERO, PANCETTA AFFUMICATA E NOCCIOLE TOSTATE

| Porzioni: 4 | Tempo di preparazione: 7 minuti | Tempo di cottura: 25 minuti |

Kcal per porzione: 341; Carboidrati 5,3 g; Proteine 12,3 g; Grassi 28,7 g.

INGREDIENTI

600 g shirataki
300 g cavolo nero
200 g pancetta affumicata
40 g nocciole tostate
40 g olio extravergine d'oliva
10 ml salsa di soia
1 spicchio d'aglio
Sale e pepe q. b.

PROCEDIMENTO

Portare a bollore una pentola d'acqua salata. Nel frattempo pulire il cavolo e lavarlo. Mettere il cavolo nell'acqua bollente e sbollentarlo per 2 minuti, dopo di che riporlo in una ciotola con dell'acqua e del ghiaccio. Nella stessa acqua di cottura del cavolo, cuocere gli shirataki per 10 minuti, dopo averli precedentemente sciacquati. Tritare grossolanamente le nocciole tostate. In un mixer riporre il cavolo, 3 cucchiai d'olio, aglio, sale, pepe e ¾ di nocciole e frullare.

In una padella far soffriggere la pancetta con il cucchiaio d'olio per circa 3-4 minuti. Scolare gli shirataki e aggiungerli alla padella. Saltare tutto insieme per circa un paio di minuti e aggiungere la salsa di soia e il pesto di cavolo. Saltare in padella per un altro minuto, continuando a mescolare per amalgamare tra loro gli ingredienti. Servire sul piatto con una spolverata di pepe e le nocciole rimanenti.

SHIRATAKI CON SALSICCIA E VERZA

Porzioni: 2	Tempo di preparazione: 8 minuti	Tempo di cottura: 25 minuti

Kcal per porzione: 440; Carboidrati 6,9 g; Proteine 21,3 g; Grassi 31,8 g.

INGREDIENTI

400 g shirataki
200 g salsiccia di
   tacchino, pollo e suino
60 ml vino bianco
30 g olio extravergine
   d'oliva
10 g burro chiarificato
300 g verza
1 spicchio d'aglio
½ cucchiaino di
   finocchietto selvatico
Peperoncino a piacere
Paprika dolce

PROCEDIMENTO

Risciacquare bene gli shirataki e lessarli per 10 minuti in acqua bollente. Lavare la verza e rimuovere le parti più dure e ridurla a listarelle.
Tagliare a pezzetti piccoli la salsiccia di tacchino e metterla da parte. In una padella antiaderente versare 10 g d'olio e aggiungere la verza e l'aglio. Far appassire la verza per 15 minuti. Aggiungere la salsiccia, le spezie e il burro e far sfumare con il vino bianco. Cuocere per 10 minuti. Aggiungere gli shirataki e cuocere insieme per circa 3 minuti, mescolando. Servire caldo.

SHIRATAKI CON GERMOGLI DI SOIA E MAIALE AL BURRO D'ARACHIDI

Porzioni: 2	Tempo di preparazione: 13 minuti	Tempo di cottura: 27 minuti

Kcal per porzione: 467; Carboidrati 5,4 g; Proteine 23,7 g; Grassi 38,3 g.

INGREDIENTI

400 g shirataki
100 g germogli di soia
   freschi
30 g cipolla
150 g lonza di maiale
50 g burro d'arachidi
   100%
20 ml salsa di soia
35 g burro chiarificato
10 g granella di arachidi/
   arachidi tritati non
   salati

PROCEDIMENTO

Risciacquare bene gli shirataki e lessarli per 10 minuti in acqua bollente. Nel frattempo tritare la cipolla e tagliare a cubetti il maiale. Versare il burro chiarificato in una padella e far rosolare da entrambi i lati il maiale con la cipolla per un paio di minuti. Aggiungere i germogli di soia, la salsa di soia e 3 cucchiai d'acqua. Mescolare, abbassare la fiamma, mettere il coperchio e far cuocere per 10 minuti. Aggiungere gli shirataki e far cuocere ancora per un paio di minuti.
Aggiungere il burro d'arachidi, alzare la fiamma e far cuocere senza coperchio fino a che non si sia asciugato il sughetto. Servire con granella di arachidi leggermente tostati.

RISO SHIRATAKI ALLO ZAFFERANO CON BROCCOLI E SPECK

Porzioni: 2	Tempo di preparazione: 12 minuti	Tempo di cottura: 30 minuti

Kcal per porzione: 452; Carboidrati 4,6 g; Proteine 22,2 g; Grassi 38,4 g.

INGREDIENTI

400 g riso konjac
300 g broccoli
100 g speck a cubetti
100 g panna fresca
1 bustina di zafferano
25 g olio extravergine
  d'oliva
1 spicchio d'aglio
Rosmarino

PROCEDIMENTO

Sciacquare il risino in acqua fredda e lessarlo in acqua bollente per 10 minuti. Nel frattempo lavare e tagliare i broccoli in piccole cime. Far sbollentare in acqua bollente e salata per circa 7 minuti; dopo di che, scolarli e metterli da parte.
In una padella mettere l'olio e far soffriggere l'aglio, che potete lasciare intero, oppure sminuzzarlo.
Dopo circa 2 minuti, aggiungere lo speck, il pepe e il rosmarino e far rosolare per 3 minuti circa. Dopo di che aggiungere i boccoli e saltare assieme.
Aggiungere il risino ai broccoli e speck e saltare il tutto, per circa 10 minuti, aggiustando di sale.
In una ciotolina far sciogliere lo zafferano con la panna. Spegnere il fuoco e aggiungere al resto in padella, continuando ad amalgamare ancora fra loro, gli ingredienti. Servire caldo.

CRESPELLE AL SALMONE

Porzioni: 2	Tempo di preparazione: 22 minuti	Tempo di cottura: 40 minuti

Kcal per porzione: 544; Carboidrati 2,9 g; Proteine 24,1 g; Grassi 48,4 g.

INGREDIENTI

4 uova medie
30 g farina di semi di
  lino dorati
70 g di latte di mandorla
  senza zucchero
Un pizzico di sale
½ cucchiaino di paprika
20 g burro
10 g olio di cocco
300 g filetto di salmone
10 g olio extravergine
  d'oliva
Aglio in polvere
  (facoltativo)
250 g panna fresca

PROCEDIMENTO

Unire tutti gli ingredienti in modo da creare un composto abbastanza liquido. Riscaldare una padella e mettere l'olio di cocco. Cuocere le crespelle per qualche minuto a lato. Per preparare la besciamella, riporre in un pentolino la panna. Aggiungere il sale, la noce moscata e continuare a mescolare fino a quando non inizierà a sobbollire e ad addensarsi. A questo punto, aggiungere il burro e continuare a mescolare fino a rendere omogeneo il tutto. Mettere da parte. In una padella calda mettere un filo d'olio, aglio in polvere, pepe e sale e far rosolare per un paio di minuti per lato il filetto di salmone.
Dividere il salmone in pezzetti e mettere in parti uguali, il salmone all'interno di ogni crespella.
Aggiungere un paio di cucchiai di besciamella e richiudere le crespelle.
Posizionare le crespelle in una pirofila e posizionare la besciamella rimasta sopra le crespelle. Spolverare con un po' di pepe, sale e noce moscata.Cuocere in forno preriscaldato a 180° per 15 minuti. Decorare con prezzemolo tritato.

NOODLES AI GAMBERI

Porzioni: 2	**Tempo di preparazione:** 10 minuti	**Tempo di cottura:** 25 minuti

Kcal per porzione: 463; Carboidrati 4,1 g; Proteine 17,5 g; Grassi 41,6 g.

INGREDIENTI

400 g noodles di konjac
15 g burro chiarificato
100 g panna fresca
200 g zucchine
200 g di gamberi
   sgusciati
50 g salsa di pomodoro
1 cucchiaio di aglio in
   polvere
Prezzemolo tritato
Sale e pepe, q.b.

PROCEDIMENTO

Tagliare a listarelle le zucchine. Rosolarle con il burro chiarificato per 5 minuti. Aggiungere i gamberi, spegnere il fuoco e mettere da parte.
Risciacquare i noodles e cuocerli in una pentola con acqua bollente, a fuoco medio per una decina di minuti. scolarli e aggiungerli alle zucchine.
Aggiungere il resto degli ingredienti, mescolare e lasciare addensare per qualche minuto a fuoco medio.
Servire caldi con una spolverata di prezzemolo.

RISO ALLA CANTONESE

Porzioni: 2	**Tempo di preparazione:** 15 minuti	**Tempo di cottura:** 30 minuti

Kcal per porzione: 476; Carboidrati 7,2 g; Proteine 22,1 g; Grassi 39,2 g.

INGREDIENTI

400 g risino di konjac
2 uova medie
45g burro chiarificato
100 g prosciutto cotto a
   cubetti
20 ml salsa di soia
50 g piselli surgelati
40 g semi di sesamo
Erba cipollina

PROCEDIMENTO

Sciacquare il risino sotto l'acqua fredda. Portare a ebollizione due pentoline d'acqua e, in una far cuocere il risino per 10 minuti e nell'altra i piselli per 20 minuti. Scolare entrambi e metterli da parte.
In una ciotola sbattere le uova con un pizzico di sale e pepe. In una padella far scaldare 5g di burro e versare le uova, continuando a mescolare, finché non saranno cotte. In un wok, oppure in una padella, mettere i rimanenti 15g di burro a scaldare, aggiungere i piselli, il risino, il prosciutto cotto a dadini, l'uovo strapazzato e la salsa di soia. Saltare tutti gli ingredienti per qualche minuto. Servire con i semi di sesamo e l'erba cipollina tritata.

SPAGHETTI DI ZUCCHINE AI GAMBERI E NOCI DI MACADAMIA

Porzioni: 2	**Tempo di preparazione:** 10 minuti	**Tempo di cottura:** 15 minuti

Kcal per porzione: 450; Carboidrati 8,1 g; Proteine 21,7 g; Grassi 36,3 g.

INGREDIENTI

200 g spaghetti di zucchine
200 g gamberi surgelati
200 g verza
20 g burro chiarificato
20 g olio extravergine d'oliva
40 g noci di macadamia
20 ml salsa di soia
20 ml vino bianco
1 cucchiaio di curry
Zenzero grattugiato
1 spicchio d'aglio
Cipolla in polvere
Erba cipollina
Sale e pepe

PROCEDIMENTO

Lavare la verza e tagliarla a striscioline. Scaldare una pentola con l'olio, aggiungere l'aglio e i gamberi; cuocere per 3 minuti a fiamma viva. Aggiungere il vino, sale e pepe, girare i gamberi e cuocere per altri 3 minuti. Rimuovere dalla padella i gamberi ed aggiungere la verza. Cuocere per 5 minuti. Aggiungere successivamente gli spaghetti di zucchine, le spezie e far cuocere per altri 5 minuti. Nel frattempo, in un padellino tostare leggermente le noci di macadamia. Aggiungere alla verza e agli spaghetti di zucchine, i gamberi, la salsa di soia, il burro chiarificato e cuocere insieme per altri 3 minuti. Distribuire nei piatti ed aggiungere le noci di macadamia tostate. Servire caldo.

VERMICELLI ALL'ORIENTALE

Porzioni: 2	**Tempo di preparazione:** 7 minuti	**Tempo di cottura:** 15 minuti

Kcal per porzione: 477; Carboidrati 6,6 g; Proteine 25,1 g; Grassi 38,6 g.

INGREDIENTI

100 g petto di pollo
2 uova medie
400 g vermicelli di konjac
100 g carote
20 g cipollotto
100 g germogli di soia
30 g olio di semi di girasole
30 g burro chiarificato
15 g semi di girasole
10 g salsa di soia
Pepe q. b.
Erba cipollina

PROCEDIMENTO

Tagliare a listarelle il petto di pollo e le carote. Tritare il cipollotto.
In una padella scaldare l'olio, aggiungere il cipollotto e le carote e far rosolare per qualche minuto. Aggiungere il pollo e far cuocere per altri 5 minuti. Sbattere le uova in un piatto con sale e pepe. Scaldare un pentolino con il burro ed aggiungere le uova, strapazzandole. Trasferirle nella padella con il pollo insieme ai vermicelli sciacquati. Unire la salsa di soia e cuoceere per 2 minuti mescolando.
Servire caldo con una spolverata di pepe, semi girasole ed erba cipollina.

LASAGNE VEG DI ZUCCHINE E SPINACI

Porzioni: 4   **Tempo di preparazione:** 30 minuti   **Tempo di cottura:** 70 minuti

Kcal per porzione: 433; Carboidrati 7 g; Proteine 22,3 g; Grassi 34,7 g.

INGREDIENTI

- 800 g zucchine
- 50 g pinoli oppure
- 50 g noci tritate
- 300 g spinaci surgelati
- 30 g cipolla
- 250 g tofu
- 20 g olio extravergine di oliva
- 10 ml salsa di soia
- 300 g latte di soia senza zucchero
- 300 g acqua
- 1 cucchiaino di dado granulare vegetale
- 60 g farina di mandorle
- 10 g farina di cuticole di psillio
- 60 g parmigiano grattugiato
- 20 g olio di semi di girasole
- Sale, pepe e noce moscata q. b.
- Timo

PROCEDIMENTO

PER LA BESCIAMELLA

Scaldare l'olio di semi di girasole in un pentolino fondo, aggiungere la farina, amalgamando bene con una frusta, affinché non si formino grumi.

Quando il composto inizierà a tostarsi e a colorarsi di color nocciola, aggiungere l'acqua e il dado, mescolando in modo da amalgamare fra loro gli ingredienti.

Aggiungere il latte vegetale, un pizzico di noce moscata e di pepe. Portare ad ebollizione la besciamella, mescolando saltuariamente. Quando inizierà a bollire, mescolare energicamente con la frusta fino ad ottenere un composto cremoso e denso. Togliere dal fuoco e coprire con un coperchio.

PER LA LASAGNA

Tritare la cipolla Scaldare in una padella l'olio d'oliva ed aggiungere la cipolla. Far stufare la cipolla con un cucchiaio d'acqua per qualche minuto. Aggiungere il tofu sbriciolato e la salsa di soia e mescolare.

Aggiungere gli spinaci surgelati e far cuocere i primi 5 minuti con coperchio e altri 10 minuti senza, fino a quando non si sia asciugata l'acqua degli spinaci.

Iniziamo a comporre la lasagna. Tagliare la zucchina a metà e poi per il lungo a fettine sottilissime.

Posizionare sul fondo della pirofila, la besciamella. Posizionare poi le fettine di zucchina, altro strato di besciamella e il preparato con gli spinaci; infine una spolverata di formaggio grattugiato e le noci tritate. Ripetere i passaggi fino ad esaurimento degli ingredienti.

Cuocere in forno preriscaldato a 200° ventilato per 30 minuti e negli ultimi 5 minuti, azionare il grill, fino a che non si sia formata una crosticina dorata. La durata di cottura varia in base al forno.

Una volta pronte, far riposare per 5/10 minuti; dopo di che servire con qualche pezzetto di timo, spezzettato nel piatto.

LASAGNE DI ZUCCHINE E FUNGHI AL RAGÙ DI TACCHINO

Porzioni: 4	Tempo di preparazione: 30 minuti	Tempo di cottura: 70 minuti

Kcal per porzione: 502; Carboidrati 7,2 g; Proteine 25,3 g; Grassi 40,7 g.

INGREDIENTI

800 g zucchine
300 g funghi champignon in scatola
100 g parmigiano grattugiato
30 g cipolla
1 spicchio d'aglio
200 g macinato di tacchino
250 g panna da cucina
50 ml vino bianco
40 g olio extravergine d'oliva
40 g burro
Rosmarino
2 foglie di alloro
Insaporitore per carne

PROCEDIMENTO

Tagliare le fette di zucchine per il lungo.

In una padella mettere l'olio e far soffriggere aglio e cipolla tritati per circa 10 minuti. Aggiungere il macinato di tacchino, l'insaporitore per carne, il ramoscello di rosmarino, sale e pepe a piacere e le foglie di alloro.

Sfumare il ragù con il vino e far cuocere per 30 minuti circa e fino a quando non si sia asciugato il sugo. Aggiungere il burro e rimuovere rosmarino e alloro.

Terminata la cottura, togliere dal fuoco ed aggiungere la panna al ragù.

Prendere una pirofila e versarci i 2 cucchiai d'olio rimanenti, spargendoli su tutta la superficie interna.

Posizionare un primo strato di ragù, qualche fungo sparso, poi le fettine di zucchine stese, ancora ragù, funghi e parmigiano grattugiato e continuare così fino ad esaurimento degli ingredienti.

Sopra l'ultimo strato, aggiungere il parmigiano rimanente.

Cuocere la lasagna in forno preriscaldato a 180° per circa 30 minuti. Gli ultimi 5 minuti, impostare la modalità grill in modo da formare una crosticina dorata.

FETTUCCINE AGLI CHAMPIGNON

Porzioni: 2	Tempo di preparazione: 15 minuti	Tempo di cottura: 15 minuti

Kcal per porzione: 411; Carboidrati 4,2 g; Proteine 16,9 g; Grassi 36 g.

INGREDIENTI

400 g fettuccine di konjac
200 g champignon
100 g fettine di vitello
20 g olio extravergine d'oliva
20 ml vino bianco
150 g panna da cucina
20 g noci pecan
2 spicchi d'aglio tritati
Prezzemolo tritato
Sale e pepe q. b.

PROCEDIMENTO

Tagliare a fettine sottili gli champignon. Risciacquare le fettuccine e scaldarle in una pentola a fuoco medio per una decina di minuti e metterle da parte. In una padella mettere a scaldare 10 g di olio e cuocere il vitello tagliato a listarelle per circa 5 minuti fino a doratura. Mettere nella padella a fuoco medio i funghi, l'aglio e il rimanente olio e far cuocere per 7 minuti. Abbassare il fuoco al minimo ed aggiungere la panna, le fettuccine e il vitello. Mescolare e servire caldo con una spolverata di prezzemolo e pepe.

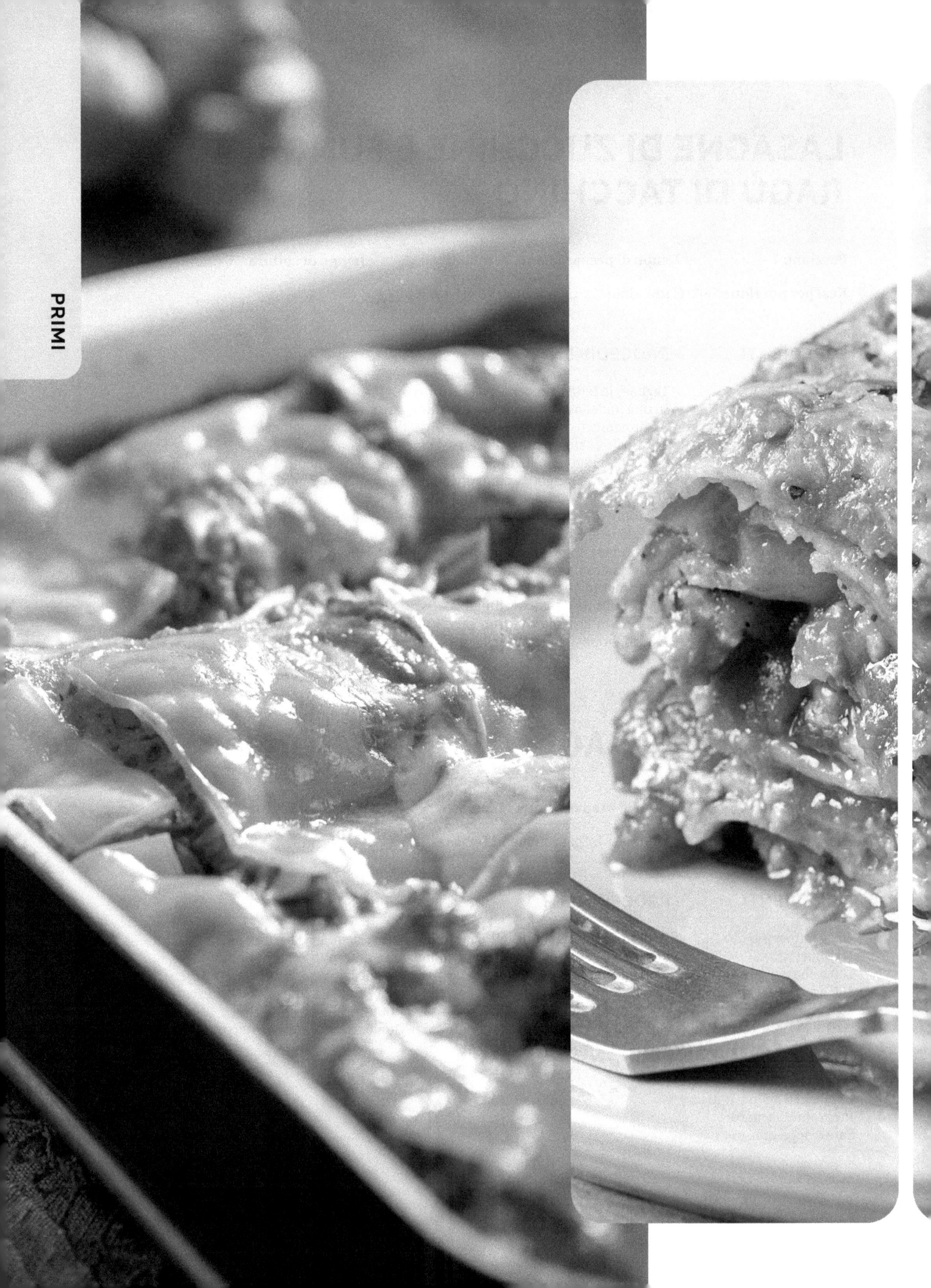

LASAGNE ALLA BOLOGNESE

Porzioni: 4   **Tempo di preparazione:** 30 minuti   **Tempo di cottura:** 2 h circa

Kcal per porzione: 546; Carboidrati 3,4 g; Proteine 33,1 g; Grassi 42,6 g.

INGREDIENTI

PER LA SFOGLIA

1 uovo medio
25 g fibra di bambù
25 g formaggio
  spalmabile
6 g xantano
100 g acqua
Un pizzico di sale

PER LA BESCIAMELLA

100 g latte di mandorla
100 g latte di soia
20 g burro
6 g xantano
Sale e noce moscata q. b.

PER IL CONDIMENTO

200 g macinato misto
50 g cipolla
50 g sedano
100 g salsiccia di suino
100 g salsa di pomodoro
20 ml vino bianco
50 ml brodo di carne
20 g olio extravergine
  d'oliva
Un pizzico di origano
1 cucchiaino di paprika
  dolce
2 foglie di alloro
Basilico per decorare
50 g parmigiano
  grattugiato
100 g gouda a fette
100 g prosciutto cotto a
  fette

PROCEDIMENTO

Sminuzzare la cipolla e il sedano e soffriggerli in una pentola per 5 minuti. Aggiungere il macinato, la salsiccia tagliata a pezzetti e le foglie di alloro. Mescolare e far soffriggere per 7 minuti. Sfumare col vino bianco e far asciugare. Aggiungere la salsa di pomodoro, il cucchiaino di paprika, l'origano, un pizzico di sale e il brodo di carne. Far cuocere per 1 ora con coperchio a fuoco basso, aggiungendo ancora brodo se necessario.

Nel frattempo preparare la sfoglia, mettendo in una ciotola l'uovo.

Sbattere con le fruste e aggiungere la formaggio spalmabile. Aggiungere anche l'acqua e per ultimi la fibra di bambù, lo xantano e il sale. Mescolare fino a renderlo un composto omogeneo e liquido.

Stendere il composto in una teglia grande ricoperta con carta da forno, formando uno strato sottile e cuocere a 180° per 15 minuti.

Per la besciamella mettere in un pentolino il latte di mandorla e quello di soia. Sciogliere il burro ed aggiungere lo xantano, un pizzico abbondante di sale e la noce moscata.

Mescolare il tutto e accendere il fuoco. Continuare a mescolare e portare a sobbollire fino a che non si sia addensata la besciamella.

In una pirofila mettere uno strato di ragù e un paio di cucchiai di besciamella, uno strato di sfoglia raffreddata e tagliata a pezzi rettangolari, uno strato di ragù, besciamella, prosciutto cotto a pezzetti, Gouda a fette, parmigiano grattugiato, di nuovo strato di sfoglia, fino ad esaurimento degli ingredienti.

Ultimare con abbondante parmigiano.

Far cuocere in forno ventilato a 180° per 25 minuti circa, fino a che non si sia formata una crosticina sulla superficie.

SPAGHETTI DI MELANZANE CON PANNA, SPECK E PINOLI TOSTATI

Porzioni: 2	Tempo di preparazione: 40 minuti	Tempo di cottura: 10 minuti

Kcal per porzione: 401; Carboidrati 5,9 g; Proteine 9,8 g; Grassi 35,6 g.

INGREDIENTI

300 g melanzane
100 g speck a fette
30 g olio extravergine
 d'oliva
100 g panna fresca
40 g parmigiano
 grattugiato
30 g pinoli
Sale e pepe q. b.
Rosmarino q. b.
½ cucchiaino di paprika
 dolce

PROCEDIMENTO

Tagliare a fettine sottili le melanzane per il lungo e per il largo. Mettere le listarelle di melanzane in uno scolapasta con sale e far scolare l'acqua che naturalmente hanno per circa 20/30 minuti.
Sciacquarle sotto l'acqua e strizzarle in un canovaccio per eliminare quanta più acqua possibile.
In una padella, mettere l'olio, le melanzane, le spezie, un pizzico di sale e di pepe. Cuocere per circa 10 minuti a fuoco medio. Nel frattempo tagliare lo speck a listarelle ed aggiungerlo alle melanzane. Mescolare e aggiungere la panna. Far mantecare per 2/3 minuti o fino a che non si sia addensata la panna. In una padellina a parte far tostare qualche minuto i pinoli. Servire con una spolverata di parmigiano, di pepe e i pinoli tostati.

SPAGHETTI DI MELANZANE AL RAGÙ CON FUNGHI E RICOTTA SALATA

Porzioni: 2	Tempo di preparazione: 50 minuti	Tempo di cottura: 40 minuti

Kcal per porzione: 558; Carboidrati 7,6 g; Proteine 19,5 g; Grassi 43,2 g.

INGREDIENTI

300 g melanzane
30 g olio extravergine
 d'oliva
140 g carne macinata
 mista
100 g funghi
 champignon sott'olio
50 g passata di
 pomodoro
Brodo di carne q. b.
100 ml vino bianco
30 g burro
30 g ricotta salata
2 spicchi d'aglio
Basilico
Rosmarino tritato,
 origano, insaporitore
 per carne
Sale e pepe q. b.

PROCEDIMENTO

Tagliare a fettine sottili le melanzane per il lungo e per il largo.
Mettere le listarelle di melanzane in uno scolapasta con sale e far scolare l'acqua che naturalmente hanno per circa 30 minuti.
Nel frattempo preparare il ragù, mettendo in una padella 1 cucchiaio d'olio d'oliva, l'aglio tritato. Far rosolare per circa 2 minuti a fuoco medio. Aggiungere il macinato, il burro, il rosmarino, l'origano, l'insaporitore per carne, sale e pepe. Aggiungere il vino e far sfumare per 5 minuti a fiamma alta.
Aggiungere la passata di pomodoro, i funghi scolati e far cuocere con coperchio per 20 minuti, a fiamma bassa. Aggiungere del brodo di carne nel caso in cui si dovesse asciugare troppo il sugo.
Sciacquare sotto l'acqua le melanzane e strizzarle in un canovaccio per eliminare quanta più acqua possibile.
In una padella mettere il restante olio e far saltare le melanzane per 10 minuti.
Aggiungere il ragù alle melanzane e far cuocere insieme per 1 minuto, mescolando per amalgamare fra loro gli ingredienti.
Servire con una grattugiata di ricotta salata e del basilico.

SPAGHETTI DI MELANZANE CON OLIVE TAGGIASCHE, FETA E DATTERINI

Porzioni: 2	Tempo di preparazione: 40 minuti	Tempo di cottura: 10 minuti

Kcal per porzione: 401; Carboidrati 5,9 g; Proteine 9,8 g; Grassi 35,6 g.

INGREDIENTI

300 g melanzane
40 g olio extravergine d'oliva
30 g olive taggiasche sott'olio
100 g feta
50 g pomodori datterini
10 g capperi sotto sale
Origano, basilico q. b.
Sale e pepe q. b.

PROCEDIMENTO

Tagliare a fettine sottili le melanzane per il lungo e per il largo.

Mettere le listarelle di melanzane in uno scolapasta con sale e far scolare l'acqua che naturalmente hanno per circa 20/30 minuti.

Sciacquarle sotto l'acqua e strizzarle in un canovaccio per eliminare quanta più acqua possibile.

In una padella calda mettere l'olio, le melanzane, le olive, capperi, l'origano e il pepe; far cuocere per circa 8 minuti, mescolando di tanto in tanto. Aggiungere i pomodorini a spicchi e far cuocere per altri 2/3 minuti. Nel frattempo ridurre a pezzetti la feta.

Servire con i pezzetti di feta distribuiti nel piatto e le foglie di basilico.

SPAGHETTI DI ZUCCHINE CROCCANTI CON UOVO IN CAMICIA E NOCCIOLE

Porzioni: 2	Tempo di preparazione: 30 minuti	Tempo di cottura: 20 minuti

Kcal per porzione: 620; Carboidrati 6,5 g; Proteine 22 g; Grassi 55,5 g.

INGREDIENTI

400 g zucchine
3 uova medie
100 g farina di nocciole
20 g granella di nocciole
20 g olio extravergine d'oliva
Sale e pepe q. b.
Erba cipollina

PROCEDIMENTO

Tagliare a listarelle le zucchine. Riporle in una scolapasta, salarle e lasciarle riposare per una ventina di minuti. Nel frattempo mettere a scaldare una pentola con l'acqua.

In un bicchiere basso e largo riporre abbondante pellicola per cucina. Spennellare con l'olio d'oliva la parte che andrà a contatto con l'uovo. Aprire l'uovo e metterlo dentro.

Aggiungere un pizzico di sale e pepe e chiudere la pellicola con le estremità, formando un sacchetto. Ripetere la stessa operazione con le altre uova.

In una ciotola metterla la farina di mandorle e aggiungere le zucchine. Mescolare in modo da formare una panatura.

Scaldare una pentola con l'olio e cuocere per 5 minuti a fuoco alto, mescolando spesso. Immergere i sacchetti d'uovo nell'acqua, quando questa inizierà a sobbollire. Cuocere per 5 minuti.

A fine cottura degli spaghetti di zucchine, adagiarle nel piatto, creando un nido. Aprire delicatamente i sacchettini con le uova e adagiarle sopra il nido di zucchine. Aggiungere una spolverata di erba cipollina e la granella di nocciola.

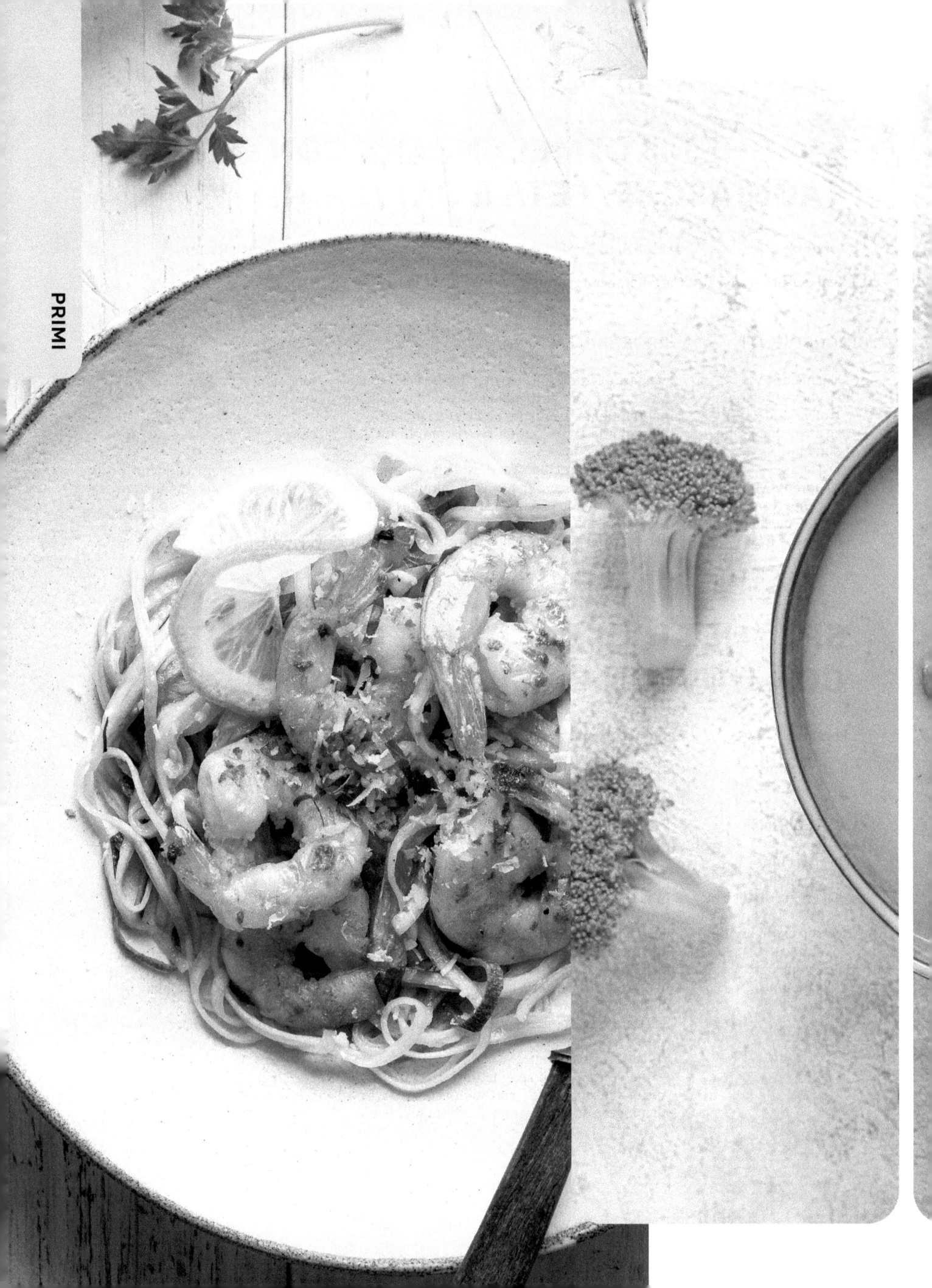

SPAGHETTI DI ZUCCHINE CON GAMBERI E GRANELLA DI PISTACCHIO

Porzioni: 2	**Tempo di preparazione:** 15 minuti	**Tempo di cottura:** 10 minuti

Kcal per porzione: 507; Carboidrati 7,8 g; Proteine 25,8 g; Grassi 40,5 g.

INGREDIENTI

400 g zucchine
250 g gamberi surgelati
150 g formaggio
  spalmabile
20 g olio extravergine
  d'oliva
30 g granella di
  pistacchio
½ cucchiaino di
  curcuma
½ cucchiaino di paprika
  forte
Sale e pepe q. b.
10 ml acqua

PROCEDIMENTO

Tagliare a listarelle le zucchine.
In una padella mettere l'olio d'oliva, i gamberi surgelati, le spezie e far saltare per circa 3 minuti.
Aggiungere gli spaghetti di zucchine e far saltare insieme ai gamberi per circa 4 minuti.
Aggiungere il cucchiaio d'acqua, il formaggio spalmabile e mescolare fino a che, quest'ultimo non si sia sciolto. Sistemare di sale e spegnere il fuoco.
Servire con 15 g di granella di pistacchio per piatto.

SPAGHETTI DI ZUCCHINE CON PORCINI, PANCETTA E ASPARAGI VERDI

Porzioni: 2	**Tempo di preparazione:** 15 minuti	**Tempo di cottura:** 20 minuti

Kcal per porzione: 528; Carboidrati 6,8 g; Proteine 19,3 g; Grassi 47,6 g.

INGREDIENTI

400 g zucchine
30 g olio extravergine
  d'oliva
100 g funghi porcini
100 g pancetta
  affumicata a cubetti
100 g asparagi verdi
  surgelati
30 g burro
30 g grana in scaglie
2 spicchi d'aglio
Paprika forte, rosmarino,
  peperoncino.
Sale e pepe q. b.

PROCEDIMENTO

Tagliare a listarelle le zucchine e tritare l'aglio. Pulire e lavare i porcini. Scongelare appena gli asparagi al microonde, giusto il tempo necessario per tagliarli a metà per il lungo o per il largo. Volendo, si possono anche lasciare interi. In una padella mettere l'olio e l'aglio e far cuocere per 3 minuti.
Aggiungere i funghi, la pancetta, le spezie e far cuocere per 5 minuti. Aggiungere gli asparagi e cuocere con coperchio per circa 10 minuti, mescolando di tanto in tanto. Togliere il coperchio e far evaporare il sughetto. Aggiungere le zucchine, il burro e cuocere per qualche minuto ancora, sistemando di sale e pepe. Servire con una spolverata di pepe e grana di scaglie.

VELLUTATA DI CAVOLFIORE E SPINACI

Porzioni: 2	Tempo di preparazione: 20 minuti	Tempo di cottura: 25 minuti

Kcal per porzione: 315; Carboidrati 5,3 g; Proteine 10,5 g; Grassi 27,3 g.

INGREDIENTI

200 g cavolfiore
200 g spinaci surgelati
1 spicchio d'aglio
750 ml brodo vegetale
120 g latte di cocco
denso
10 g olio di cocco
20 g burro
20 g grana in scaglie
Sale e pepe q. b.
1 foglia di alloro
Prezzemolo tritato

PROCEDIMENTO

Lavare e ricavare le cimette dal cavolfiore e tagliarle in pezzi. Portare a bollore il brodo vegetale, aggiungere cavolfiore, spinaci e la foglia di alloro. Cuocere per circa 20 minuti a fuoco medio con coperchio. Aggiungere il latte di cocco. Rimuovere l'alloro e frullare con un frullatore a immersione. Aggiungere olio di cocco, burro, sale e pepe quanto basta. Servire con una spolverata di prezzemolo tritato.

VELLUTATA DI ASPARAGI E GAMBERI

Porzioni: 2	Tempo di preparazione: 15 minuti	Tempo di cottura: 30 minuti

Kcal per porzione: 390; Carboidrati 4,3 g; Proteine 17,1 g; Grassi 33,8 g.

INGREDIENTI

100 g asparagi
200 g gamberi
80 g panna fresca
40 g cipolla
200 ml brodo vegetale
20 g burro
20 g olio extravergine
d'oliva
Sale e pepe q. b.
Buccia di ½ limone
2 foglie di alloro
1 spicchio d'aglio
1 cucchiaino di paprika
dolce
2 cucchiai di prezzemolo
tritato

PROCEDIMENTO

Mettere i gamberi in un piatto e aggiungere la paprika, un pizzico abbondante di sale e pepe e mescolare.
In una padella, mettere a scaldare 1 cucchiaio d'olio con l'aglio. Aggiungere l'alloro, i gamberi e cuocere per 7 minuti da entrambi i lati. Spegnere il fuoco, rimuovere l'aglio e l'alloro dalla padella e mettere da parte i gamberi.
Preparare il brodo, portandolo a bollore.
Lavare gli asparagi e rimuovere la parte più dura del gambo. Tagliarli a pezzetti.
In una pentola mettere a scaldare l'olio rimanente con la cipolla tritata per un paio di minuti.
Aggiungere gli asparagi in pezzi, il sale e il pepe e far rosolare per 2 minuti.
Aggiungere il brodo vegetale e far cuocere con coperchio per 20 minuti a fuoco moderato.
Frullare gli asparagi e aggiungere la panna e il burro. Mescolare e cuocere per altri 10 minuti o fino a che non si sia addensata la vellutata della consistenza desiderata.
Servire la vellutata su un piatto, con i gamberi appoggiati, una manciata di prezzemolo tritato e una grattugiata di limone.

VELLUTATA DI FINOCCHI E ZAFFERANO

Porzioni: 2	Tempo di preparazione: 10 minuti	Tempo di cottura: 30 minuti

Kcal per porzione: 278; Carboidrati 4,1 g; Proteine 7 g; Grassi 24,7 g.

INGREDIENTI

480 g finocchi tondi
100 ml brodo vegetale
40 g panna fresca
20 g cipolla
25 g olio extravergine
  d'oliva
1 bustina di zafferano
Sale e pepe q. b.

PER GUARNIRE

20 g panna fresca
20 g grana grattugiato
Finocchietto selvatico
  q. b.
Prezzemolo tritato

PROCEDIMENTO

Lavare i finocchi ed eliminare la parte più dura. Tagliare a fettine sottili i finocchi. Tritare la cipolla.
In una pentola unire l'olio, la cipolla e far rosolare insieme per 10 minuti. Aggiungere i finocchi e far cuocere per circa 8 minuti.
Aggiungere sale, pepe e brodo vegetale. Cuocere ancora per altri 10 minuti, o fino a quando i finocchi non saranno morbidi. Aggiungere lo zafferano e mescolare.
Togliere dal fuoco e frullare il tutto con il frullatore a immersione fino a renderlo una purea. Aggiungere la panna e far addensare sul fuoco per altri 5 minuti.
Servire calda con una spolverata di grana grattugiato, panna fresca a filo, prezzemolo e finocchietto selvatico.

VELLUTATA DI CHAMPIGNON CON PANCETTA E PINOLI

Porzioni: 2	Tempo di preparazione: 20 minuti	Tempo di cottura: 20 minuti

Kcal per porzione: 240; Carboidrati 7,4 g; Proteine 7,8 g; Grassi 18,2 g.

INGREDIENTI

125 g funghi
  champignon
15 g cipolla
10 g burro
5 g olio extravergine
  d'oliva
50 ml vino bianco
15 g pomodori secchi
500 ml brodo vegetale
50 g panna da cucina
35 g pancetta a cubetti
15 g pinoli
Un pizzico di pepe
Timo
Rosmarino
Paprika dolce

PROCEDIMENTO

Pulire i funghi e tagliarli a fette.
In una pentola scaldare il burro, soffriggere la cipolla tritata per un paio di minuti ed aggiungere gli champignon; far cuocere assieme per circa 5 minuti.
Aggiungere il vino e il brodo e portare a ebollizione.
Abbassare la fiamma, mettere il coperchio e far sobbollire per circa 10 minuti.
Frullare con un frullatore a immersione, aggiungere la panna e i pomodori tagliati a listarelle e scaldare ancora per qualche minuto.
Tagliare la pancetta a listarelle.
In una padella scaldare l'olio, aggiungere la pancetta, il rosmarino, la paprika e far dorare a fuoco lento per qualche minuto. Aggiungere i pinoli e rosolare ancora per un paio di minuti.
Servire la vellutata di champignon con la pancetta, i pinoli e le foglioline di timo.

ZUPPA DI AVOCADO

Porzioni: 1	Tempo di preparazione: 10 minuti	Tempo di cottura: 10 minuti

Kcal per porzione: 269; Carboidrati 2,3 g; Proteine 5,5 g; Grassi 26,6 g.

INGREDIENTI

90 g avocado
200 ml brodo di carne
15 g panna fresca
Sale e pepe q. b.
Cipolla disidratata

PROCEDIMENTO

Portare a bollore il brodo di pollo. Spegnere il fuoco e mettere da parte il brodo per 10 minuti.
Aggiungere l'avocado e le spezie e frullare fino a renderlo cremoso.
Aggiungere la panna e mescolare.
Servire calda o fredda, a seconda dei gusti.

COUS COUS DI CAVOLFIORE CON ZAFFERANO E POLLO AL CURRY

Porzioni: 2	Tempo di preparazione: 1 h di marinatura + 20 minuti	Tempo di cottura: 12 minuti

Kcal per porzione: 427; Carboidrati 7,5 g; Proteine 26 g; Grassi 31,4 g.

INGREDIENTI

200 g cavolfiore
200 g straccetti di pollo
25 ml vino bianco
30 g cipolla dorata
75 g latte di cocco denso
20 g olio extravergine d'oliva
15 g burro
1 g agar agar (o altro addensante)
½ bustina di zafferano
½ cucchiaino di curry
½ cucchiaio di curcuma
½ cucchiaino di aglio in polvere
Sale e pepe q. b.
½ cucchiaino di coriandolo (facoltativo)
¼ cucchiaino di cumino (facoltativo)

PROCEDIMENTO

Mettere in una ciotola gli straccetti di pollo con curry, curcuma, coriandolo, cumino, un pizzico di sale e di pepe, aglio in polvere e mescolare. Lasciar marinare in frigo per un'ora.
Nel frattempo, pulire il cavolfiore, eliminando le foglie, il gambo e preservandone le cime.
Mettere il cavolfiore nel frullatore e tritarlo fino a ridurlo come un cous cous.
In una padella mettere 20 g d'olio e far rosolare 30 g di cipolla tritata per circa 1 minuto. Aggiungere il cavolfiore, il sale e il pepe e far cuocere per 3 minuti.
Aggiungere lo zafferano e il burro e far cuocere ancora per altri 2 minuti.
Una volta passata l'ora, far saltare la cipolla rimasta con 2 cucchiai d'olio per 1 minuto ed aggiungere gli straccetti di pollo. Far rosolare per 5 minuti, facendoli cuocere dai vari lati.
Sfumare con il vino e far cuocere per circa 10 minuti. Gli ultimi 2 minuti aggiungere il latte di cocco.
In una tazzina far sciogliere l'agar agar con un goccio d'acqua ed aggiungerlo al pollo.
Mescolare e cuocere ancora per qualche minuto, fino a che non si sia addensato il sugo.
Servire il cous cous allo zafferano con il pollo al curry e volendo una spolverata di pepe o erba cipollina .

SPAGHETTI DI ZUCCHINE ALLA CURCUMA, TONNO E PINOLI

Porzioni: 2	Tempo di preparazione: 15 minuti	Tempo di cottura: 8 minuti

Kcal per porzione: 507; Carboidrati 4,8 g; Proteine 25,8 g; Grassi 40,5 g.

INGREDIENTI

500 g zucchine
100 g tonno sott'olio in scatola
25 g olio extravergine d'oliva
10 g pinoli
100 g panna fresca
Sale e pepe q. b.
½ cucchiaino di curcuma
Fili di peperoncino per guarnire

PROCEDIMENTO

Tostare i pinoli in una padella antiaderente, senza olio, fino a leggera doratura. Creare gli spaghetti di zucchine con l'apposito attrezzo. In una pentola scaldare l'olio d'oliva. Aggiungere il tonno e mescolare. Aggiungere gli spaghetti di zucchine, sale e pepe e far rosolare per 1 minuto. Aggiungere la panna e la curcuma e continuare a mescolare per 1 minuto e spegnere il fuoco. Impiattare gli spaghetti, avendo cura di distribuire anche il sugo. Guarnire il piatto con i pinoli e i fili di peperoncino.

SPAGHETTI CON CREMA DI CAVOLFIORE, ACCIUGHE E NOCI

Porzioni: 2	Tempo di preparazione: 15 minuti	Tempo di cottura: 15 minuti

Kcal per porzione: 462; Carboidrati 8,6 g; Proteine 20 g; Grassi 38,5 g.

INGREDIENTI

300 g spaghetti di zucchine
300 g cavolfiore
100 g panna da cucina
50 g grana grattugiato
25 g olio extravergine d'oliva
20 g noci
4 filetti di acciuga
1 spicchio d'aglio
Prezzemolo tritato
Cipolla in polvere

PROCEDIMENTO

Tagliare il cavolfiore a cimette. In una padella rosolare le acciughe, l'aglio e la cipolla con 20 g d'olio. Aggiungere il cavolfiore, sale, pepe e 2 cucchiai d'acqua.
Cuocere coperto per 15 minuti. Frullare con il frullatore a immersione fino a ottenere una crema liscia. Scaldare una padella con l'olio rimasto ed aggiungere gli spaghetti di zucchine.
Saltare per 5 minuti ed aggiungere la crema di cavolfiore, la panna e il grana. Mescolare e cuocere per un paio di minuti e servire con prezzemolo tritato.

COUS COUS DI CAVOLFIORE ALLA MEDITERRANEA

Porzioni: 2	Tempo di preparazione: 15 minuti	Tempo di cottura: 7 minuti

Kcal per porzione: 464; Carboidrati 6,4 g; Proteine 24,3 g; Grassi 37,8 g.

INGREDIENTI

300 g cavolfiore
120 g tonno in filetti sott'olio
40 g olive taggiasche sott'olio
20 g pomodori secchi sott'olio
30 g nocciole
30 g olio extravergine d'oliva
30 g cipolla rossa tritata
1 spicchio d'aglio
5 foglie di basilico
1 cucchiaino di origano
Sale e pepe q. b.

PROCEDIMENTO

Pulire il cavolfiore, eliminando le foglie e il gambo e preservandone le cime.Tritare il cavolfiore nel frullatore fino a ridurlo come un cous cous. Posizionarlo in un canovaccio e strizzarlo per eliminare l'acqua in eccesso.

In una pentola, mettere 2 cucchiai d'olio, l'aglio e rosolare insieme per qualche secondo.

Aggiungere il cous cous di cavolfiore, il sale e il pepe e, continuando a mescolare, cuocere per 3 minuti e spegnere il fuoco.

Aggiungere al cous cous di cavolfiore, le olive, la cipolla, l'origano, i pomodori secchi tagliati a listarelle, il tonno a filetti e mescolare.

Accendere ancora in fuoco e mescolando, cuocere per un paio di minuti. Nel frattempo tostare leggermente i pinoli.

Servire il cous cous di cavolfiore con le nocciole tritste, il basilico e olio extravergine a crudo.

SPAGHETTI DI ZUCCHINE AL SALMONE

Porzioni: 2	Tempo di preparazione: 10 minuti	Tempo di cottura: 15 minuti

Kcal per porzione: 446; Carboidrati 5,6 g; Proteine 20,4 g; Grassi 38,1 g.

INGREDIENTI

400 g zucchine
150 g salmone affumicato
30 g olio extravergine d'oliva
80 g mascarpone
30 g cipolla
1 spicchio d'aglio
Limone (*succo e scorza*)
Prezzemolo tritato

PROCEDIMENTO

Preparare gli spaghetti di zucchine con lo spiralizzatore. Spremere il limone e grattugiare la buccia. Tritare l'aglio e la cipolla e rosolarli in padella con l'olio. Aggiungere gli spaghetti di zucchine e rosolare per 5 minuti. Aggiungere il il salmone, il mascarpone e il succo di limone. Mescolare e cuocere per un paio di minuti. Guarnire con scorza di limone e prezzemolo tritato.

COUS COUS DI CAVOLFIORE AL RAGÙ

Porzioni: 2	**Tempo di preparazione:** 25 minuti	**Tempo di cottura:** 60 minuti

Kcal per porzione: 458; Carboidrati 5,9 g; Proteine 24,6 g; Grassi 34,5 g.

INGREDIENTI

300 g cavolfiore
200 g macinato vitello
50 g passata di pomodoro
50 ml vino rosso
30 g olio extravergine d'oliva
30 g burro
150 ml brodo di carne
2 spicchi d'aglio
Un pizzico di origano
Un pizzico di rosmarino
½ cucchiaino di paprika dolce
1 foglia di alloro
Sale e pepe q. b.

PROCEDIMENTO

n una padella far rosolare 15 g d'olio con l'aglio, il macinato e la foglia di alloro. Far sfumare con il vino. Aggiungere sale, pepe, rosmarino, paprika e cuocere per circa 15 minuti. Aggiungere la salsa di pomodoro, l'origano e il brodo di carne. Far cuocere a fiamma bassa per circa 30 minuti. Nel frattempo pulire il cavolfiore e tritarlo fino a ridurlo come un cous cous. Posizionarlo in un canovaccio e strizzarlo per eliminare l'acqua in eccesso. In una pentola, mettere a scaldare 15 g d'olio e il burro; aggiungere il cous cous di cavolfiore, il sale e il pepe e, continuando a mescolare, cuocere per circa 3 minuti e spegnere il fuoco. Servire il cous cous di cavolfiore, condendo con il ragù.

GNOCCHI AL LIMONE

Porzioni: 4	**Tempo di preparazione:** 15 minuti riposo + 15 minuti	**Tempo di cottura:** 10 minuti

Kcal per porzione: 598; Carboidrati 3,3 g; Proteine 25,5 g; Grassi 53,7 g

INGREDIENTI

100 g burro
1 uovo medio
1 tuorlo
180 g farina di mandorle
250 g mozzarella light grattugiata
1 limone
Rosmarino
Sale e pepe q. b.

PROCEDIMENTO

Unire la mozzarella grattugiata con metà del burro e mettere in una pentola a fuoco medio; mescolare fino ad ottenere un composto omogeneo e cremoso.
Togliere la pentola dal fuoco e far raffreddare per 3 minuti circa.
Aggiungere l'uovo, il tuorlo e la farina di mandorle; mescolare con un cucchiaio fino ad ottenere un composto omogeneo, scaldando brevemente sul fuoco.
Impastare con le mani e stendere l'impasto formando corde sottili su un foglio di carta da forno. Tagliare le corde in pezzi di 1 cm circa e posizionarli in una ciotola; riporli in frigo per circa 15 minuti.
Portare a ebollizione una pentola d'acqua.
Grattugiare la buccia di un limone, prestando attenzione a grattugiare solo la parte gialla e non quella bianca e tritare il rosmarino; spremere il succo del limone.
Far rosolare la buccia grattugiata e il rosmarino col burro rimanente per circa 2 minuti ed aggiungere infine il succo di limone ed un pizzico di sale.
Far cuocere gli gnocchi per 1 minuto in acqua bollente, scolarli e aggiungerli alla padella col sugo; cuocere per altri 2 minuti, continuando a mescolare. Servire ben caldo.

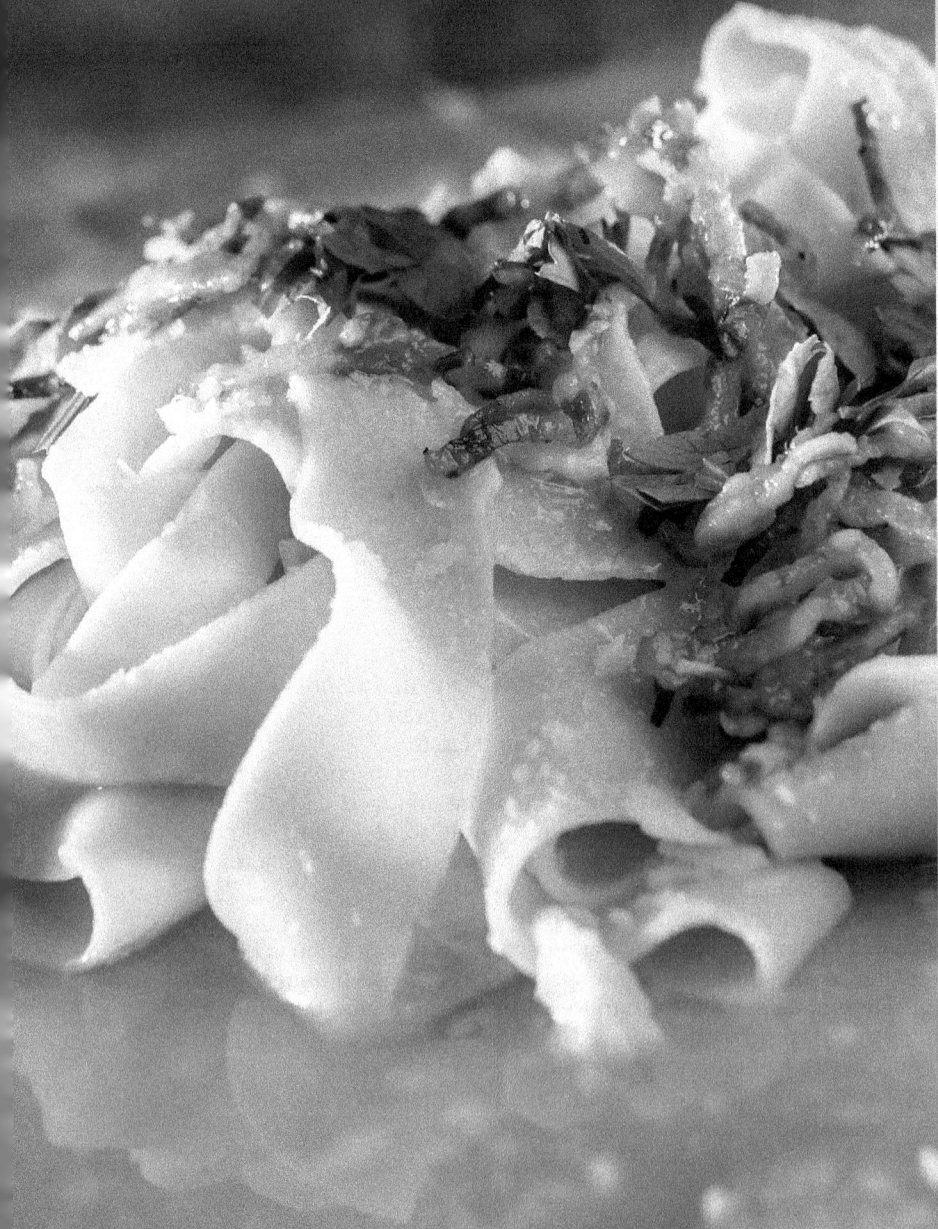
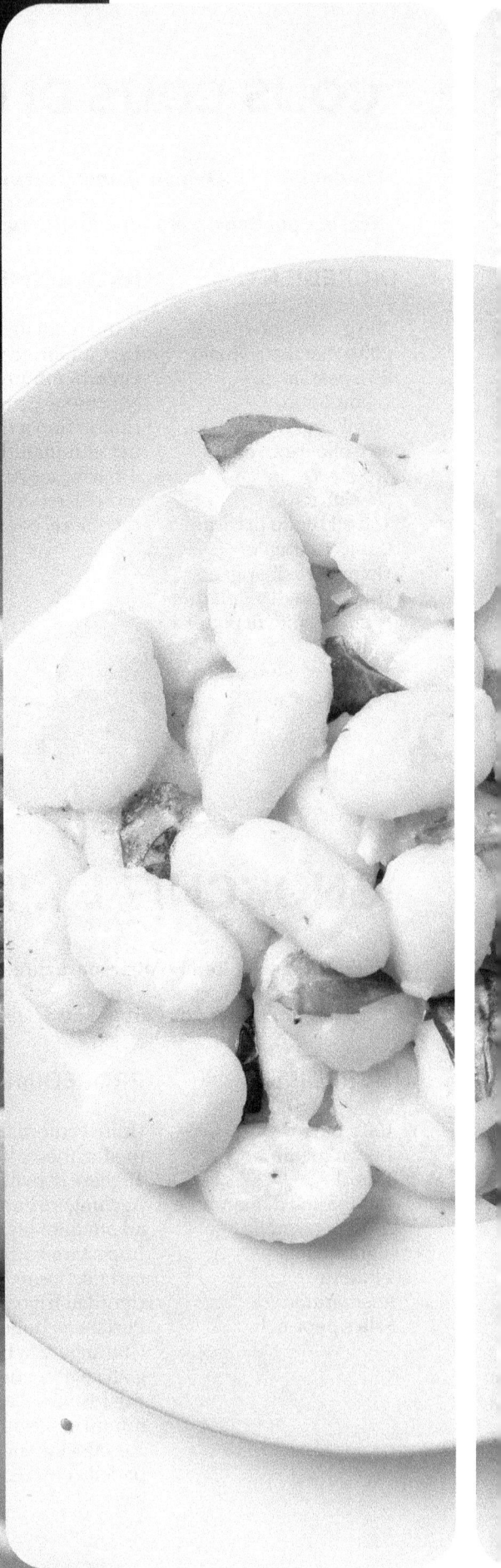

GNOCCHI AL FORNO

Porzioni: 2	**Tempo di preparazione:** 1 h di riposo + 15 minuti	**Tempo di cottura:** 15 minuti

Kcal per porzione: 522; Carboidrati 6,2 g; Proteine 22,6 g; Grassi 47,8 g.

INGREDIENTI

300 g ricotta
40 g farina di mandorle
30 g olio extravergine
    d'oliva
30 g salsa di pomodoro
20 g pecorino
5 g xantano
Un pizzico di sale

PROCEDIMENTO

Unire ricotta, farina di mandorle, xantano e sale e impastare fino a raggiungere una consistenza omogenea; far riposare il composto in frigo per un'ora.
Dare forma agli gnocchi aiutandosi con 2 cucchiai e cuocere in forno a 220° per 15 minuti, girandoli a metà cottura. Una volta pronti, condire con salsa di pomodoro, olio e pecorino grattugiato. Servire ben caldi.

GNOCCHI ALLA CARBONARA

Porzioni: 2	**Tempo di preparazione:** 30 minuti	**Tempo di cottura:** 15 minuti

Kcal per porzione: 543; Carboidrati 3,6 g; Proteine 26,8 g; Grassi 46,6 g.

INGREDIENTI

2 uova medie
200 g ricotta
30 g grana grattugiato
3 g xantano
5 ml acqua
Un pizzico di sale

PER LA SALSA

2 tuorli
20 g pecorino romano
    grattugiato
50 g guanciale
Sale e pepe q. b.

PROCEDIMENTO

Mescolare uova, ricotta, grana, xantano e sale fino a che non risulti un composto omogeneo. Stendere l'impasto formando corde sottili su un foglio di carta da forno. Tagliare a pezzi di 1 cm circa e lasciarli riposare per qualche minuto. Portare a bollore una pentola d'acqua calda salata e far cuocere gli gnocchi per 2 minuti.
Far rosolare il guanciale. In un piatto mescolare i tuorli con il pecorino e sbattere energicamente con la forchetta; aggiungere un pizzico di pepe. Scolare gli gnocchi ed aggiungerli alla padella con il guanciale. Spegnere il fuoco ed aggiungere il composto con i tuorli e mescolare. Servire in un piatto caldo con una spolverata di pepe.

SPAGHETTI DI ZUCCHINE CON TONNO E BROCCOLO ROMANESCO

Porzioni: 2	Tempo di preparazione: 12 minuti	Tempo di cottura: 32 minuti

Kcal per porzione: 489; Carboidrati 6 g; Proteine 21,9 g; Grassi 41,9 g.

INGREDIENTI

400 g zucchine
300 g broccolo romanesco
100 g tonno fresco
30 g olio extravergine d'oliva
30 g burro chiarificato
4 filetti di acciughe
1 spicchio d'aglio
20 g scaglie di mandorle
Timo

PROCEDIMENTO

Tagliare a cubetti il tonno e il broccolo a cimette. Creare gli spaghetti di zucchine con lo spiralizzatore. Sbollentare il broccolo per 5 minuti. Scaldare una padella con l'olio, l'aglio e le acciughe. Aggiungere il broccolo e rosolare per 5 minuti. Aggiungere le zucchine e cuocere per altri 5 minuti. Unire il burro chiarificato, mescolare, aggiungere il tonno e spegnere il fuoco. Amalgamare gli ingredienti mescolando per un paio di minuti.
Guarnire le scaglie di mandole e il timo. Servire.

RISO DI CAVOLFIORE AL SESAMO E TOFU

Porzioni: 2	Tempo di preparazione: 15 minuti	Tempo di cottura: 30 minuti

Kcal per porzione: 450; Carboidrati 7,6 g; Proteine 15,1 g; Grassi 39,2 g.

INGREDIENTI

300 g cavolfiore
2 uova medie
200 g zucchine
100 g germogli di soia
100 g tofu al naturale
30 g olio di cocco
30 g di burro chiarificato
20 g zenzero fresco
20 g salsa di soia
20 g semi di sesamo bianchi e neri
1 spicchio d'aglio
Pepe in polvere
Erba cipollina

PROCEDIMENTO

Pulire il cavolfiore, eliminando le foglie e il gambo e preservandone le cime. Tritare il cavolfiore nel frullatore fino a ridurlo come un riso. Posizionarlo in un canovaccio e strizzarlo per eliminare l'acqua in eccesso. In una pentola, mettere 20 g di olio di cocco, l'aglio e rosolare insieme per qualche minuto. Aggiungere il riso di cavolfiore, il sale e il pepe e, continuando a mescolare, cuocere per 3 minuti e spegnere il fuoco. Tagliare a cubetti le zucchine e il tofu; grattugiare lo zenzero. In un wok o in una padella, scaldare l'olio di cocco rimasto, aggiungere le zucchine, il tofu e lo zenzero e cuocere per 5 minuti. Aggiungere il riso di cavolfiore, i germogli di soia, la salsa di soia, 20 g di burro chiarificato e mescolando cuocere per altri 5 minuti.
In un pentolino mettere il restante burro chiarificato e cuocere le uova mescolando rapidamente. Unire le uova al wok e saltare ancora per un minuto. Servire caldo con erba cipollina fresca, pepe macinato e i semi di sesamo sulla superficie.

Secondi

BARCHETTE DI ZUCCHINE

BASTONCINI DI MERLUZZO AI SEMI DI PAPAVERO

BRASATO DI MANZO AL BAROLO

BURGER DI SALMONE

CHAMPIGNON RIPIENI DI CARNE CON SCAMORZA

FILETTO DI MAIALE IN CROSTA DI PISTACCHIO

FILETTO DI SALMONE AL LIMONE E ZENZERO

FILETTO DI TROTA ALLE MANDORLE E LIMONE

FILETTO DI TROTA CON PISTACCHIO E SALSA ALL'ARANCIA

FRITTATA DI CIPOLLE

FRITTATA DI VERZA E BRIE

INVOLTINI DI MERLUZZO E LARDO

INVOLTINI DI POLLO AL MASCARPONE E SPECK

LONZA DI MAIALE ALLE ARACHIDI

MAZZANCOLLE CON SALSA DI NOCI AL CURRY

MERLUZZO IN CROSTA DI PISTACCHIO

OMELETTE ALLE ERBE AROMATICHE, SALMONE E FORMAGGIO SPALMABILE

OMELETTE DI POMODORO, FETA E OLIVE TAGGIASCHE

PETTO DI POLLO ALLA MEDITERRANEA

POLLO AL CURRY E COCCO

POLLO ALLE MANDORLE

POLPETTE DI TACCHINO

POLPETTE DI TONNO AL PREZZEMOLO

POLPETTE DI TONNO, ZUCCHINE E CURCUMA

ROLLÈ DI CARNE IN PADELLA CON CUORE DI FORMAGGIO

ROTOLO DI FRITTATA AGLI SPINACI

ROTOLO DI FRITTATA CON SPECK E STRACCHINO

SALMONE CON CREMA DI STRACCHINO AL PROFUMO DI LIME

SALMONE IN CROSTA DI NOCCIOLE CON BIS DI BURRO AROMATIZZATO

SCALOPPINE DI VITELLO CON RADICCHIO E SCAMORZA

SOVRACOSCE DI POLLO ALLA CACCIATORA

SPIEDINI DI PESCE IN PADELLA

TACCHINO CREMOSO ALLE ERBE

TONNO IN CROSTA DI PISTACCHIO E SESAMO

UOVA AI SEMI DI SESAMO E CHIA CON PROSCIUTTO COTTO

BASTONCINI DI MERLUZZO AI SEMI DI PAPAVERO

Porzioni: 2	**Tempo di preparazione:** 5 minuti	**Tempo di cottura:** 12 minuti

Kcal per porzione: 419; Carboidrati 2,2 g; Proteine 22,2 g; Grassi 34,6 g.

INGREDIENTI

200 g filetto di merluzzo
20 g farina di mandorle
20 g albume
30 g semi di papavero
30 g olio extravergine d'oliva
Un pizzico di sale
20 g maionese

PROCEDIMENTO

Mettere in 3 piatti diversi, la farina di mandorle con un pizzico di sale, l'albume e i semi di papavero.
Passare ogni bastoncino, prima della farina di mandorle, poi nell'albume e poi nei semi di papavero.
Scaldare bene una padella con l'olio e cuocere i bastoncini per 3 minuti a lato a fuoco medio. Servire accompagnato da 20 g di maionese per porzione.

MAZZANCOLLE CON SALSA DI NOCI AL CURRY

Porzioni: 4	**Tempo di preparazione:** 15 minuti	**Tempo di cottura:** 10 minuti

Kcal per porzione: 570; Carboidrati 2,1 g; Proteine 10,8 g; Grassi 26 g.

INGREDIENTI

200 g mazzancolle
20 g burro
20 g noci
50 ml brodo di pesce
200 g panna fresca
Sale e pepe q. b.
1 cucchiaio di curry dolce
Prezzemolo tritato

PROCEDIMENTO

In un pentolino, unire la panna, il brodo, il curry, un pizzico di sale e pepe e portare a ebollizione.
Abbassare la temperatura e far cuocere a fuoco basso, mescolando di tanto in tanto, per circa 5 minuti. Nel frattempo tritare grossolanamente le noci. In una padella mettere 10 g di burro a scaldare e far tostare le noci per qualche minuto e mettere da parte. In una padella sciogliere il rimanente burro e cuocere le mazzancolle per circa 2 minuti per lato. Aggiungere un pizzico di sale e pepe. Servirle con la salsa, una manciata di noci e una spolverata di prezzemolo tritato.

SALMONE IN CROSTA DI NOCCIOLE CON BIS DI BURRO AROMATIZZATO

Porzioni: 2	Tempo di preparazione: 30 minuti	Tempo di cottura: 15 minuti

Kcal per porzione: 624; Carboidrati 3,3 g; Proteine 32 g; Grassi 53,2 g.

INGREDIENTI

2 filetti di salmone da 150 g l'uno
50 g nocciole tritate
10 g olio extravergine d'oliva
1 cucchiaino di paprika dolce
1 cucchiaio di prezzemolo tritato
Aglio in polvere q. b.
Sale e pepe q. b.
Aneto per decorazione

PER IL BURRO AROMATIZZATO AL SALMONE

100 g burro
25 g salmone affumicato
Pepe rosa macinato

PER IL BURRO AROMATIZZATO ALLA NOCCIOLA

100 g burro
25 g nocciole
Un pizzico di sale

PROCEDIMENTO

PER IL BURRO AROMATIZZATO AL SALMONE

Rimuovere il burro dal frigo. Tritare il salmone affumicato nel mixer fino a renderlo una purea. Metterlo in una ciotola e unire il burro e il pepe tritato e mescolare il tutto fino a renderlo un composto omogeneo e cremoso. Mettere la crema in una sac à poche e tenere a riposare in frigo per un'oretta circa.

PER IL BURRO AROMATIZZATO ALLA NOCCIOLA

Rimuovere il burro dal frigo e tritare le nocciole nel mixer. Mettere le nocciole, un pizzico di sale e il burro e mescolare fino a rendere il tutto un composto omogeneo e cremoso. Mettere la crema in una sac à poche e tenere a riposare in frigo per un'oretta circa.

PER IL SALMONE

Tritare le nocciole e metterle in un contenitore. Aggiungere il prezzemolo, l'aglio in polvere, la paprika, il pepe e il sale e mescolare. Sciacquare il salmone e posizionarlo in un tagliere.
Ricoprire il lato della polpa del filetto con il composto di nocciole e schiacciare un po' col palmo delle mani. Scaldare bene una padella con il cucchiaio d'olio.
Adagiare il filetto dalla parte della pelle e cuocere a fuoco vivace per 5 minuti, con coperchio.
Girare il filetto dalla parte della polpa e cuocere per altri 5 minuti con coperchio a fuoco medio.
Girare per un'ultima volta dalla parte della pelle e cuocere a fuoco basso per 5 minuti con coperchio.
Servire il filetto in crosta di nocciole con 10 g di ciascun burro aromatizzato e l'aneto..

FILETTO DI TROTA CON PISTACCHIO E SALSA ALL'ARANCIA

Porzioni: 2	Tempo di preparazione: 25 minuti	Tempo di cottura: 15 minuti

Kcal per porzione: 532; Carboidrati 7,5 g; Proteine 28 g; Grassi 40 g.

INGREDIENTI

200 g filetti di trota
100 g arancia spremuta
40 g granella di pistacchi
20 g olio extravergine
   d'oliva
1 limone spremuto
100 ml vino bianco
2 cucchiai prezzemolo
   tritato
40 g maionese
Scorza d'arancia
Un pizzico di aglio in
   polvere
1 cucchiaino di gomasio
Sale e pepe q. b.

PROCEDIMENTO

Posizionare la trota in un contenitore largo; aggiungere il vino bianco, il succo del limone, il succo di un'arancia tenendo 2 cucchiai da parte, sale e pepe e immergerli completamente.
Coprire con pellicola e far marinare per mezz'ora.
In una ciotola unire la granella di pistacchio, l'aglio, il prezzemolo tritato e il gomasio e mescolare.
Togliere i filetti dal frigo e scolarli dalla marinatura.
Passarli nel composto con la granella di pistacchio; schiacciare con un po' con la mano per far aderire sulla superficie.
Posizionare i filetti su una teglia ricoperta con carta da forno, spennellarli con l'olio e cuocere in forno a 180° per 15 minuti.
Unire alla maionese la scorza d'arancia e 2 cucchiai di arancia spremuta. Servire il filetto di trota con una spolverata di prezzemolo tritato ed accompagnato dalla salsa all'arancia.

BURGER DI SALMONE

Porzioni: 2	Tempo di preparazione: 5 minuti	Tempo di cottura: 8 minuti

Kcal per porzione: 411; Carboidrati 2,2 g; Proteine 24,5 g; Grassi 32,5 g.

INGREDIENTI

200 g salmone
   affumicato
1 uovo medio
30 g farina di pistacchi
Buccia di un limone
   grattugiata
Aglio e/o cipolla in
   polvere a piacere
Sale e pepe q. b.
20 g olio extravergine
   d'oliva

PROCEDIMENTO

Con una forchetta ridurre il salmone in pezzetti. Unire tutti gli ingredienti insieme e mescolare fino a rendere un composto omogeneo. Stendere il composto con l'aiuto di un mattarello e di carta da forno e dare la forma di 2 burger. Scaldare una padella con l'olio e cuocere i burger per 4 minuti a lato. Servire

FILETTO DI SALMONE AL LIMONE E ZENZERO

Porzioni: 2	Tempo di preparazione: 5 minuti	Tempo di cottura: 12 minuti

Kcal per porzione: 480; Carboidrati 1,5 g; Proteine 27,6; Grassi 40,5 g.

INGREDIENTI

300 g filetto di salmone
20 g olio extravergine
    d'oliva
25 g burro chiarificato
Succo e scorza
    grattugiata di 1 limone
1 pezzetto di zenzero
    grattugiato
Sale e pepe q. b.
Timo per decorare

PROCEDIMENTO

Cuocere il salmone in una padella già calda con l'olio per circa 5 minuti, girare nell'altro verso e far cuocere per altri 5 minuti.

Aggiungere il succo del limone, la buccia grattugiata del limone grattugiato, lo zenzero, il sale e il pepe e far cuocere per qualche minuto.

Rimuovere il salmone dalla padella e posizionarlo nei piatti.

Aggiungere il burro e addensare la salsa per qualche minuto. Posizionare la salsa sul salmone, il timo e uno spicchio di limone come decorazione.

POLPETTE DI TONNO AL PREZZEMOLO

Porzioni: 2	Tempo di preparazione: 10 minuti	Tempo di cottura: 15 minuti

Kcal per porzione: 318; Carboidrati 0,2 g: Proteine 9,4 g; Grassi 31,1 g.

INGREDIENTI

150 g tonno sott'olio
    sgocciolato
70 g formaggio
    spalmabile
20 g parmigiano
    grattugiato
1 uovo medio
Sale q. b.
Prezzemolo tritato

PROCEDIMENTO

Preriscaldare il forno a 180°. Unire tutti gli ingredienti in una ciotola e mescolare fino ad ottenere un composto omogeneo. Disporre le polpette su una teglia ricoperta con carta da forno e cuocere in forno ventilato per 15 minuti a 180°, rigirandole a metà cottura. Servire calde.

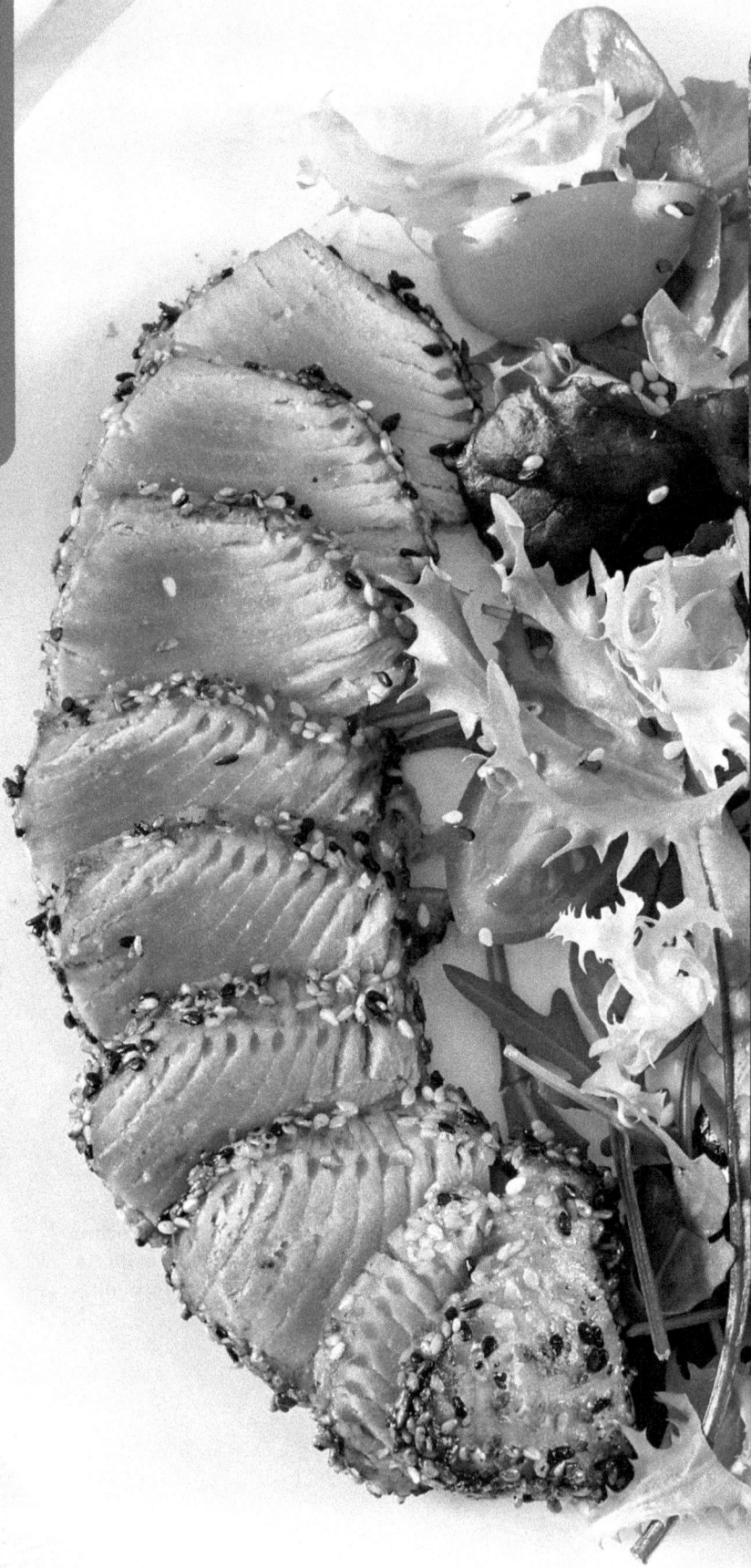

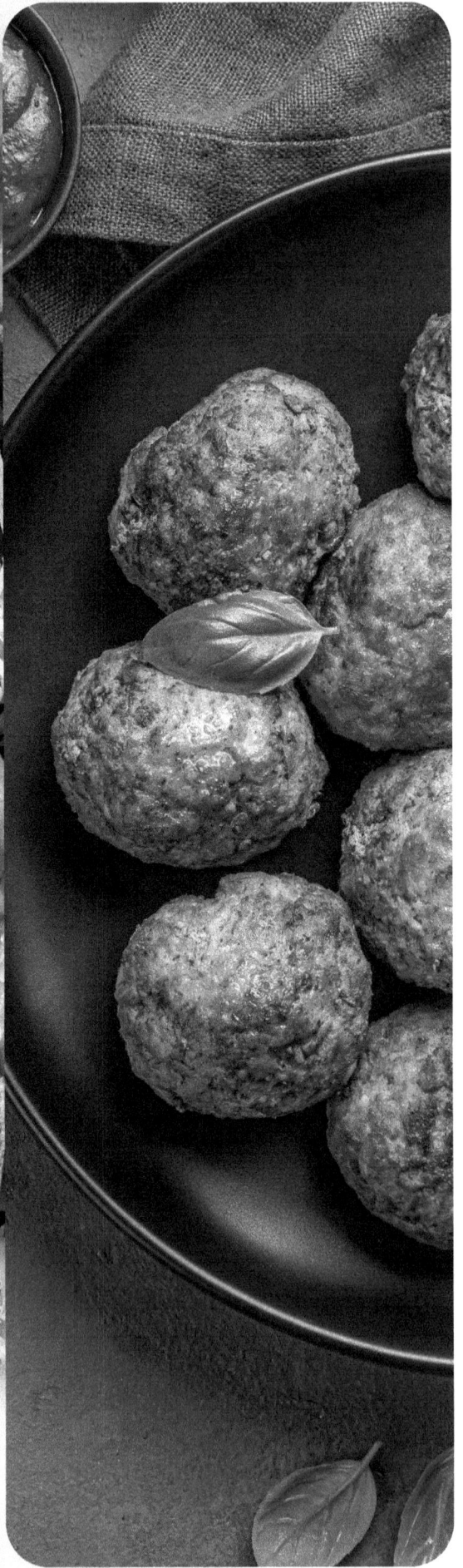

TONNO IN CROSTA DI PISTACCHIO E SESAMO

Porzioni: 2	**Tempo di preparazione:** 8 minuti	**Tempo di cottura:** 10 minuti

Kcal per porzione: 533; Carboidrati 3,7 g; Proteine 31,4 g; Grassi 43,5 g.

INGREDIENTI

250 g tonno fresco
30 ml salsa di soia
20 g sesamo bianco e nero
30 g granella di pistacchio
40 g olio extravergine d'oliva
20 ml succo di limone
Sale rosa e pepe q. b.
Fettine di limone per decorazione

PROCEDIMENTO

In una ciotola capiente mettere la salsa di soia e 1 cucchiaio d'olio d'oliva.
Immergere un filetto di tonno, massaggiarlo nel liquido e rigirarlo da una parte e dall'altra per un minuto.
In un'altra ciotola capiente mettere il succo del limone con l'altro cucchiaio d'olio d'oliva. Immergere l'altro filetto di tonno e ripetere l'operazione.
Lasciar marinare i due filetti per circa mezz'ora.
Passare un filetto da tutti i lati, nella granella di pistacchio e compattare bene con le mani. Ripetere l'operazione con i semi di sesamo.
Versare in una padella 1 cucchiai d'olio. Mettere un filetto e cuocerlo 2 minuti per lato. Rimuovere dalla padella e lasciarlo riposare per qualche minuto.
Ripetere l'operazione con l'altro pezzo di tonno, mettendo prima un cucchiaio d'olio.
Servire il tonno in crosta tagliato a fette con una spolverata di sale rosa, pepe e delle fettine di limone.

POLPETTE DI TONNO, ZUCCHINE E CURCUMA

Porzioni: 2	**Tempo di preparazione:** 5 minuti	**Tempo di cottura:** 20 minuti

Kcal per porzione: 455; Carboidrati 3,4 g; Proteine 24,7 g; Grassi 37,6 g.

INGREDIENTI

100 g tonno sott'olio sgocciolato
200 g zucchine grattugiate
20 g parmigiano grattugiato
40 g farina di mandorle
1 uovo medio
½ cucchiaino di curcuma
50 g maionese

PROCEDIMENTO

Preriscaldare il forno a 180°. Strizzare le zucchine. Unire tonno, zucchine, parmigiano, farina di mandorle, uovo, curcuma e un pizzico di sale. Impastare fino a rendere il tutto un composto omogeneo. Formare circa 6 polpette e cuocere in forno per circa 15/20 minuti. Servire calde con la maionese.

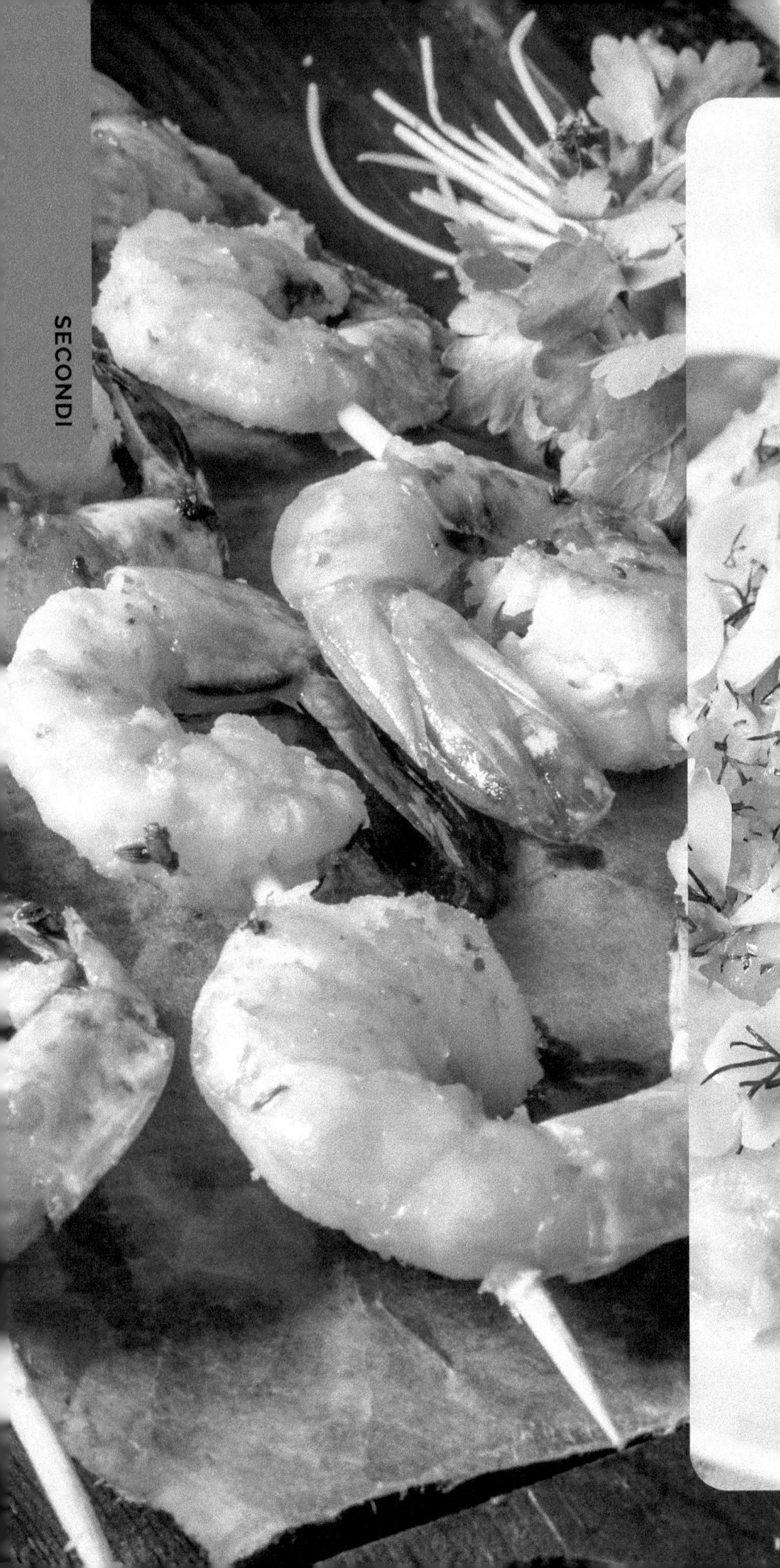

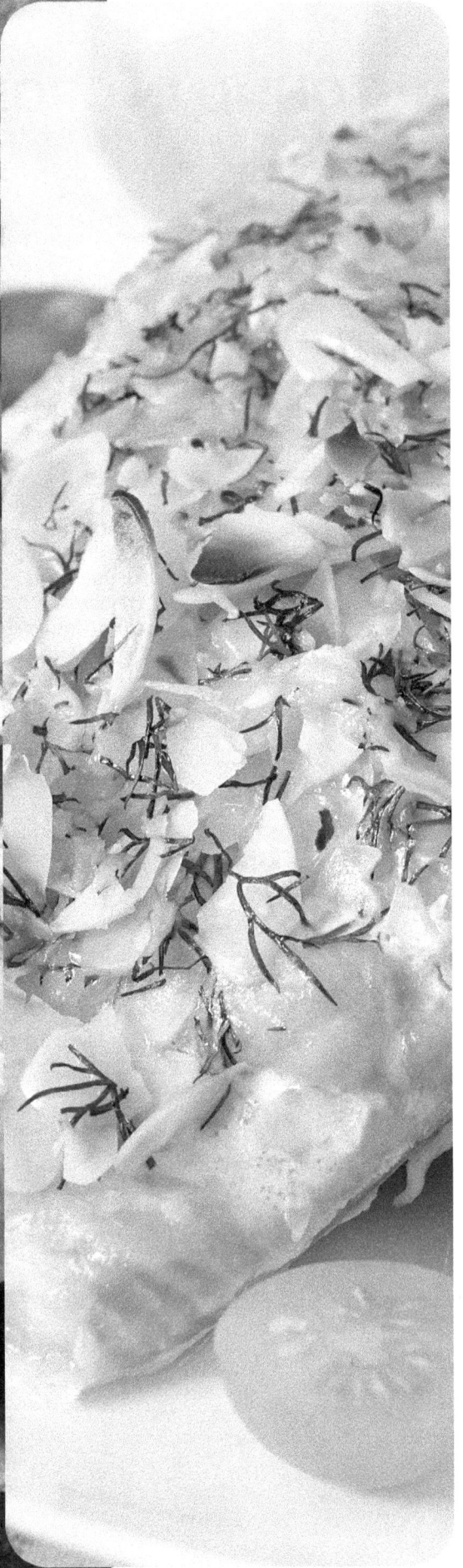

SPIEDINI DI PESCE IN PADELLA

Porzioni: 2	**Tempo di preparazione:** 15 minuti	**Tempo di cottura:** 20 minuti

Kcal per porzione: 554; Carboidrati 5,7 g; Proteine 33,4 g; Grassi 43,9 g.

INGREDIENTI

100 g pesce spada
100 g salmone
80 g seppioline
80 g gamberi sgusciati
100 g peperone rosso
200 g zucchine
40 g olio extravergine
   d'oliva
50 g di vino bianco
1 rametto di alloro
5 rametti di timo
1 ciuffo di aneto
1 rametto di rosmarino
Un paio di foglie di
   salvia
Prezzemolo tritato
Sale e pepe q. b.
40 g maionese

PROCEDIMENTO

Tagliare il pesce spada a cubotti di 3 cm per lato e ripetere lo stesso con il salmone.
Lavare e pulire i peperoni e tagliare a pezzi di 3 cm a lato.
Lavare le zucchine e tagliarle a rondelle di 2 cm di spessore.
Prendere dei bastoncini di legno e infilzare prima una fetta di zucchina, poi un cubo di pesce spada, uno di peperone, uno di salmone, un gambero, una seppiolina, ancora zucchina e proseguire con gli altri spiedini fino a formarne 4 in tutto.
In una padella capiente mettere l'olio d'oliva e scaldare; aggiungere le erbe aromatiche e insaporite il tutto per circa 1 minuto.
Aggiungere gli spiedini di pesce e farli rosolare 3 minuti a lato a fuoco vivace.
Sfumare con il vino bianco, aggiungere un pizzico di sale e pepe e far cuocere con coperchio a fuoco basso per 10 minuti.
Servire caldi con una spolverata di prezzemolo tritato.

MERLUZZO IN CROSTA DI PISTACCHIO

Porzioni: 2	**Tempo di preparazione:** 20 minuti	**Tempo di cottura:** 10 minuti

Kcal per porzione: 484; Carboidrati 1,1 g; Proteine 25,5 g; Grassi 41,6 g.

INGREDIENTI

250 g filetto di merluzzo
40 g pistacchi tritati
50 g olive verdi
   denocciolate
50 g olive nere
   denocciolate
20 g burro chiarificato
20 g olio extravergine
   d'oliva
1 spicchio d'aglio
Prezzemolo tritato

PROCEDIMENTO

In una ciotolina, unire insieme i pistacchi, lo spicchio d'aglio tritato e il prezzemolo, pizzico di sale e pepe.
Mescolare il tutto e renderlo un composto omogeneo.
Spennellare i filetti di merluzzo con l'olio d'oliva sulla superficie e distribuire il composto precedentemente preparato. Premere con le mani in modo da farlo aderire bene.
Far tostare in padella il merluzzo dalla parte della crosta di pistacchio per 3 minuti.
Aggiungere burro chiarificato e olive e terminare la cottura per altri 5 minuti dal lato senza la crosta di pistacchio. Servire caldo.

FILETTO DI TROTA ALLE MANDORLE E LIMONE

| **Porzioni:** 2 | **Tempo di preparazione:** 7 minuti | **Tempo di cottura:** 15 minuti |

Kcal per porzione: 465; Carboidrati 0,7 g; Proteine 29,4 g; Grassi 37,5 g.

INGREDIENTI

250 g filetto di trota salmonata
1 limone
25 g mandorle
5 g scaglie di mandorle
45 g olio extravergine d'oliva
Sale e pepe q. b.

PROCEDIMENTO

Grattugiare la buccia di un limone (prestando attenzione a non grattugiare la parte bianca) e spremerne metà. Frullare insieme mandorle, la buccia del limone, il succo, 25 g d'olio, il sale e il pepe fino ad ottenere una salsa omogenea.
Tagliare a pezzi il filetto di trota e ungerli con i restanti 20 g d'olio.
Scaldare sul fuoco una padella e quando, ben calda, mettere a cuocere i pezzi di filetto dalla parte della pelle e far cuocere per 10 minuti.
Distribuire parte della salsa sulla trota e parte nella pentola e girare i pezzi di trota.
Aggiungere qualche cucchiaio d'acqua per rendere più fluida la salsa e cuocere per altri 3-4 minuti.
Posizionare sul piatto la trota, cospargerla del sugo e decorare con scaglie di mandorle ed erba cipollina.

INVOLTINI DI MERLUZZO E LARDO

| **Porzioni:** 2 | **Tempo di preparazione:** 20 minuti | **Tempo di cottura:** 20 minuti |

Kcal per porzione: 457; Carboidrati 1,4 g; Proteine 23,1 g; Grassi 38,7 g.

INGREDIENTI

250 g filetto di merluzzo
60 g lardo a fette
200 g zucchine
20 g olio extravergine d'oliva
prezzemolo tritato
Sale e pepe q. b.

PROCEDIMENTO

Tagliare il merluzzo a pezzi e le zucchine a fettine sottili. Preparare gli involtini mettendo alla base il pezzo di merluzzo, fettine di zucchina e avvolgere con il lardo per richiudere l'involtino. Replicare l'operazione fino a esaurimento degli ingredienti. Rivestire una teglia con la carta da forno e appoggiarvi sopra gli involtini. Versare a filo l'olio d'oliva e condire con un pizzico di sale, pepe e prezzemolo tritato. Cuocere in forno a 220° per 15/20 minuti. Servire caldi.

SALMONE CON CREMA DI STRACCHINO AL PROFUMO DI LIME

Porzioni: 2	Tempo di preparazione: 10 minuti	Tempo di cottura: 10 minuti

Kcal per porzione: 435; Carboidrati 1,9 g; Proteine 26,5 g; Grassi 35,8 g.

INGREDIENTI

250 g filetto di salmone
50 g stracchino
30 g olio extravergine
    d'oliva
1 lime
Pepe in grani

PROCEDIMENTO

Grattugiare la buccia del lime e spremerne il succo. Rosolare il salmone in una padella molto calda con 5 g di olio per 8 minuti. Aggiungere lo stracchino, il restante olio e il succo di lime e cuocere per altri 7 minuti. Guarnire con la scorza di lime e pepe in grani. Servire.

CHAMPIGNON RIPIENI DI CARNE CON SCAMORZA

Porzioni: 2	Tempo di preparazione: 7 minuti	Tempo di cottura: 30 minuti

Kcal per porzione: 449; Carboidrati 2,4 g; Proteine 24,7 g; 37,8 g.

INGREDIENTI

300 gr champignon
1 uovo medio
30 g ricotta
50 g macinato di
    tacchino
60 g guanciale
50 g scamorza
20 g olio extravergine
    d'oliva
Sale e pepe q. b.
Aglio in polvere
Erba cipollina

PROCEDIMENTO

Preriscaldare il forno a 200°. Rimuovere la parte terrosa e pulire i funghi con un panno umido e togliere i gambi. Tagliare a pezzetti piccoli i gambi e farli soffriggere con l'olio per circa 5/10 minuti in una padella. In una ciotola, unire uovo, ricotta, macinato di tacchino, guanciale, gambi cotti, sale, pepe e aglio in polvere. Mescolare il tutto fino ad ottenere un composto omogeneo. Riempire i funghi con il composto e posizionare sopra ogni fungo un pezzetto di scamorza.
Cuocere in forno a 200° per 20 minuti. Servire sul piatto con una spolverata di erba cipollina.

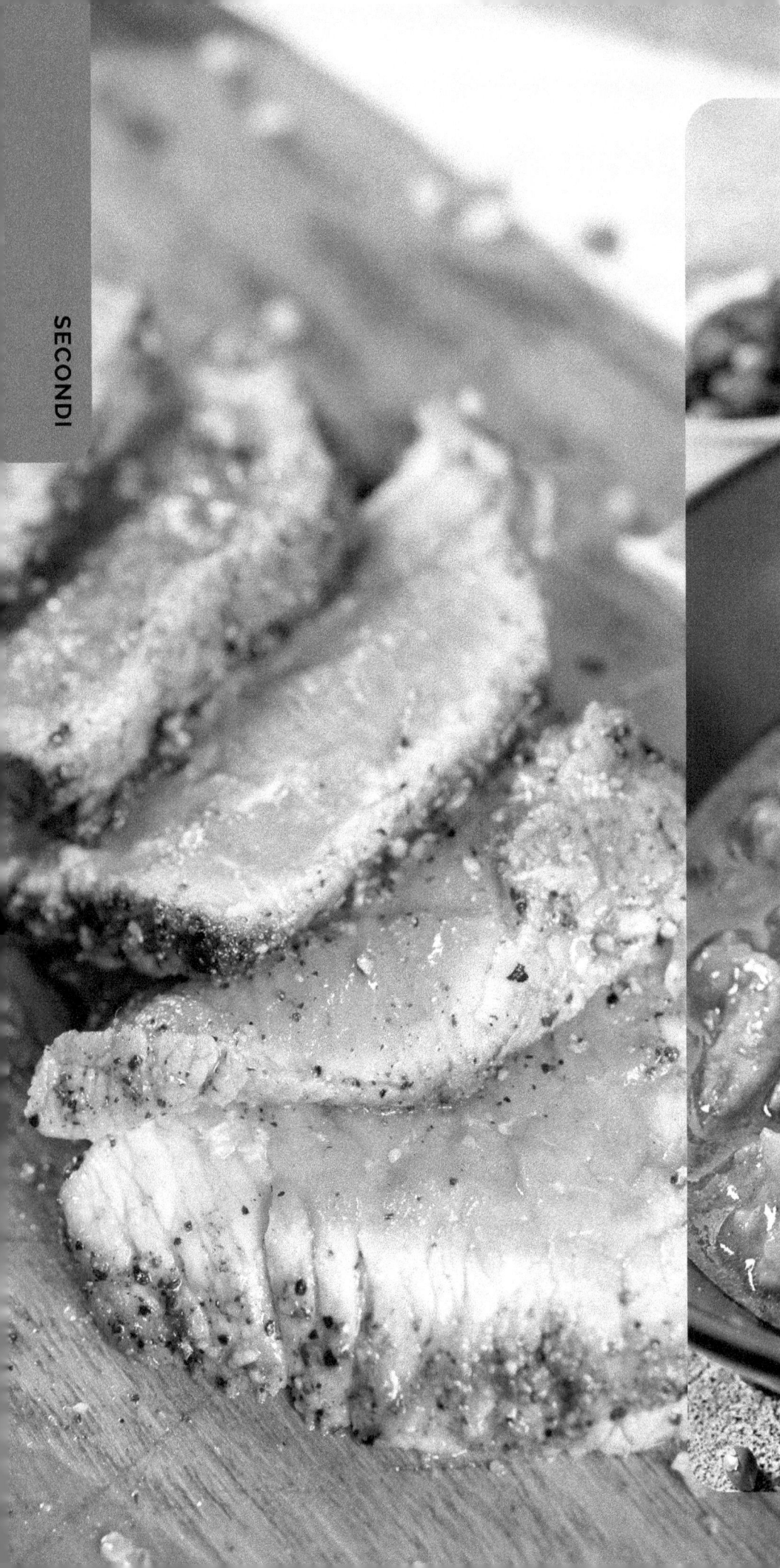

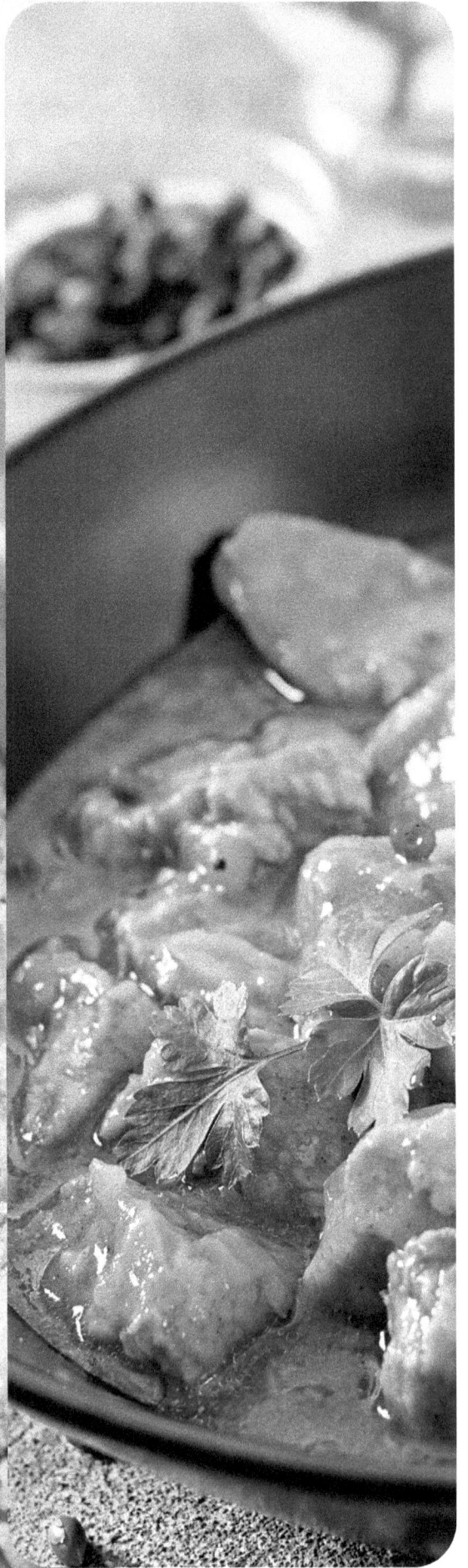

LONZA DI MAIALE ALLE ARACHIDI

Porzioni: 2 | **Tempo di preparazione:** 10 minuti | **Tempo di cottura:** 20 minuti

Kcal per porzione: 470; Carboidrati 6,1 g; Proteine 30,1 g; Grassi 35,7 g.

INGREDIENTI

200 g lonza di maiale
200 g zucchine
50 g burro d'arachidi
10 g arachidi tritate
20 g burro
10 g olio extravergine
   d'oliva
40 g cipolla
100 g di vino bianco
2 rametti di rosmarino
Erba cipollina
Timo e maggiorana

PROCEDIMENTO

In una ciotola unire il vino, il rosmarino, il timo e la maggiorana. Immergere la lonza e lasciare marinare per 15 minuti. Scaldare una pentola con l'olio e rosolare la lonza da tutti i lati per 2 minuti a fiamma viva. Rimuovere la lonza ed aggiungere la cipolla tritata e le zucchine tagliate a cubetti. Rosolare per 5 minuti ed aggiungere la marinatura. Aggiungere la lonza e proseguire la cottura per altri 12 minuti. Aggiungere il burro d'arachidi, il burro e far cuocere per altri 3 minuti. Guarnire con arachidi tritate ed erba cipollina e servire a fette. Conservare in frigo per massimo 4 giorni oppure congelare.

SCALOPPINE DI VITELLO CON RADICCHIO E SCAMORZA

Porzioni: 2 | **Tempo di preparazione:** 15 minuti | **Tempo di cottura:** 30 minuti

Kcal per porzione: 491; Carboidrati 3,5 g; Proteine 28,6 g; Grassi 40 g.

INGREDIENTI

200 g fettine di vitello
150 g radicchio rosso
30 g scamorza
30 g cipolla
20 g farina di lupini
35 g olio extravergine
   d'oliva
35 g burro
Erba cipollina

PROCEDIMENTO

Lavare e asciugare il radicchio. Tagliarlo per il lungo in 4 parti e rimuovere la parte dura centrale.
Tagliare a listarelle il radicchio e tritare la cipolla. Scaldare 10 g di olio in una padella e far cuocere la cipolla per un paio di minuti. Aggiungere il radicchio, il sale e il pepe e farlo rosolare per 3 minuti, mescolando spesso. Aggiungere 130 g di acqua e cuocere per 15 minuti con coperchio a fuoco lento.
Nel frattempo, passare le fettine di vitello nella farina di lupini.
Togliere il radicchio dalla padella, una volta pronto e nella stessa, aggiungere il rimanente olio e rosolare le fettine di vitello per 5 minuti a lato. Aggiungere il radicchio alle fettine di vitello e il burro.
Farlo sciogliere e amalgamarlo al resto degli ingredienti. Aggiungere la scamorza e cuocere per un altro paio di minuti, con coperchio. Servire con una spolverata di erba cipollina.

POLLO ALLE MANDORLE

Porzioni: 2	Tempo di preparazione: 20 minuti	Tempo di cottura: 30 minuti

Kcal per porzione: 525; Carboidrati 2,6 g; Proteine 30,5 g; Grassi 43,5 g.

INGREDIENTI

200 g petto di pollo
20 g albume
100 g germogli di soia
40 g mandorle pelate
10 g scaglie di mandorle
40 g olio di semi di
girasole
25 g burro
30 ml salsa di soia
20 g zenzero fresco
Erba cipollina
Pepe q. b.

PROCEDIMENTO

Tagliare a cubetti il petto di pollo. Mettere il pollo in un colino e sciacquarlo con l'acqua. Trasferire il pollo in una ciotola e aggiungere l'albume, il sale e pepe e 10 g di olio di semi di girasole. Unire anche 20 g di acqua e mescolare bene.

Massaggiare il pollo con le mani per qualche minuto; successivamente coprirlo con pellicola e lasciarlo marinare per 10 minuti.

Nel frattempo in una padella scaldare l'olio di girasole e friggere le mandorle per circa un minuto, fin quando non risulteranno dorate. Posizionare le mandorle in un piatto coperto con carta assorbente. Grattugiare lo zenzero.

In un wok scaldare 25 g d'olio, aggiungere il pollo, lo zenzero, i germogli di soia; mescolare e cuocere per 1 minuto. Aggiungere la salsa di soia e mescolare ancora. Far amalgamare tutti gli ingredienti e aggiungere le mandorle e il burro.

Cuocere ancora per qualche minuto fino a raggiungere una consistenze cremosa, continuando a mescolare. Impiattare con una spolverata di erba cipollina e le scaglie di mandorle.

SOVRACOSCE DI POLLO ALLA CACCIATORA

Porzioni: 2	Tempo di preparazione: 12 minuti	Tempo di cottura: 35 minuti

Kcal per porzione: 564; Carboidrati 6,4 g; Proteine 33,2 g; Grassi 44,2 g.

INGREDIENTI

250 g sovracosce di pollo
150 g di polpa di
pomodoro
30 g porcini secchi
50 g olive nere
denocciolate
3 alici sott'olio
2 spicchi d'aglio
100 g di vino bianco
30 g burro chiarificato
20 g olio extravergine
d'oliva
2 foglie d'alloro
1 rametto di rosmarino

PROCEDIMENTO

Tritare grossolanamente i funghi secchi e tagliare a metà le olive. Mettere sul fuoco una pentola e far scaldare l'olio. Aggiungere le sovracosce e far rosolare da tutti i lati per 15 minuti circa a fuoco alto. Aggiungere i funghi secchi tritati, le alici, l'alloro, il rosmarino, l'aglio, le olive ed infine la polpa di pomodoro. Mescolare il tutto ed aggiungere il vino bianco. Cuocere per 30 minuti a fuoco basso con coperchio, mescolando di tanto in tanto. Quando le sovracosce saranno cotte, toglierle dalla pentola. Alzare il fuoco e aggiungere il burro. Cuocere per altri 3 minuti, spegnere e servire.

PETTO DI POLLO ALLA MEDITERRANEA

| **Porzioni:** 2 | **Tempo di preparazione:** 5 minuti | **Tempo di cottura:** 20 minuti |

Kcal per porzione: 446; Carboidrati 2,4 g; Proteine 25 g; Grassi 37,2 g.

INGREDIENTI

200 g petto di pollo a fette
50 g olive verdi denocciolate
100 g olive nere denocciolate
100 ml vino bianco
40 g olio extravergine di oliva
100 g passata di pomodoro
1 cucchiaio di capperi
Origano
Sale q. b.

PROCEDIMENTO

Tritare grossolanamente le olive. In una padella, far scaldare l'olio e far rosolare le fettine di pollo da entrambi i lati per circa 7 minuti in totale. Sfumare con il vino, aggiungere salsa di pomodoro, olive e capperi. Coprire con coperchio e cuocere per una decina di minuti girando le fettine di tanto in tanto.
Togliere il coperchio e far addensare il sugo
Servire caldo.

TACCHINO CREMOSO ALLE ERBE

| **Porzioni:** 2 | **Tempo di preparazione:** 5 minuti | **Tempo di cottura:** 15 minuti |

Kcal per porzione: 475; Carboidrati 3,4 g; Proteine 28,2 g; Grassi 38,4 g.

INGREDIENTI

200 g di fesa di tacchino
130 g formaggio spalmabile alle erbe
40 g olio extravergine d'oliva
50 g cipolla
½ cucchiaino di aglio in polvere
1 cucchiaio di erba cipollina
Sale e pepe q.b.
Prezzemolo q. b.

PROCEDIMENTO

Tritare la cipolla. Tagliare il tacchino a straccetti e rosolarli in padella con l'olio e la cipolla per 5 minuti. Aggiungere il formaggio spalmabile, le spezie e due cucchiai d'acqua. Cuocere per altri 5 minuti e servire con una spolverata di prezzemolo tritato.

POLLO AL CURRY E COCCO

| Porzioni: 2 | Tempo di preparazione: 20 minuti | Tempo di cottura: 28 minuti |

Kcal per porzione: 529; Carboidrati 6,6 g; Proteine 30,2 g; Grassi 41,8 g.

INGREDIENTI

200 g petto di pollo
30 g olio di cocco
30 g cipolla
20 g di farina di lupini
150 g latte di cocco
  denso
80 ml brodo di carne
200 g datterini
30 g burro
5 g coriandolo
5 g garam masala
3 g curcuma
Cumino
Sale e pepe q. b

PROCEDIMENTO

Eliminare dal petto di pollo il grasso in eccesso e tagliarlo a cubotti. Posizionare l'olio di cocco in una padella sul fuoco e far rosolare su tutti i lati, i pezzi di pollo, per circa 10 minuti. Aggiungere la cipolla tritata finemente e far cuocere per altri 5 minuti. Aggiungere i pomodori a dadini, le spezie e successivamente il brodo di carne. Mescolare costantemente la pietanza e portare ad ebollizione; successivamente ridurre il fuoco e lasciar cuocere per circa 10 minuti. Mescolare saltuariamente. Aggiungere il latte di cocco, il burro e la farina di lupini, mescolare e far cuocere per altri 3 min; aggiungere infine metà coriandolo e mescolare. Servire caldo, in un patto fondo e spolverare col coriandolo rimasto.

INVOLTINI DI POLLO AL MASCARPONE E SPECK

| Porzioni: 2 | Tempo di preparazione: 20 minuti | Tempo di cottura: 20 minuti |

Kcal per porzione: 495; Carboidrati 1,7 g; Proteine 32,7 g; Grassi 40,3 g.

INGREDIENTI

200 g petto di pollo a
  fette sottili
125 g mascarpone
20 g parmigiano
  grattugiato
40 g fette di speck
20 g burro
Erba cipollina, aglio in
  polvere
Prezzemolo in
  ramoscelli
Sale e pepe q. b.

PROCEDIMENTO

In una ciotola mettere il mascarpone con erba cipollina, aglio in polvere, sale, pepe e mescolare.
Prendere ogni fettina di pollo e metterci all'interno il composto di mascarpone equamente distribuito e un cucchiaio di parmigiano a testa. Richiudere la fettina di pollo su se stessa, avvolgere l'involtino per il largo, con la fetta di speck e prima di chiudere con lo stuzzicadenti, mettere un ramoscello di prezzemolo all'interno. Foderare una teglia con la carta da forno e far sciogliere il burro in modo che sia distribuito sulla superficie; posizionarci sopra gli involtini e versare sopra ognuno, un po' di burro. Cuocere in forno a 180° per circa 20 minuti. Servire caldi.

ROLLÈ DI CARNE IN PADELLA CON CUORE DI FORMAGGIO

Porzioni: 4	Tempo di preparazione: 25 minuti	Tempo di cottura: 2 h 40 minuti

Kcal per porzione: 513; Carboidrati 0,8 g; Proteine 33 g; Grassi 41,3 g.

INGREDIENTI

300 g di fesa di vitello
100 g bacon
50 g lardo
50 g gouda a fette
2 uova medie
50 g cipolla
50 g olio extravergine d'oliva
1 l brodo di carne
150 ml vino bianco
2 cucchiai di erba cipollina tritata
2 cucchiai di prezzemolo tritato
1 cucchiaio di timo tritato
2 rametti di rosmarino
Insaporitore per carni q. b.

PROCEDIMENTO

Lavare e asciugare prezzemolo, timo ed erba cipollina; tritarli e metterli in una ciotola, unendo le uova, un pizzico di sale e di pepe. Sbattere il tutto con una forchetta; riscaldare una padella grande, mettere un cucchiaio d'olio e preparare una frittata. Mettere da parte.

Salare e pepare la carne anche con l'insaporitore per carni. Posizionarla su un piano di lavoro, adagiare la frittata, il bacon, il lardo e il gouda a fette. Arrotolare la carne dal lato più corto e legarla con lo spago da cucina. Mettere un rametto di rosmarino fra lo spago.

Tritare la cipolla. In una padella mettere a scaldare l'olio rimasto, la cipolla e far rosolare il rollè da tutti i lati. Cuocere per circa 5 minuti e sfumare col vino.

Dopo che il vino sarà completamente evaporato, aggiungere il brodo di carne e il rametto di rosmarino.

Portare a bollore e portare il fuoco a fiamma bassa.

Cuocere per circa 2 ore con coperchio, bagnandolo di tanto in tanto con il proprio sugo e girandolo per farlo cuocere uniformemente.

Una volta cotto, metterlo in un piatto e coprirlo con la carta stagnola a riposare per 10 minuti. Tagliare a fette e servirlo con il sugo di cottura.

BARCHETTE DI ZUCCHINE

Porzioni: 4	Tempo di preparazione: 15 minuti	Tempo di cottura: 30 minuti

Kcal per porzione: 208; Carboidrati 3,5 g; Proteine 9,8 g; Grassi 16,6 g.

INGREDIENTI

400 g zucchine
100 g pancetta affumicata
50 g funghi champignon in scatola
170 g passata di pomodoro
20 g olio extravergine d'oliva
50 g formaggio cheddar

PROCEDIMENTO

Scavare le zucchine in modo da creare delle barchette. Tritare la polpa, mescolarla con la pancetta, il formaggio, il sugo, i funghi e un pizzico di sale e pepe. Distribuire il ripieno nelle barchette, distribuire l'olio a filo e disporre in una teglia foderata con carta da forno. Cuocere in forno a 180° per 20/30 minuti.

SECONDI

POLPETTE DI TACCHINO

| **Porzioni:** 4 | **Tempo di preparazione:** 10 minuti | **Tempo di cottura:** 20 minuti |

Kcal per porzione: 457; Carboidrati 4,5 g; Proteine 26,2 g; Grassi 37,1 g.

INGREDIENTI

300 g macinato di tacchino
50 g pecorino romano grattugiato
1 uovo medio
50 g farina di noci
400 g zucchine
50 g cipolla
Sale e pepe q. b.
Prezzemolo tritato, insaporitore per carne, rosmarino
80 g maionese
50 g yogurt greco 5%
30 g olio extravergine d'oliva

PROCEDIMENTO

Preriscaldare il forno a 200°. Tritare finemente la cipolla e grattugiare le zucchine. In una ciotola unire il macinato, l'uovo, il pecorino, la farina di noci, le zucchine ben strizzate, la cipolla, sale, pepe e spezie. Amalgamarli tutti in modo da formare un composto omogeneo. Formare delle polpette. Posizionarle su un foglio di carta da forno, spennellarle con 10 g di olio e cuocerle in forno per 18/20 minuti.
Mescolare maionese, yogurt e il restante olio con un cucchiaio e servire le polpette con la salsa.

FRITTATA DI CIPOLLE

| **Porzioni:** 2 | **Tempo di preparazione:** 15 minuti | **Tempo di cottura:** 40 minuti |

Kcal per porzione: 440; Carboidrati 5,7 g; Proteine 21,1 g; Grassi 37,1 g.

INGREDIENTI

4 uova medie
200 g cipolla di tropea
40 g pecorino romano grattugiato
20 g olio extravergine d'oliva
20 g burro chiarificato
Curcuma
Paprika
Sale e pepe q. b.

PROCEDIMENTO

Affettare le cipolle molto sottili. In una padella antiaderente, scaldare l'olio e aggiungere le cipolle, facendole appassire per 15/20 minuti con un goccio d'acqua. Togliere le cipolle dalla padella e metterle da parte. Mettere le uova in una ciotola, aggiungere le spezie e il parmigiano e sbattere il composto velocemente. Aggiungere anche le cipolle cotte e amalgamare il tutto. Nella stessa padella di cottura delle cipolle, aggiungere il burro, far scaldare e aggiungere il composto di uova. Far cuocere per circa 5/10 min o comunque fino a doratura, a fiamma bassa un lato della frittata. Capovolgere dall'altro lato e ultimare la cottura per altri 5/10 minuti. Servire calda o fredda a fette.

BRASATO DI MANZO AL BAROLO

Porzioni: 4 | **Tempo di preparazione:** 2 h di riposo + 25 minuti | **Tempo di cottura:** 2 h e 30 minuti

Kcal per porzione: 542; Carboidrati 5,4 g; Proteine 27,1 g; Grassi 38,7 g.

INGREDIENTI

500 g cappello del prete
300 ml Barolo
100 g carota
150 g sedano
50 g cipolla
1 spicchio d'aglio
1 rametto di rosmarino
4 foglie di alloro
4 g pepe
100 g lardo
40 g olio extravergine
   d'oliva
Aromi misti per carni
Sale q. b.

PROCEDIMENTO

Lavare e tagliare a pezzi il sedano, la carota e la cipolla. Pulire l'aglio.
In una ciotola di vetro, mettere il pezzo di carne, le spezie, le verdure e il Barolo. Ricoprire con una pellicola trasparente e far riposare in frigo per 2 ore. Trascorso il tempo, scolare il tutto, senza buttare il fondo e appoggiare la carne su un piano di lavoro e asciugarla con della carta assorbente.
Mettere in una pentola il lardo a scaldare con l'olio. Non appena la pentola sarà calda, aggiungere la carne e farla rosolare bene da ogni lato per 10 minuti a fuoco vivace. Scolare le verdure e aggiungerle alla carne. Abbassare il fuoco e far cuocere per 15 minuti.
Mettere il sale e aggiungere il vino utilizzato per la marinatura, fino a metà della carne. Portare a bollore; abbassare il fuoco e coprire con coperchio. Far sobbollire il tutto per 1 ora. Girate la carne e aggiungere ancora del liquido della marinatura, se necessario. Cuocere per un'altra ora.
Rimuovere il brasato dalla pentola e metterlo in una ciotola e coprire con coperchio. Nel frattempo eliminare gli aromi e prima di frullare le verdure, mettere un po' di liquido da parte, in modo da aggiustare la salsa, in base alla consistenza desiderata.
Disporre il brasato su un tagliere e tagliarlo a fette.
Servire 2-3 fette con la salsa.

ROTOLO DI FRITTATA AGLI SPINACI

Porzioni: 2 | **Tempo di preparazione:** 10 minuti | **Tempo di cottura:** 5 minuti

Kcal per porzione: 492; Carboidrati 4,5 g; Proteine 28 g; Grassi 40,2 g.

INGREDIENTI

3 uova medie
60 g spinaci
80 g mozzarella per pizza
200 g zucchine
50 g prosciutto cotto
50 g pomodoro
20 g olio extravergine d'oliva
20 g burro
Sale e pepe q. b.
Origano, basilico

PROCEDIMENTO

Tagliare le zucchine a fette e grigliarle. Unire insieme uova, spinaci tritati e un pizzico di sale e pepe. Scaldare una padella grande con 5 g di olio d'oliva e versare l'impasto e far cuocere per 5 min da un lato e dall'altro. Dopo di che farcire con le fette di prosciutto, le fette di zucchine grigliate, il pomodoro, la mozzarella a fette sottili, 5 g d'olio, il basilico spezzettato, un pizzico di origano e arrotolare su se stesso e gustare.

FRITTATA DI VERZA E BRIE

Porzioni: 2 | **Tempo di preparazione:** 15 minuti | **Tempo di cottura:** 20 minuti

Kcal per porzione: 473; Carboidrati 4,6 g; Proteine 28,3 g; Grassi 36 g.

INGREDIENTI

400 g verza
3 uova medie
50 g pecorino romano grattugiato
100 g brie
10 g olio extravergine d'oliva
Pepe q.b.

PROCEDIMENTO

Portare a ebollizione una pentola d'acqua salata. Sciacquare la verza, tagliarla a listarelle, eliminando le parti più dure e sbollentarla per 5 minuti.
Scolare la verza e metterla da parte. In una ciotola unire le uova, il pecorino, il brie a tocchetti e pepe. Aggiungere la verza una volta che si sarà raffreddata.
Versare il composto in una tortiera e cuocere in forno preriscaldato a 180° per 20 minuti. Servire calda.
Conservare in frigo per massimo 3 giorni.

ROTOLO DI FRITTATA CON SPECK E STRACCHINO

Porzioni: 6	Tempo di preparazione: 30 minuti	Tempo di cottura: 20 minuti

Kcal per porzione: 361; Carboidrati 1,9 g; Proteine 20,8 g; Grassi 29,8 g.

INGREDIENTI

6 uova medie
200 g spinaci freschi
30 g grana grattugiato
30 g pecorino romano grattugiato
200 g stracchino
100 g speck a fette
25 g olio extravergine d'oliva
30 g burro chiarificato
Sale e pepe q. b.

PROCEDIMENTO

Preriscaldare il forno a 180°. Lavare e asciugare gli spinaci. Metterli in un mixer con le uova e frullare fino ad ottenere un composto omogeneo. Aggiungere il grana, il pecorino, sale e pepe e frullare nuovamente.

Bagnare un foglio di carta da forno, strizzarlo e ricoprire una teglia. Versare il composto di uova nella teglia, aggiungere il burro a ciuffetti sulla superficie e cuocere in forno statico a 180° per 20 minuti. Lasciar raffreddare coperta con pellicola per 15 minuti. Distribuire lo stracchino sulla frittata di spinaci, l'olio a filo e le fettine di speck. Arrotolare su se stessa la frittata partendo dal lato corto. Chiudere il rotolo con la carta da forno e accartocciale le estremità. Lasciare riposare per 10 minuti, rimuovere la carta da forno e servire a fette. Conservare in frigo per 2 giorni in un contenitore ermetico.

UOVA AI SEMI DI SESAMO E CHIA CON PROSCIUTTO COTTO

Porzioni: 2	Tempo di preparazione: 7 minuti	Tempo di cottura: 7 minuti

Kcal per porzione: 489; Carboidrati 2,7 g; Proteine 24,5 g; Grassi 42,4 g.

INGREDIENTI

3 uova medie
20 g semi di chia
15 g semi di sesamo
100 g prosciutto cotto a fette
40 g burro chiarificato

PROCEDIMENTO

In una padella su fiamma media, aggiungere il burro, i semi di chia, di sesamo e le uova, senza rompere il
tuorlo. Far cuocere per circa 5 minuti (il tuorlo deve rimanere crudo).
Mettere in una metà le fette di prosciutto e piegare a metà. Servire caldo.

OMELETTE DI POMODORO, FETA E OLIVE TAGGIASCHE

Porzioni: 2	Tempo di preparazione: 13 minuti	Tempo di cottura: 12 minuti

Kcal per porzione: 453; Carboidrati 5,1 g; Proteine 21 g; Grassi 38,4 g.

INGREDIENTI

3 uova medie
30 g cipolla
100 g pomodori
40 g pomodori secchi
  sott'olio
100 g feta greca
20 g olio extravergine
  d'oliva
20 g olive taggiasche
  sott'olio
5 g burro
Origano
Sale e pepe q. b.
Erba cipollina q. b.

PROCEDIMENTO

Tritare la cipolla e a cubetti i pomodori freschi e quelli secchi. Sbattere le uova con un pizzico di sale e pepe in una ciotola. Mettere il burro, un filo d'olio e la cipolla in una pentola e far soffriggere per un paio di minuti. Aggiungere le uova, i pomodori freschi e secchi, la feta e le olive taggiasche. Far cuocere per 8 minuti con coperchio. Servire con olio d'oliva a crudo, una spolverata di pepe, origano ed erba cipollina.

OMELETTE ALLE ERBE AROMATICHE, SALMONE E FORMAGGIO SPALMABILE

Porzioni: 2	Tempo di preparazione: 15 minuti	Tempo di cottura: 10 minuti

Kcal per porzione: 491; Carboidrati 1,4 g; Proteine 28,2 g; Grassi 40, g

INGREDIENTI

3 uova medie
30 g latte di mandorla
  senza zucchero
140 g salmone
  affumicato
20 g olio di cocco
100 g formaggio
  spalmabile alle erbe
100 g cetriolo
5 g burro
40 g timo
20 g erba cipollina

PROCEDIMENTO

Tagliare a fettine sottili il cetriolo; sminuzzare l'erba cipollina e il timo. Frullare in un mixer uova, 10 g di olio di cocco, latte, erba cipollina, sale e pepe. Scaldare una padella il burro e l'olio rimasto e aggiungere il composto con le uova. Cuocere a fuoco medio per 10 minuti. Trasferire l'omelette in un piatto e farcire con il formaggio spalmabile, salmone e cetriolo a fettine. Servire con una spolverata di erba cipollina e timo.

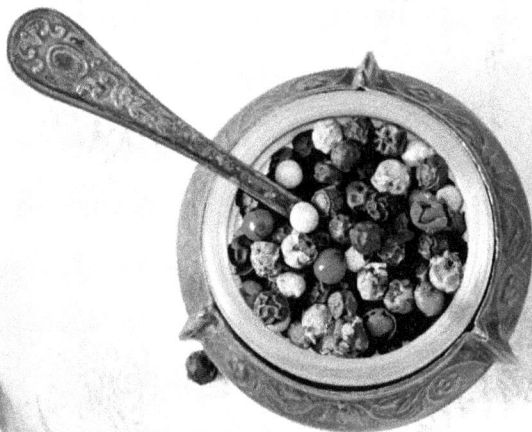

Contorni

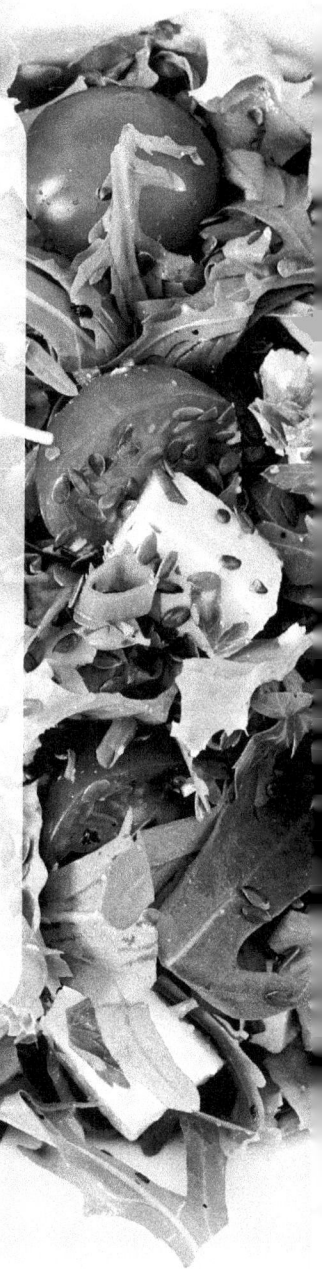

ASPARAGI E UOVA

| Porzioni: 4 | Tempo di preparazione: 7 minuti | Tempo di cottura: 20 minuti |

Kcal per porzione: 170; Carboidrati 2,8 g; Proteine 7,8 g; Grassi 14 g.

INGREDIENTI

600 g asparagi verdi
2 uova medie
20 g burro
20 g olio extravergine
   d'oliva
Sale e pepe q. b.

PROCEDIMENTO

Lavare e pulire gli asparagi, eliminando la parte più dura del gambo. Cuocerli in acqua bollente per 15 minuti. In una padella a fuoco medio, mettere il burro, gli asparagi, il pizzico di sale e farli rosolare per circa un paio di minuti. Aggiungere le uova, condirle con una spolverata di sale e pepe e cuocere per circa 5 minuti. Servire con olio d'oliva a crudo.

FUNGHI TRIFOLATI

| Porzioni: 2 | Tempo di preparazione: 15 minuti | Tempo di cottura: 5 minuti |

Kcal per porzione: 175; Carboidrati 1,6 g; Proteine 7,4 g; Grassi 13,9 g.

INGREDIENTI

400 g funghi
   *(champignon, chiodini
   o misti)*
2 spicchi d'aglio
30 g olio extravergine
   d'oliva
1 mazzetto di
   prezzemolo
1 peperoncino
Sale e pepe q. b.

PROCEDIMENTO

Eliminare la parte terrosa con un coltello e passarli con un panno umido i funghi per pulirli. Non lavare i funghi sotto l'acqua corrente. Tagliare a fettine i funghi. Tritare finemente il prezzemolo. In una padella mettere l'olio d'oliva, l'aglio, il peperoncino. Far soffriggere per circa 1 minuto a fiamma vivace fino a doratura. Aggiungere i funghi e ¾ del prezzemolo e mescolare subito. Far cuocere a fiamma media, senza coperchio per circa 3 minuti. Verso la fine della cottura aggiungere il sale, il prezzemolo rimasto e il pepe. Mescolare e far cuocere ancora per qualche secondo.

FINOCCHI GRATINATI AL FORNO

Porzioni: 4 | **Tempo di preparazione:** 20 minuti | **Tempo di cottura:** 25 minuti

Kcal per porzione: 158; Carboidrati 2,7 g; Proteine 4,7 g; Grassi 11 gr

INGREDIENTI

600 g finocchi
50 g mozzarella
    grattugiata
20 g burro
25 g olio extravergine
    d'oliva
Prezzemolo

PROCEDIMENTO

Preriscaldare il forno a 200°. Lavare i finocchi e tagliarli in fette sottili. Ungere con il burro una pirofila, distribuire i finocchi e successivamente la mozzarella, sale e pepe. Cuocere in forno per circa 20 minuti e servire con olio a crudo e prezzemolo.

COTOLETTE DI FINOCCHI

Porzioni: 6 | **Tempo di preparazione:** 10 minuti | **Tempo di cottura:** 30 minuti

Kcal per porzione: 175; Carboidrati 1,6 g; Proteine 7,4 g; Grassi 13,9 g.

INGREDIENTI

500 g finocchi
2 uova medie
50 g farina di nocciole
50 g parmigiano
    grattugiato
20 g olio extravergine
    d'oliva
Sale e pepe q.b.
Prezzemolo tritato

PROCEDIMENTO

Rimuovere le parti esterne del finocchio. Tagliarlo a metà e lavarlo bene all'interno. Posizionarlo in verticale sul tagliere e tagliare delle fette spesse di 1 cm.
Sbattere le uova in un piatto e aggiungere un pizzico di sale, pepe e paprika dolce.
Passare ogni fetta nell'uovo e successivamente nella farina di nocciole. Ricoprire una teglia di carta da forno e oliare la superficie con l'olio d'oliva.
Adagiare le fette di finocchio sulla teglia e mettere il rimanente olio a filo sopra ogni fettina di finocchio.
Far cuocere in forno a 220° per circa 15 minuti per lato. Servire caldi.

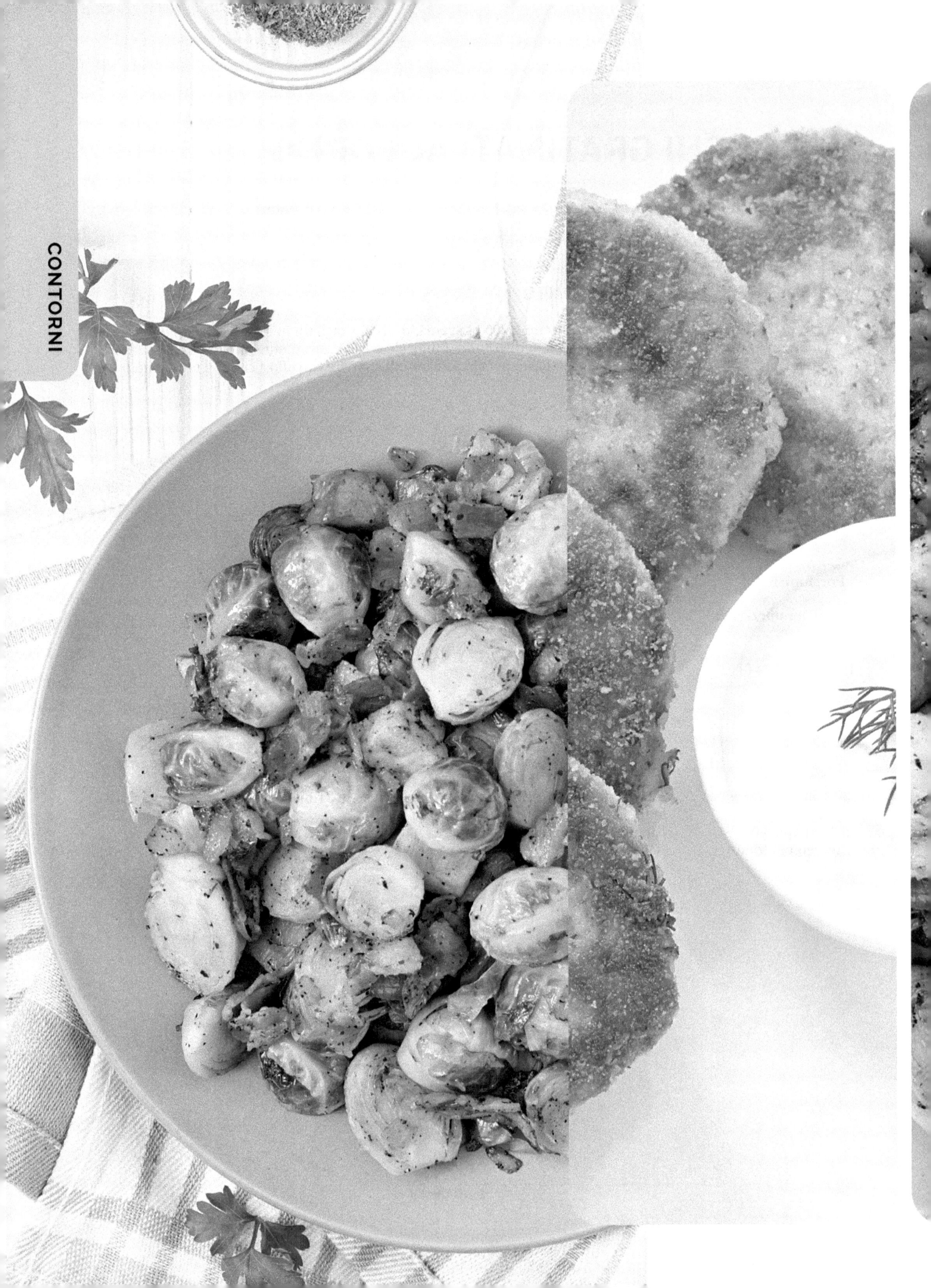

CAVOLINI DI BRUXELLES GRATINATI AL FORNO

Porzioni: 4	Tempo di preparazione: 25 minuti	Tempo di cottura: 15 minuti

Kcal per porzione: 181; Carboidrati 4,3 g; Proteine 7,8 g; Grassi 15 g.

INGREDIENTI

500 g cavolini di Bruxelles
20 g parmigiano grattugiato
30 g pecorino romano grattugiato
25 g olio extravergine d'oliva
20 g burro
Sale e pepe q. b.

PROCEDIMENTO

Portare a bollore una pentola d'acqua salata. Lavare e pulire i cavolini e lessarli per 10 minuti. Sciacquarli sotto l'acqua fredda. Unire in una pirofila i cavolini, il burro, il parmigiano, il pecorino, 10 g di olio, sale e pepe e mescolare. Cuocere in forno ventilato a 180° per 15 minuti e servire con olio d'oliva a crudo ed una spolverata di pepe.

CAVOLINI DI BRUXELLES CON SPECK

Porzioni: 4	Tempo di preparazione: 17 minuti	Tempo di cottura: 20 minuti

Kcal per porzione: 170; Carboidrati 4,3 g; Proteine 7,1 g; Grassi 14 g.

INGREDIENTI

400 g cavolini di Bruxelles
40 g stick di speck
1 spicchio d'aglio
30 g olio extravergine d'oliva
20 g burro
Sale e pepe q. b.
Cipolla essiccata
Rosmarino

PROCEDIMENTO

Portare a bollore una pentola d'acqua salata. Lavare e pulire i cavolini e lessarli per 10 minuti. Sciacquarli sotto l'acqua fredda. Scaldare una pentola col burro, 10 g d'olio d'oliva e lo spicchio d'aglio per un paio di minuti. Aggiungere i cavolini e cuocerli per 5 minuti. Aggiungere lo speck, la cipolla essiccata, il rosmarino e cuocere per altri 5 minuti. Servire caldi con olio a crudo.

INSALATA DI POMODORI, CETRIOLI E SFILACCI DI CAVALLO

Porzioni: 4	Tempo di preparazione: 10 minuti	Tempo di cottura: -

Kcal per porzione: 184; Carboidrati 3,8 g; Proteine 6,4 g; Grassi 15,6 g.

INGREDIENTI

200 g pomodori
300 g cetrioli
100 g ravanelli
10 g semi di lino
10 g semi di girasole
40 g sfilacci di cavallo
50 g olive verdi
50 g olive nere
4 foglie di basilico
30 g olio extra vergine di oliva
Menta
10 g aceto di mele
Origano
Sale e pepe q. b.

PROCEDIMENTO

Sciacquare la verdura e le erbe aromatiche. Tagliare a fette sottili i pomodori, i cetrioli e i ravanelli e metterli in una ciotola. Aggiungere gli sfilacci di cavallo, le erbe aromatiche, i semi, le olive verdi e nere, l'olio d'oliva, l'aceto, sale e pepe. Servire.

INSALATA GRECA ZERO SBATTI

Porzioni: 4	Tempo di preparazione: 13 minuti	Tempo di cottura: -

Kcal per porzione: 192; Carboidrati 3,6 g; Proteine 6,4 g; Grassi 17 g.

INGREDIENTI

200 g insalata mista
100 g rucola
100 g pomodorini
100 g cetriolo
100 g feta
Succo e scorza di 1 limone
40 g olio extravergine d'oliva
Menta
Sale q.b.

PROCEDIMENTO

Lavare e tagliare i pomodorini a spicchi e il cetriolo a rondelle. Tagliare la feta a cubetti. Unire in una ciotola l'insalata, la rucola, i pomodorini, il cetriolo, la feta, l'olio d'oliva, il succo e la scorza del limone, alcune foglie di menta e il sale. Mescolare e servire.

INSALATA DI SPINACI, FRAGOLE E NOCI

Porzioni: 4	Tempo di preparazione: 12 minuti	Tempo di cottura: -

Kcal per porzione: 212; Carboidrati 4,6 g; Proteine 5,4 g; Grassi 19,3 g.

INGREDIENTI

400 g spinaci freschi
80 g fragole
50 g noci
40 g olio extravergine
   d'oliva
20 g aceto di mele
Sale q. b.

PROCEDIMENTO

Lavare gli spinaci e asciugarli. Tagliare a metà le foglie se troppo grandi e riporle in una ciotola.

Pulire e lavare le fragole e tagliarle a spicchi ed aggiungerli alla ciotola. Aggiungere anche noci, olio e aceto di mele. Mescolare e servire.

INDIVIA RICCIA CON PINOLI E OLIVE TAGGIASCHE

Porzioni: 6	Tempo di preparazione: 7 minuti	Tempo di cottura: 10 minuti

Kcal per porzione: 147; Carboidrati 2,5 g; Proteine 4,4 g; Grassi 12,7 g.

INGREDIENTI

500 g cespi di invidia
1 spicchio d'aglio
30 g pinoli
30 g olive taggiasche
2 acciughe
40 g olio extravergine
   d'oliva
30 g parmigiano in
   scaglie
Peperoncino a piacere

PROCEDIMENTO

Lavare l'invidia ed eliminare le foglie esterne; sbollentarla in abbondante acqua salata per circa 5 minuti. In una padella soffriggere l'aglio con le acciughe e 30 g d'olio d'oliva per un paio di minuti.

Aggiungere l'invidia scolata, le olive, i pinoli, il sale, il pepe e il peperoncino e cuocere per qualche minuto. Servire con scaglie di parmigiano ed un filo d'olio a crudo.

RADICCHIO GRATINATO IN PADELLA

Porzioni: 6	Tempo di preparazione:	Tempo di cottura:

Kcal per porzione: 141; Carboidrati 1,4 g; Proteine 4,6 g; Grassi 12,9 g.

INGREDIENTI

400 g radicchio rosso
40 g granella di mandorle
40 g parmigiano grattugiato
1 spicchio d'aglio
1 rametto di rosmarino
30 g burro
20 g olio extravergine d'oliva
Rosmarino
Sale, pepe
Prezzemolo

PROCEDIMENTO

Tagliare a metà il radicchio, rimuovere la base e lavarli bene, allargando le foglie. Posizionarli nello scolapasta. In una padella scaldare l'olio, il burro e far rosolare l'aglio a fiamma bassa per circa un paio di minuti. Aggiungere nella padella il radicchio, il sale e il pepe e alzare la fiamma per qualche minuto. Aggiungere il rosmarino, abbassare la fiamma e cuocere con coperchio per 10 minuti, mescolando ogni tanto. Se necessario, aggiungere qualche goccio d'acqua. Nel frattempo, in una padellina, tostare leggermente la granella di mandorle insieme al rosmarino , per circa 2 minuti a fiamma bassa, continuando a mescolare. Quando il radicchio sarà pronto, spolverare con il parmigiano e il prezzemolo tritato, spegnere il fuoco e rimettere il coperchio. Lasciar riposare per un paio di minuti e servire con la granella di mandorle, sopra al radicchio.

FAGIOLINI IN PADELLA CON PANCETTA E POMODORINI

Porzioni: 4	Tempo di preparazione: 15 minuti	Tempo di cottura: 30 minuti

Kcal per porzione: 249; Carboidrati 4,5 g; Proteine 9,6 g; Grassi 21,8 g.

INGREDIENTI

500 g fagiolini freschi
150 g pancetta a cubetti
1 spicchio d'aglio
100 g pomodorini
Basilico
40 g olio extravergine d'oliva

PROCEDIMENTO

Pulire i fagiolini, eliminando le estremità e lavarli. Farli lessare in acqua bollente leggermente salata per 10/15 minuti. Al termine, scolarli e passarli nell'acqua fredda. In una padella soffriggere l'aglio tritato e la pancetta con l'olio d'oliva per circa 3-4 di minuti. Nel frattempo tagliare a metà i fagiolini ed aggiungerli alla padella, con sale quanto basta. Far cuocere a fiamma media per circa 10 minuti. Gli ultimi 2 minuti aggiungere i pomodorini tagliati a spicchi.
Una volta che si saranno appena appassiti, spegnere la fiamma e servire con del basilico.

ZUCCA GRATINATA AL FORNO CON MANDORLE E SALVIA

Porzioni: 4	Tempo di preparazione: 15 minuti	Tempo di cottura: 20 minuti

Kcal per porzione: 162; Carboidrati 4,8 g; Proteine 4 g; Grassi 14,1 g.

INGREDIENTI

500 g zucca delica (*al netto degli scarti*)
40 g olio extravergine d'oliva
20 g mandorle
20 g parmigiano grattugiato
Timo
Prezzemolo tritato
Salvia
Sale e pepe q. b.

PROCEDIMENTO

Preriscaldare il forno a 180°. Lavare la zucca e tagliarla a fette non troppo spesse. Metterla in una ciotola ed unire tutti gli ingredienti.

Posizionare le fette su una teglia ricoperta con carna da forno. Cuocere in forno ventilato per 15-20 minuti. Servire calda.

CAVOLFIORE CON GREMOLADA

Porzioni: 6	Tempo di preparazione: 20 minuti	Tempo di cottura: 30 minuti

Kcal per porzione: 161; Carboidrati 3,6 g; Proteine 7,3 g; Grassi 12,4 g.

INGREDIENTI

600 g cavolfiore
5 filetti di acciughe
½ spicchi d'aglio
50 g pomodori secchi sott'olio
10 g capperi sotto sale
30 g olive taggiasche denocciolate sott'olio
20 g lamelle di mandorle
30 g olio extravergine d'oliva
40 g parmigiano grattugiato
Timo, prezzemolo

PROCEDIMENTO

Lavare i cavolfiori ed eliminare le foglie esterne.

Tenere in piedi il cavolfiore sul tagliere (dalla parte del gambo) e tagliare 2/3 fette dalla parte centrale.

Mettere da parte il resto del cavolfiore per altre preparazioni.

Unire in un mixer le acciughe, l'aglio, i capperi sciacquati, i pomodori secchi, 10 g mandorle, 20 g olio, 15 g olive taggiasche, timo e prezzemolo, fino ad ottenere un pesto grossolano.

Posizionare i pezzi di cavolfiore su una carta da forno e spennellarli con l'olio rimasto da entrambi i lati. Distribuire uniformemente la gremolada sui cavolfiori.

Infornare i cavolfiori a 200° per circa 30 minuti ricoperti con un foglio di alluminio.

A 10 minuti dalla fine della cottura, cospargere i cavolfiori di parmigiano grattugiato, le olive e le mandorle rimanenti. Servire caldo.

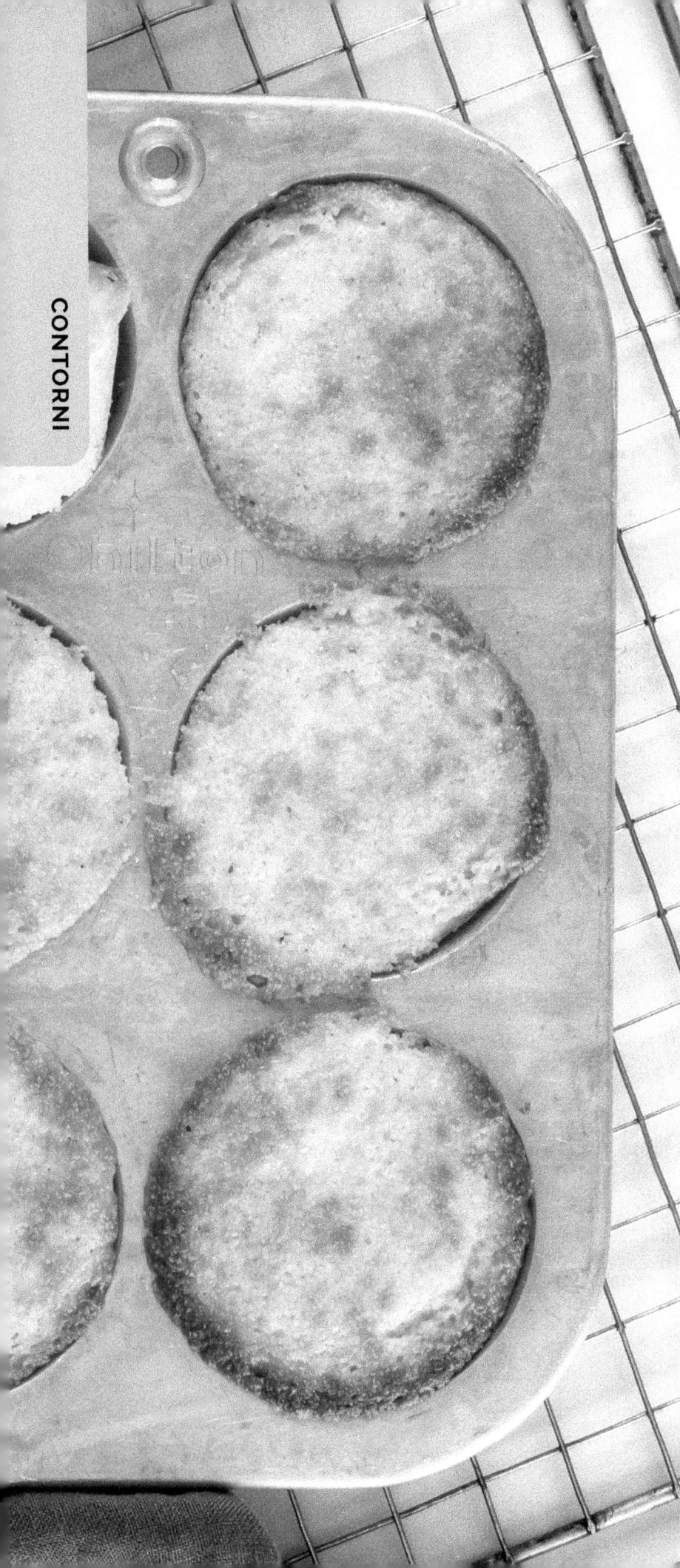

SFORMATINO DI CAVOLFIORE

Porzioni: 6	**Tempo di preparazione:** 17 minuti	**Tempo di cottura:** 35 minuti

Kcal per porzione: 273; Carboidrati 3 g; Proteine 10,9 g; Grassi 23,7 g.

INGREDIENTI

500 g cavolfiore
1 uovo medio
60 g burro
60 g pecorino romano grattugiato
50 g farina di nocciole
100 g prosciutto cotto a cubetti
30 g olio extravergine d'oliva
Sale e pepe q.b.
Erba cipollina, prezzemolo

PROCEDIMENTO

Portare a bollore una pentola d'acqua salata. Tagliare a pezzi piccoli il cavolfiore e farlo sbollentare per 15 minuti. Scolarlo, metterlo in una ciotola e schiacciarlo con la forchetta e farlo raffreddare. In un'altra ciotola unire l'uovo, il pecorino, la farina di nocciole, il prosciutto cotto, l'olio d'oliva e mescolare. Aggiungere il cavolfiore, le spezie e mescolare nuovamente. Distribuire il composto in stampi di silicone e aggiungere sulla superficie di ognuno, un ciuffo di burro. Cuocere gli sformatini in forno preriscaldato e ventilato a 180° per 20 minuti. Servire.

CAVOLFIORE AL COCCO E CURRY

Porzioni: 4	**Tempo di preparazione:** 10 minuti	**Tempo di cottura:** 30 minuti

Kcal per porzione: 141; Carboidrati 4,2 g; Proteine 5 g; Grassi 11,4 g.

INGREDIENTI

600 g cavolfiore
100 g latte di cocco senza zucchero
200 g acqua
2 spicchi d'aglio
50 g burro
1 cucchiaio di curry dolce
1 pezzetto di zenzero grattugiato
Prezzemolo tritato

PROCEDIMENTO

Pulire e lavare il cavolfiore, riducendolo alle sole cimette.
Riporre il cavolfiore in una padella con tutti gli ingredienti, ad eccezione del burro e far cuocere con coperchio per 20 minuti. Aggiungere il burro e far cuocere per altri 10 minuti, senza coperchio.
Servire caldo decorando con prezzemolo.

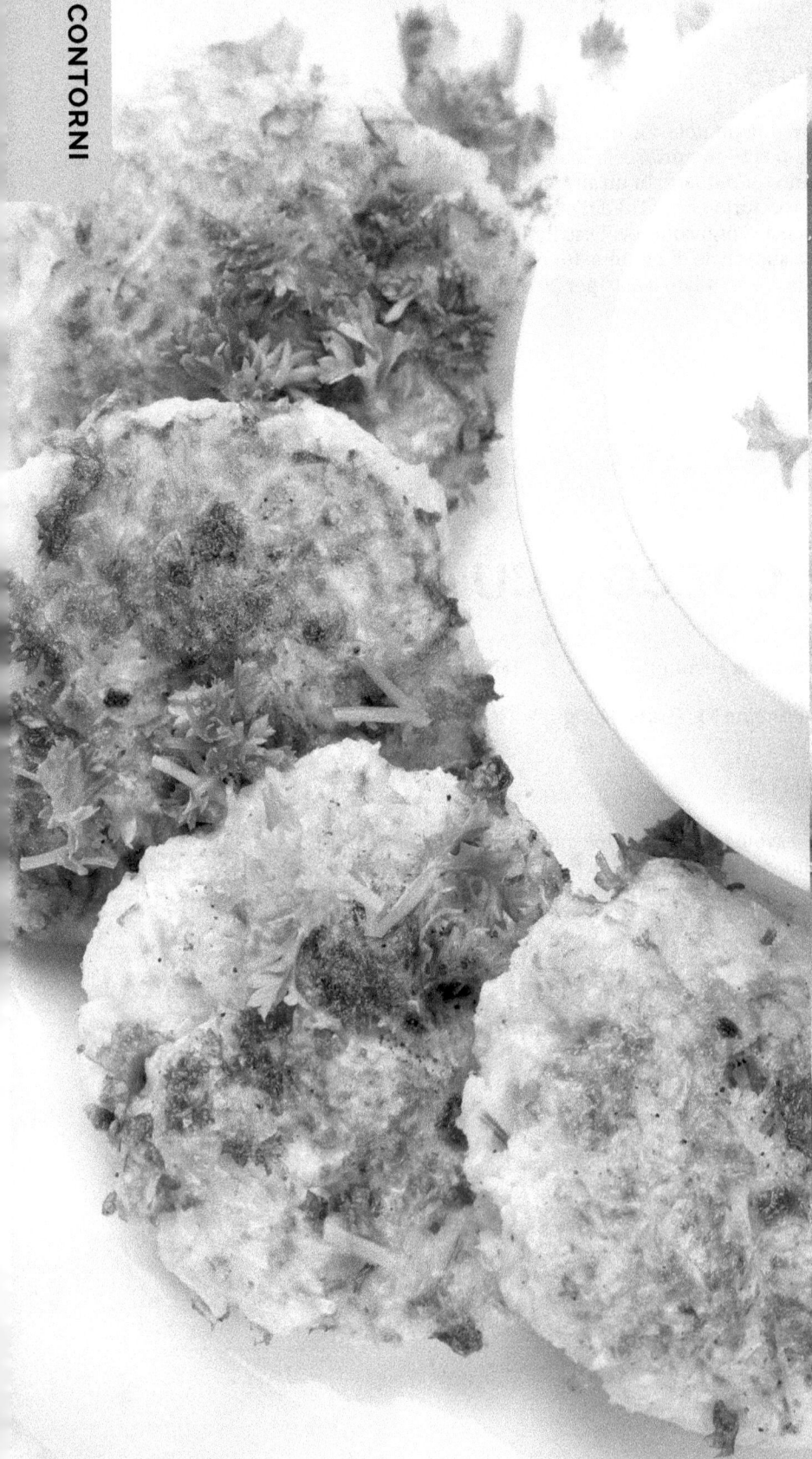

PURÈ DI CAVOLFIORE

Porzioni: 6	Tempo di preparazione: 15 minuti	Tempo di cottura: 20 minuti

Kcal per porzione: 141; Carboidrati: 4 g; Proteine: 5,8 g; Grassi: 10,6 g.

INGREDIENTI

800 g cavolfiore
60 g panna fresca
40 g burro sciolto
30 g scamorza
  grattugiata
Noce moscata a piacere
Sale e pepe q. b.
Erba cipollina fresca

PROCEDIMENTO

Pulire e lavare il cavolfiore. Renderlo a pezzi e cuocerlo al vapore per 20 minuti. Tritarlo in un mixer ed aggiungere mano a mano tutti gli altri ingredienti, continuando a frullare, fino a renderlo omogeneo e cremoso.
Servire con una spolverata di noce moscata e dell'erba cipollina fresca.

POLENTA DI SEMI DI LINO

Porzioni: 4	Tempo di preparazione: 2 minuti	Tempo di cottura: 15 minuti

Kcal per porzione: 145; Carboidrati 0,3 g; Proteine 5,1 g; Grassi 12,7 g.

INGREDIENTI

60 g farina di semi di
  lino dorati
200 g acqua
20 g burro
30 g parmigiano
  grattugiato
Sale, pepe q. b.

PROCEDIMENTO

In un pentolino portare a bollore l'acqua e aggiungere la farina di semi di lino. Mescolare costantemente e cuocere per circa 10 minuti fino a che non si sia asciugata l'acqua. A fine cottura aggiungere il burro e il parmigiano e amalgamare bene gli ingredienti.

PATATINE DI ZUCCHINE

Porzioni: 4	Tempo di preparazione: 20 minuti di riposo + 15 minuti	Tempo di cottura: 30 minuti

Kcal per porzione: 173; Carboidrati 1,8 g; Proteine 7,5 g; Grassi 15,2 g.

INGREDIENTI

400 g zucchine
1 uovo medio
100 g grana padano
  grattugiato
Aglio in polvere, pepe,
  rosmarino q. b.

PROCEDIMENTO

Preriscaldare il forno a 220°. Tagliare a metà le zucchine per il largo, a metà per il lungo, poi in 4 parti per il lungo. Posizionare le zucchine su una carta assorbente per circa 20 minuti. Nel frattempo posizionare il grana su un piatto piano ed aggiungere l'aglio in polvere, il pepe, il rosmarino e mescolare. In un altro piatto preparare l'uovo, leggermente sbattuto. Passare le patatine di zucchine prima nell'uovo, poi nel grana e posizionarle in una teglia ricoperta con carta da forno. Far cuocere le patatine per circa 15 minuti da un lato e 15 minuti dall'altro lato.

ROTOLINI AGLI SPINACI

| **Porzioni:** 4 | **Tempo di preparazione:** 30 minuti | **Tempo di cottura:** 30 minuti |

Kcal per porzione: 262; Carboidrati 2 g; Proteine 10,1 g; Grassi 22,8 g.

INGREDIENTI

PER LA PASTA

40 g farina di mandorle
40 g farina di cuticole di psillio
30 g farina di nocciole
20 g olio extravergine d'oliva
10 ml aceto di mele
1 cucchiaino di bicarbonato
150 g acqua tiepida
Sale e pepe q. b.

PER IL RIPIENO

20 g farina di semi di lino chiari
50 g parmigiano grattugiato
100 g latte di mandorla senza zucchero
Un pizzico di sale
Un pizzico di noce moscata
150 g spinaci
10 g burro

PROCEDIMENTO

Unire gli ingredienti secchi e aggiungere poi i liquidi (per l'ultima l'acqua).

Amalgamare tra loro gli ingredienti e con l'aiuto di un mattarello stendere l'impasto tra 2 fogli di carta da forno, fino a formare un rettangolo. Cuocere a 170° per circa 10 minuti.

Nel frattempo, preparare il ripieno.

Unire insieme tutti gli ingredienti tranne gli spinaci, il burro e 20 g parmigiano grattugiato e far riposare per 15 minuti.

Nel frattempo in una padella calda, mettere il burro ed aggiungere gli spinaci. Far saltare per 10 minuti o fino a che non s'asciuga l'acqua che normalmente rilasciano. Mettere da parte gli spinaci.

Posizionare sullo strato di pasta, la salsa messa prima da parte, gli spinaci e i 20 g di parmigiano grattugiato distribuito equamente.

Arrotolare su se stesso e chiudere a caramella e rimettere in forno per altri 7 minuti a 170°.

Una volta cotto, tagliare a fettine e servire.

Salse

MAIONESE CLASSICA

Porzioni: 15	Tempo di preparazione: 20 minuti	Tempo di cottura: -

Kcal per 10 g: 65; Carboidrati 0 g; Proteine 0,4 g; Grassi 7 g.

INGREDIENTI

200 g olio di semi di
girasole
1 uovo medio
1 tuorlo
Sale e pepe q.b.
20 ml succo di limone

PROCEDIMENTO

Versare nel bicchiere l'uovo e il tuorlo a temperatura ambiente, il sale e il pepe, 2 cucchiai d'olio e un po' di limone.
Frullare alla massima potenza per alcuni secondi, fino a quando gli ingredienti non si sono amalgamati tra loro. A questo punto, aggiungere il restante olio e succo di limone e continuare a frullare per circa 1 minuto. Mettere in frigo per 10/15 minuti prima di servire.
Conservare in un barattolo di vetro e consumare entro 1-2 giorni dalla preparazione.

MAIONESE ALLO YOGURT

Porzioni: 15	Tempo di preparazione: 20 minuti	Tempo di cottura: -

Kcal per 10 g: 34; Carboidrati 0,1 g; Proteine 0,7 g; Grassi 3,4 g.

INGREDIENTI

1 uovo medio
100 g olio di semi di
mais
125 g yogurt greco 0%
grassi
10 ml succo di limone

PROCEDIMENTO

Versare delicatamente, in un bicchiere da frullatore a immersione un uovo a temperatura ambiente, senza rompere il tuorlo. Aggiungere l'olio di semi, il sale, il pepe e il succo di limone.
Azionare il frullatore a immersione prima delicatamente e poi alla massima potenza, fino ad ottenere una consistenza cremosa.
Posizionare la maionese in una ciotolina ed aggiungere lo yogurt greco, amalgamando fino ad ottenere una salsa omogenea.
Mettere in frigo per 10/15 minuti prima di servire.
Conservare in un barattolo di vetro e consumare entro 1-2 giorni dalla preparazione.

MAIONESE LEGGERA

Porzioni: 15	Tempo di preparazione: 20 minuti	Tempo di cottura: -

Kcal per 10 g: 55; Carboidrati 0; Proteine 0,5; Grassi 5,9 g.

INGREDIENTI

1 uovo medio
100 g olio di semi di
mais
5 g senape
10 ml succo di limone

PROCEDIMENTO

Versare delicatamente, in un bicchiere da frullatore a immersione un uovo a temperatura ambiente, senza rompere il tuorlo. Aggiungere l'olio di semi, il sale e il pepe, la senape e il succo di limone.
Azionare il frullatore a immersione prima delicatamente e poi alla massima potenza, fino ad ottenere una consistenza cremosa.
Mettere in frigo per 10/15 minuti prima di servire.
Conservare in un barattolo di vetro e consumare entro 1-2 giorni dalla preparazione..

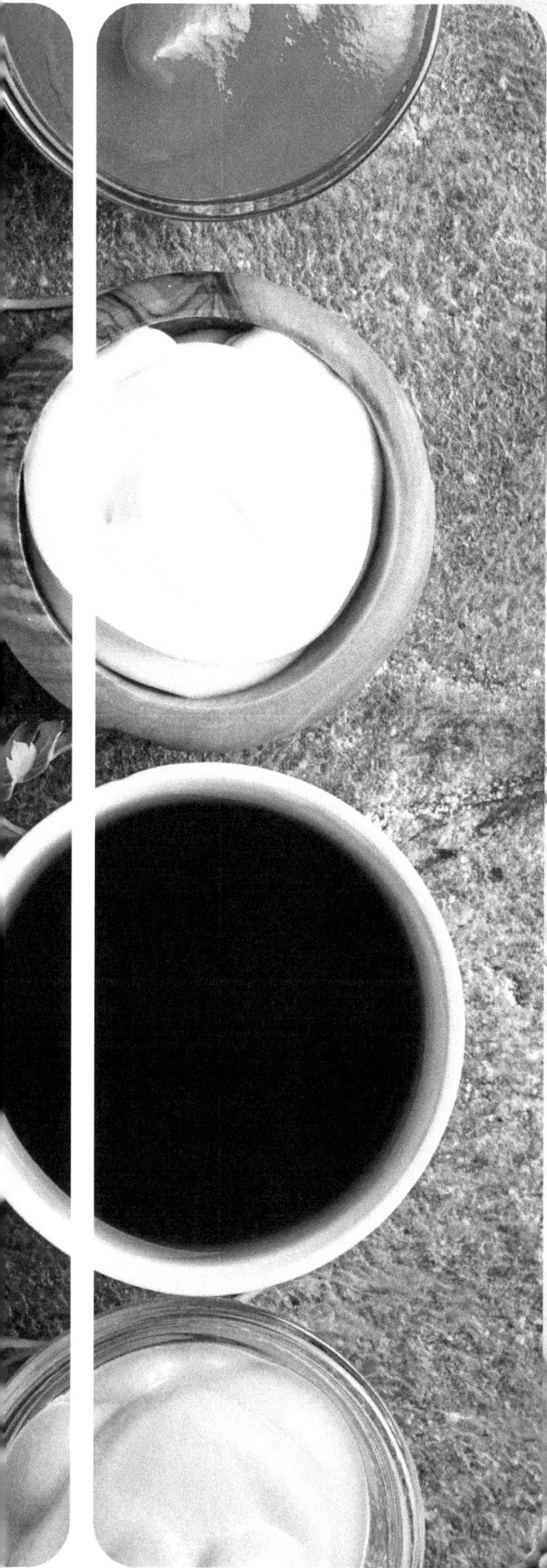

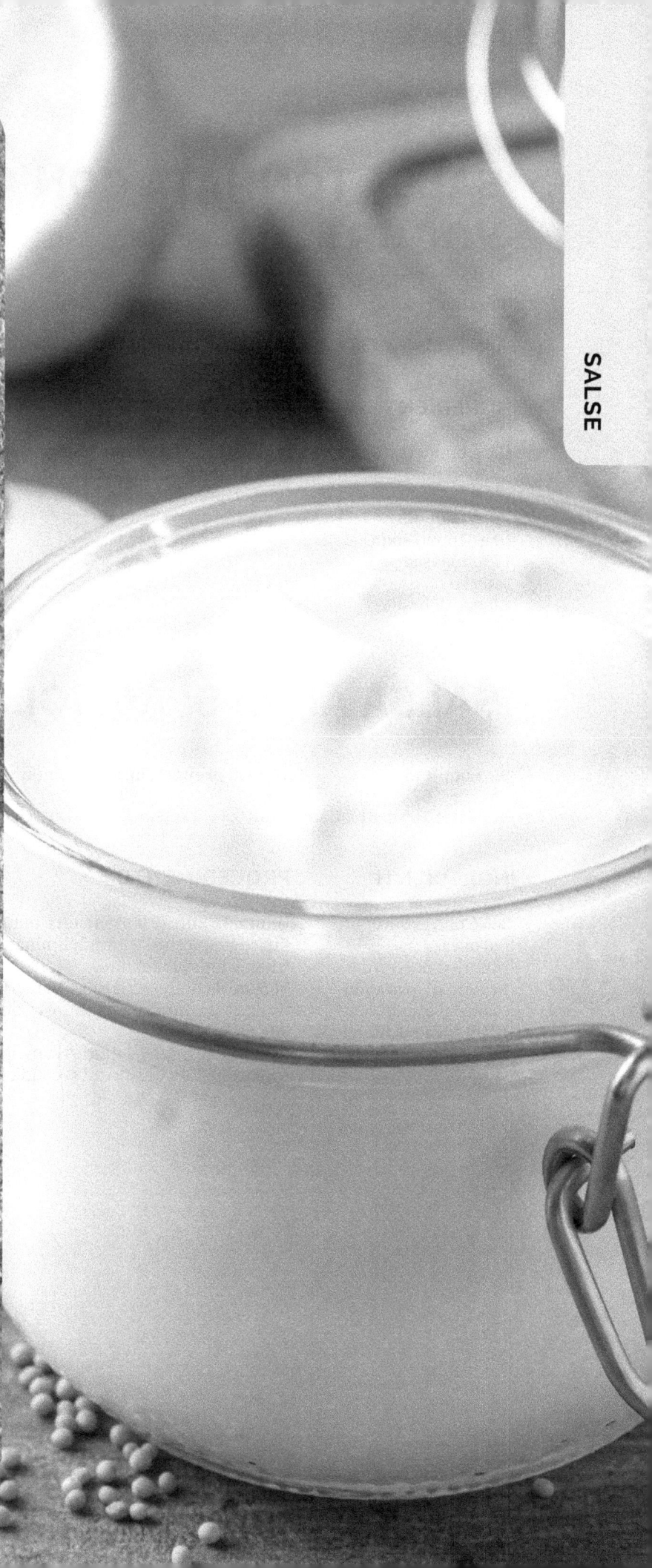

SALSA TONNATA CON AVOCADO E YOGURT

| Porzioni: 10 | Tempo di preparazione: 10 minuti | Tempo di cottura: - |

Kcal per 100 g: 355; Carboidrati 0,7 g; Proteine 10,5 g; Grassi 35,3 g.

INGREDIENTI

150 g tonno sott'olio sgocciolato
150 g avocado
120 g maionese
10 g capperi sotto sale
1 limone (scorza e succo)
4 foglie di basilico

PROCEDIMENTO

Frullare in un mixer tutti gli ingredienti insieme fino a che non si saranno amalgamati e si sarà formata una crema.
Conservare in frigo per massimo 3-4 giorni in un barattolo di vetro.

SALSA AIOLÌ SPAGNOLA

| Porzioni: 15 | Tempo di preparazione: 16 minuti | Tempo di cottura: - |

Kcal per 100 g: 814; Carboidrati 0,5 g; Proteine 2,3 g; Grassi 80,6 g.

INGREDIENTI

300 g olio extravergine d'oliva
2 tuorli d'uovo crudi
1 tuorlo d'uovo sodo
4 spicchi d'aglio
10 ml succo di limone
Sale e pepe bianco q. b.

PROCEDIMENTO

Utilizzare tutti gli ingredienti a temperatura ambiente.
Pulire gli spicchi d'aglio ed eliminare il germe. Pestarli con un mortaio o in alternativa tritateli finissimamente.
Versare il composto d'aglio in un frullatore a immersione e unire i tuorli crudi.
Frullare il composto ed unire a filo l'olio d'oliva, fino ad ottenere una salsa simile alla maionese.
Aggiungere infine, il tuorlo d'uovo sodo sbriciolato, il succo di limone, sale e pepe e frullare ancora per alcuni secondi. Far riposare in frigo prima di servire.

SALSA TAPENADE

Porzioni: 15	Tempo di preparazione: 12 minuti	Tempo di cottura: -

Kcal per 10 g: 131; Carboidrati 1,4 g; Proteine 3,6 g; Grassi 12,2 g.

INGREDIENTI

70 g olive nere denocciolate
70 g olive verdi
50 g olio extravergine di oliva
30 g capperi sotto sale, risciacquati
4 acciughe sott'olio
1 pomodoro secco

PROCEDIMENTO

Frullare in un mixer tutti gli ingredienti fino a raggiungere una consistenza omogenea.

SALSA ALLO YOGURT GRECO ED ERBA CIPOLLINA

Porzioni: 10	Tempo di preparazione: 20 minuti	Tempo di cottura: -

Kcal per 100 g: 187; Carboidrati 2,8 g; Proteine 7,3 g; Grassi 16,3 g.

INGREDIENTI

300 g yogurt greco 5% grassi
70 g di maionese
20 g senape
50 g erba cipollina fresca
½ limone
Sale e pepe q. b.

PROCEDIMENTO

Tritare finemente l'erba cipollina. Spremere ½ limone. Unire lo yogurt greco, maionese e senape e mescolare.

Aggiungere l'erba cipollina ma tenerne da parte circa 10 g per decorare, il succo di limone, un pizzico di sale, un pizzico di pepe e mescolare in modo da rendere la salsa omogenea.

Mettere la salsa nel piatto con un cucchiaio e decorare con l'erba cipollina rimasta, posizionandola sopra.

SALSA AL PREZZEMOLO E LIMONE

Porzioni: 15	Tempo di preparazione: 5 minuti	Tempo di cottura: -

Kcal per 10 g: 35; Carboidrati 0,2 g; Proteine 0,5 g; Grassi 3,7 g.

INGREDIENTI

50 g maionese
50 g yogurt greco 5%
1 limone spremuto
1 cucchiaio prezzemolo
   tritato
1 spicchio d'aglio
   spremuto
Pepe ed erba cipollina a
   piacere

PROCEDIMENTO

Unire tutti gli ingredienti e mescolare fino a raggiungere una consistenza omogenea.

SALSA TZATZIKI

Porzioni: 4	Tempo di preparazione: 10 minuti + 20 minuti di riposo	Tempo di cottura: -

Kcal per porzione: 141; Carboidrati 2,7 g; Proteine 6,9 g; Grassi 11,4 g

INGREDIENTI

300 g yogurt greco 5%
1 spicchio d'aglio
100 g cetriolo
30 g olio extravergine
   d'oliva
10 ml aceto di vino
   bianco
10 ml di succo di limone
Mix di erbe aromatiche
   (prezzemolo, aneto,
   erba cipollina,
   origano, scorza
   grattugiata di limone a
   piacere)
Sale e pepe q. b.

PROCEDIMENTO

Togliere la buccia al cetriolo, sciacquarlo e grattugiarlo in una ciotola e lasciarlo scolare dell'acqua in eccesso per circa 20 minuti.
Aggiungere l'aglio tritato, lo yogurt, l'olio, l'aceto e le spezie. Frullare il tutto. Aggiungere sale e pepe quanto basta e servire.

Pane, Pizza e Lievitati

PANCAKE SALATI CHETO

Porzioni: 1 | **Tempo di preparazione:** 7 minuti | **Tempo di cottura:** 15 minuti

Kcal per porzione: 283; Carboidrati 1,2 g; Proteine 12,6 g; Grassi 24,5 g.

INGREDIENTI

20 g farina di mandorle
30 g formaggio
   spalmabile
1 uovo medio
Sale q.b.

PROCEDIMENTO

Unire tutti gli ingredienti nel mixer.
In un padellino antiaderente mettere a scaldare a fuoco basso, un po' di olio di cocco e mettere 1/3 dell'impasto a cuocere, solo quando il pentolino sarà ben caldo.
Quando inizierà a solidificarsi ai bordi e sulla superficie, girare il pancake e cuocere per un minuto dall'altro lato.
Ripetere il procedimento per altre 2 volte.

CALZONI RIPIENI

Porzioni: 6 | **Tempo di preparazione:** 10 minuti di riposo + 20 minuti. | **Tempo di cottura:** 25 minuti circa

Kcal per porzione: 237; Carboidrati 2 g; Proteine 11,9 g; Grassi 17,5 g.

INGREDIENTI

50 g fibra di bambù
10 g farina di cuticole di
   psillio
5 g fibra d'avena
1 g gomma di xantano
1 uovo medio
10 g olio extravergine
   d'oliva
180 g acqua calda
Un pizzico di sale

PER IL RIPIENO

50 g salsa di pomodoro
Origano
100 g prosciutto cotto
100 g mozzarella
   grattugiata

PER LA PANATURA

60 g farina di sesamo
1 uovo medio
20 g olio extravergine
   d'oliva

PROCEDIMENTO

Preriscaldare il forno a 200°.
Mescolare insieme gli ingredienti secchi (ad eccezione della farina di sesamo).
Unire 1 uovo, l'olio e l'acqua e impastare fino ad ottenere un composto omogeneo.
Far riposare l'impasto per una decina di minuti.
Nel frattempo preparare in un piatto l'uovo leggermente sbattuto e in un altro piatto la farina di semi di sesamo.
Formare delle palline con l'impasto e stenderle con l'aiuto di un mattarello. Farcire con il pomodoro, un filo d'olio, un pizzichino di origano, la mozzarella grattugiata e il prosciutto cotto.
Richiuderli su se stessi e riporli su una teglia unta con l'olio d'oliva.
Cuocere in forno per circa 25 minuti o fino a doratura.
Volendo, si possono anche friggere.

BAGEL CHETO

Porzioni: 4	Tempo di preparazione: 7 minuti	Tempo di cottura: 15 minuti

Kcal per porzione: 283; Carboidrati 2,1 g; Proteine 11,1 g; Grassi 20,1 g.

INGREDIENTI

120 g mozzarella grattugiata
60 g farina di nocciole
1 uovo medio
20 g mascarpone
20 g olio extravergine d'oliva
5g lievito istantaneo per salati
Sale q.b.
Paprika dolce

PROCEDIMENTO

Preriscaldare il forno a 220°.
In una ciotola unire la mozzarella, la farina di nocciole, il mascarpone, l'uovo, il lievito, le spezie e mescolare. Dividere l'impasto in 4 parti, formare delle palline e dare la forma del bagel, aiutandosi con un bicchierino per il buco al centro. Posizionare i bagels su di una teglia ricoperta con carta da forno, spennellare con l'olio d'oliva e cuocere a 220° per 15 minuti. Servire.

FOCACCIA CON FARINA DI ARACHIDI

Porzioni: 4	Tempo di preparazione: 5 minuti	Tempo di cottura: 15 minuti

Kcal per porzione: 135; Carboidrati 1 g; Proteine 7,9 g; Grassi 11 g.

INGREDIENTI

3 uova medie
45 g farina di arachidi
5g lievito istantaneo per salati
10 g burro
Origano
Sale grosso q.b.
Sale e pepe q. b.

PROCEDIMENTO

Unire la farina, le uova, il lievito, sale, pepe e mescolare fino ad ottenere un composto omogeneo.
Scaldare una padella e ungerla col burro.
Far cuocere per 15 minuti a fuoco basso con coperchio, da un lato e dall'altro.
Guarnire con origano e sale grosso prima di servire.
I tempi di cottura variano in base alla grandezza della padella utilizzata.

SCHIACCIATA CROCCANTE ALLE MANDORLE

Porzioni: 4	Tempo di preparazione: 12 minuti	Tempo di cottura: 15 minuti

Kcal per porzione: 361; Carboidrati 1,8 g; Proteine 14,8 g; Grassi 32 g.

INGREDIENTI

150 g farina di mandorle
60 g parmigiano grattugiato
5 g farina di cuticole di psillio
2 albumi
30 g olio extravergine d'oliva
100 g acqua
Sale q.b.
Origano, rosmarino

PROCEDIMENTO

Unire gli ingredienti secchi, ad eccezione dell'origano e del rosmarino ed aggiungere gli altri, tenendo per ultima l'acqua. Impastare fino ad ottenere un impasto omogeneo.
Formare una palla e lasciar riposare per qualche minuto.
Stendere l'impasto sulla carta da forno, con il mattarello e dare la forma rotonda, dello spessore di ½ cm. Aggiungere l'origano e il rosmarino.
Cuocere in forno a 180 ° per 10 minuti. Condire a piacere ed infornare ancora per 5 minuti.

PANBAULETTO

Porzioni: 8	Tempo di preparazione: 15 minuti	Tempo di cottura: 60 minuti

Kcal per porzione: 131; Carboidrati 1,1 g; Proteine 7 g; Grassi 10,5 g.

INGREDIENTI

200 g albumi
50 g farina di semi di lino
50 g farina di mandorle
25 g farina di noci
6 g farina di cuticole di psillio
5 g lievito istantaneo per salati
10 ml aceto di mele
Sale q. b.
40 g semi misti

PROCEDIMENTO

Unire gli ingredienti secchi (ad eccezione dei semi misti). Montare gli albumi a neve ben ferma, aggiungere l'aceto e delicatamente le farine. Foderare uno stampo per plumcake con carta da forno e depositarci l'impasto. Lasciar lievitare per circa 2 ore. Distribuire i semi misti sulla superficie del pane.
Cuocere in forno ventilato e preriscaldato a 180° per 60 minuti.

PANE AL MICROONDE

Porzioni: 2	Tempo di preparazione: 8 minuti	Tempo di cottura: 3 minuti

Kcal per porzione: 182; Carboidrati 4,5 g; Proteine, 6,7 g; Grassi 14,2 g.

INGREDIENTI

1 uovo medio
40 g formaggio
  spalmabile
10 g fibra di bambù
30 g semi di lino
  macinati
5g lievito istantaneo per
  salati
Un pizzico di sale

PROCEDIMENTO

Mescolare l'uovo con il formaggio. Aggiungere gli altri ingredienti e amalgamare rapidamente.
Dividere in 2 l'impasto e posizionare le due parti in contenitori per microonde.
Cuocere alla max potenza per circa 3 minuti.

PANE ALLE NOCI

Porzioni: 10	Tempo di preparazione: 10 minuti	Tempo di cottura: 40 minuti

Kcal per porzione: 252; Carboidrati 3 g; Proteine 12,4 g; Grassi 20,2 g.

INGREDIENTI

500 g albume
300 g farina di mandorle
50 g noci
20 g olio extravergine
5 g sale

PROCEDIMENTO

Spezzettare le noci. In una ciotola unire tutti gli ingredienti e frullare il tutto con una frusta elettrica.
Versare l'impasto in uno stampo per plumcake ricoperto con carta da forno, cospargere con l'olio e cuocere in forno a 200° per 40 minuti circa. Fare la prova dello stecchino prima di toglierlo dal forno. Far raffreddare prima di servire. È consigliabile servirlo tostato.

PANE CHETO AI SEMI

| **Porzioni:** 10 | **Tempo di preparazione:** 15 minuti | **Tempo di cottura:** 25 minuti |

Kcal per porzione: 178; Carboidrati 3 g; Proteine 8,9 g; Grassi 14,3 g.

INGREDIENTI

100 g farina di mandorle
30 g farina di cocco
    degrassata
50 g farina di lino
20 g farina di cuticole di
    psillio
50 g burro d'arachidi
    100%
3 uova medie
250 g acqua tiepida
3 g lievito istantaneo
10 g mix di semi
Un pizzico di sale
Un pizzico di eritritolo

PROCEDIMENTO

Preriscaldare il forno a 200°. In una ciotola unire le farine, lo psillio, il lievito, sale ed eritritolo.
Aggiungere alle farine le uova, il burro d'arachidi e l'acqua tiepida e impastare con le mani per amalgamare tra loro tutti gli ingredienti. Coprire con la carta da forno uno stampo per pane e versarci dentro l'impasto, dandogli la forma con le mani umide. Spennellare con acqua la superficie e posizionare sopra il mix di semi. Cuocere in forno per circa 20/25 minuti.

PANE CHETO CON FARINA DI MANDORLE

| **Porzioni:** 10 | **Tempo di preparazione:** 20 minuti | **Tempo di cottura:** 30 minuti |

Kcal per porzione: 226; Carboidrati 1,7 g; Proteine 8,1 g; Grassi 20,8 g.

INGREDIENTI

3 uova medie
300 g farina di mandorle
60 g burro
15 g farina di cuticole di
    psillio
1 cucchiaino di cremor
    tartaro

PROCEDIMENTO

Unire farina di mandorle, psillio, cremor tartaro e sale. Far sciogliere il burro nel microonde o in un pentolino e far raffreddare. Separare le uova e montare a neve gli albumi. Montare i tuorli, unire il burro raffreddato e il composto con le mandorle; amalgamare tutti gli ingredienti insieme. Aggiungere delicatamente gli albumi con un movimento dal basso verso l'alto ed incorporare al composto. Aggiungere poco per volta l'acqua, continuando a mescolare. Posizionare della carta da forno in uno stampo per pane e metterci dentro l'impasto in maniera uniforme. Cuocere in forno preriscaldato a 180° per 30 minuti.

PANE CHETO ALLA CHIA

Porzioni: 6	Tempo di preparazione: 1 h di riposo + 20 minuti.	Tempo di cottura: 40 minuti

Kcal per porzione: 201; Carboidrati 2 g; Proteine 9,3 g; Grassi 16,4 g.

INGREDIENTI

100 g farina di mandorle
50 g farina di semi di lino
40 g farina di semi di chia
1 g lievito di birra secco
15 g farina di cuticole di psillio
100 g albume
150 g acqua calda
40 g aceto di mele
2 g sale
½ cucchiaino di bicarbonato
20 g semi misti come decorazione

PROCEDIMENTO

In una ciotola unire insieme gli ingredienti secchi ed aggiungere mano a mano gli ingredienti liquidi, impastando con le mani. Dare la forma desiderata del pane. Lasciar riposare per 1 h ora, coperto con un canovaccio. Cuocere in forno preriscaldato a 180° per circa 40 minuti. Servire a fette.

PANE AI SEMI DI LINO DORATI

Porzioni: 6	Tempo di preparazione: 30 minuti di riposo + 15 minuti.	Tempo di cottura: 55 minuti circa

Kcal per porzione: 270; Carboidrati 1,1 g; Proteine 9,1 g; Grassi 24,5 g.

INGREDIENTI

200 g formaggio spalmabile
100 g farina di semi di lino dorati
4 uova medie
25 g farina di cuticole di psillio
25 g olio extravergine d'oliva
5g lievito istantaneo per salati
¼ cucchiaino di cumino (*facoltativo*)
Semi misti (*sesamo, girasole, zucca*)
Sale q. b.

PROCEDIMENTO

Unire in una ciotola la farina di semi di lino e la cuticola di psillio. In un'altra ciotola unire il formaggio spalmabile con le uova e mescolare; aggiungere a mano a mano gli ingredienti secchi.

Impastare fino ad ottenere un impasto omogeneo. Dare la forma desiderata, spennellare con l'olio d'oliva e distribuire i semi. Cuocere in forno preriscaldato su una teglia ricoperta con carta da forno a 160° per 55 minuti. Una volta cotto, avvolgere in un canovaccio per circa 30 minuti. Servire a fette.

PANE DOLCE/SALATO

Porzioni: 12	Tempo di preparazione: 20 minuti di riposo + 20 minuti.	Tempo di cottura: 45 minuti

Kcal per porzione: 189; Carboidrati 1,2 g; Proteine 6,7 g; Grassi 16,3 g.

INGREDIENTI

6 uova medie
60 g farina di cocco
50 g farina di semi di lino
20 g farina di cuticole di psillio
5 g eritritolo
80 g olio extravergine d'oliva
80 g acqua
30 g semi di zucca
10 g lievito istantaneo per salati
5 g sale
½ cucchiaino di cannella in polvere
45 g semi misti (15 g semi di chia, 15 g semi di sesamo, 15 g semi di girasole)

PROCEDIMENTO

Preriscaldare il forno a 190°. In una ciotola unire le uova, l'acqua, l'olio e frullare. Aggiungere gli altri ingredienti e frullare o con impastatrice o con fruste elettrice o a mano, fino ad ottenere un impasto omogeneo. Rivestire con carta da forno uno stampo per plumcake e versarci dentro il composto.

Cospargere la superficie con i semi misti. Cuocere per 45 minuti, fino a doratura della superficie. Lasciar riposare per 20 minuti prima di rimuovere il pane dallo stampo.

PANE IN PADELLA

Porzioni: 6	Tempo di preparazione: 30 minuti di riposo + 15 minuti	Tempo di cottura: 30 minuti

Kcal per porzione: 217; Carboidrati 1,9 g; Proteine 12,1 g; Grassi 17,9 g.

INGREDIENTI

100 g yogurt greco 5%
100 g mozzarella per pizza
3 uova medie
10 g farina di cuticole di psillio
75 g farina di mandorle
10 g semi di lino
10 g semi di zucca
½ bustina di lievito istantaneo per salati
20 g olio di cocco
Un pizzico di sale

PROCEDIMENTO

Sbattere le uova con il pizzico di sale fino a renderle spumose. Aggiungere gli altri ingredienti (ad eccezione dei semi). Far riposare l'impasto per circa 30 minuti.
In una padella mettere i semi e stendere l'impasto con le mani.
Cuocere a fuoco basso con coperchio per una ventina di minuti.
Girare il pane, con l'aiuto di un piatto e far cuocere anche dall'altro lato per altri 10 minuti circa.

PANE NERO

Porzioni: 10	Tempo di preparazione: 10 minuti	Tempo di cottura: 30 minuti

Kcal per porzione: 198; Carboidrati 0,9 g; Proteine 10 g; Grassi 15,5 g.

INGREDIENTI

4 uova medie
100 g farina di mandorle
75 g farina di canapa
75 g farina di semi di lino
½ cucchiaino di aglio in polvere
20 ml aceto di mele
25 g olio extravergine d'oliva
1 cucchiaino di bicarbonato
Sale q. b.
5 g olio extravergine d'oliva
30 g mix di semi

PROCEDIMENTO

Preriscaldare il forno a 180°. Mescolare insieme gli ingredienti secchi (ad eccezione del mix di semi)

Mescolare insieme gli ingredienti liquidi (ad eccezione dei 5 g d'olio). Unirli tra loro girando con una forchetta finché non si sia tutto ben amalgamato. Foderare con carta da forno un piccolo stampo per plumcake e metterci l'impasto dentro. Spennellare il pane con i 5 g d'olio e distribuire il mix di semi.

Cuocere il pane nero per circa mezz'ora, facendo la prova dello stecchino prima di sfornare.

PANE SENZA UOVA

Porzioni: 10	Tempo di preparazione: 24 minuti	Tempo di cottura: 55 minuti

Kcal per porzione: 265; Carboidrati 2,2 g; Proteine 8,1 g; Grassi 24,3 g.

INGREDIENTI

300 g farina di mandorle
60 g farina di cocco
40 g farina di semi di lino
45 g farina di cuticole di psillio
1 bustina di lievito istantaneo
25 g olio extravergine d'oliva
1 cucchiaino di aceto di mele
480 g acqua tiepida
Sale q. b.

PROCEDIMENTO

In una grande ciotola unire le farine e mescolare. Aggiungere i liquidi e mescolare prima con una spatola poi impastare con le mani leggermente bagnate. Lasciar riposare nella ciotola per 10 minuti.

Dare la forma desiderata al pane. Oleare la superficie di una teglia ricoperta con carta da forno e depositarvici sopra il panetto. Cuocere in forno preriscaldato e ventilato a 200° per 55 minuti.

Fare la prova con lo stecchino e se dovesse risultare ancora umido, coprirlo con un foglio di carta stagnola e far cuocere ancora per una decina di minuti.

Una volta cotto, lasciarlo raffreddare totalmente prima di affettarlo (ci vorranno circa 2 ore).

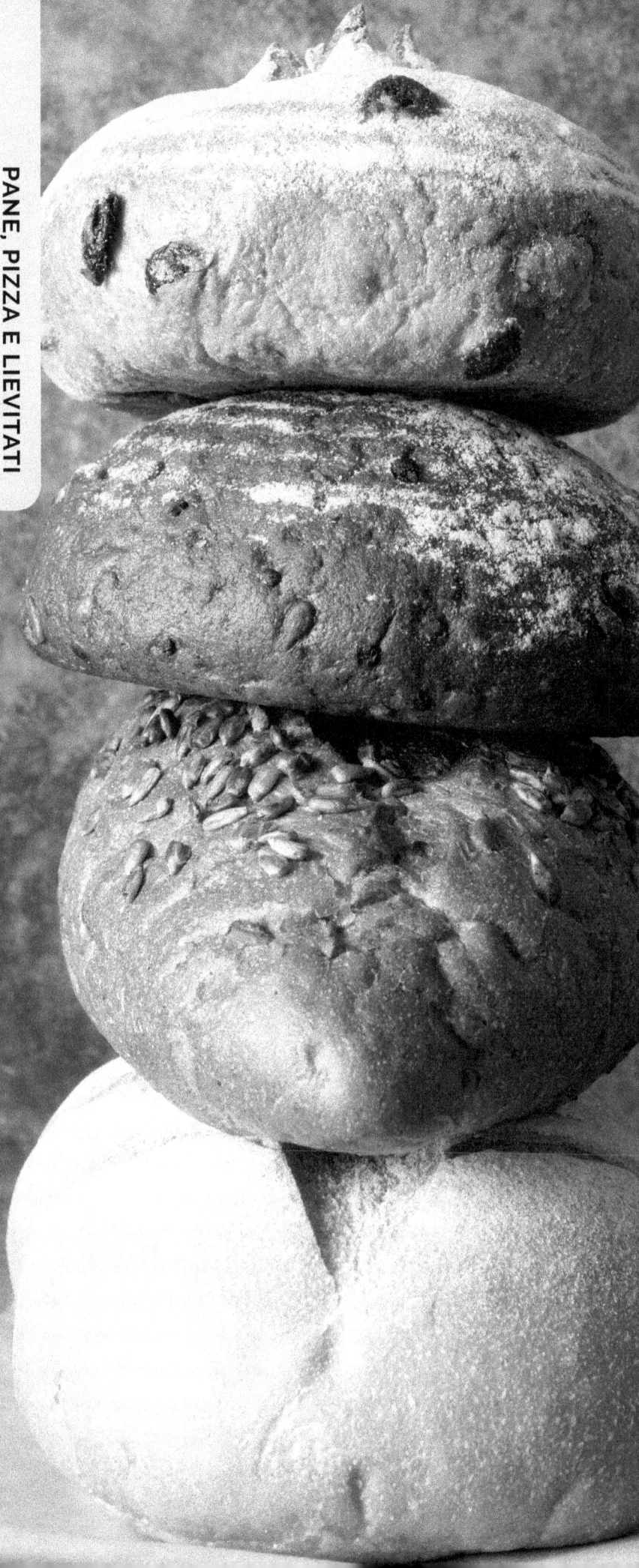

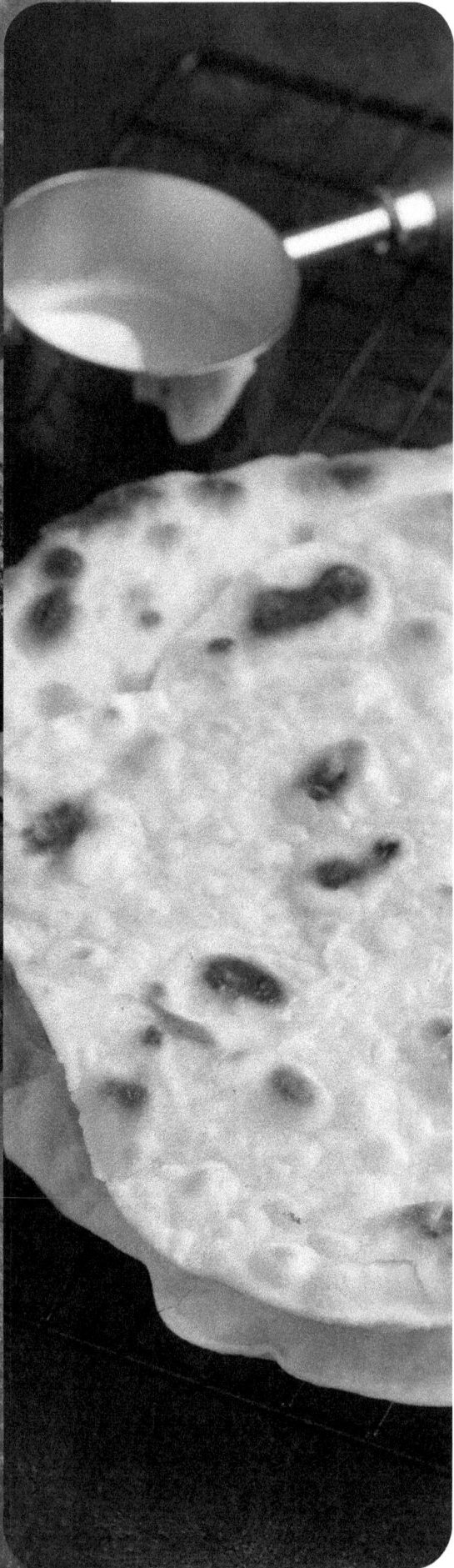

PANINI ALLA RICOTTA

Porzioni: 6	Tempo di preparazione: 45 minuti di riposo + 15 minuti	Tempo di cottura: 30 minuti

Kcal per porzione: 167; Carboidrati 0,9 g; Proteine 7 g; Grassi 15 g.

INGREDIENTI

100 g ricotta
2 uova medie
30 g farina di semi di lino dorati
25 g olio extravergine d'oliva
10 ml aceto
5g lievito istantaneo per salati
3 g sale
60 g semi misti

PROCEDIMENTO

Riporre la ricotta in una scolapasta e lasciarla scolare. In una ciotola unire le uova, la ricotta, il sale rosa, l'aceto e mescolare con le fruste elettriche fino a formare un composto cremoso. Aggiungere la farina di semi di lino dorati, mescolare e far riposare l'impasto per 15 minuti. Aggiungere il lievito, mescolare e formare delle palline con le mani inumidite. Cuocere in forno preriscaldato e ventilato a 200° per 30 minuti. Passato il tempo lasciare i panini in forno spento per almeno 10 minuti.

PIADINA CHETO

Porzioni: 4	Tempo di preparazione: 20 minuti	Tempo di cottura: 5 minuti

Kcal per porzione: 114; Carboidrati 0; Proteine 1,9 g; Grassi 10,4 g.

INGREDIENTI

100 g fibra di bambù
20 g farina di cuticole di psillio
5g lievito istantaneo per salati
1 uovo medio
40 g olio extravergine d'oliva
200 g acqua calda
10 ml aceto
Sale q. b.

PROCEDIMENTO

In una ciotola unire e mescolare la fibra di bambù, la fibra di psillio, il lievito istantaneo, sale. Aggiungere l'olio d'oliva, l'uovo, l'aceto e l'acqua calda.
Impastare energicamente l'impasto con le mani leggermente umide, per circa 5/6 minuti fino a che tutti gli ingredienti non si siano amalgamati fra loro. Aggiungere un goccio di acqua, se dovesse risultare troppo duro. È normale se l'impasto risulta sabbioso e con crepature. Dividere in 4 parti uguali l'impasto. Con un mattarello stendere ogni parte di impasto, fino a formare uno strato sottile. Utilizzare un piatto come stampo, rimuovendo eventuali eccessi di impasto.
Scaldare una padella antiaderente e far cuocere la piadina per un paio di minuti per lato. Conservare in frigo per qualche giorno coperte con la pellicola.

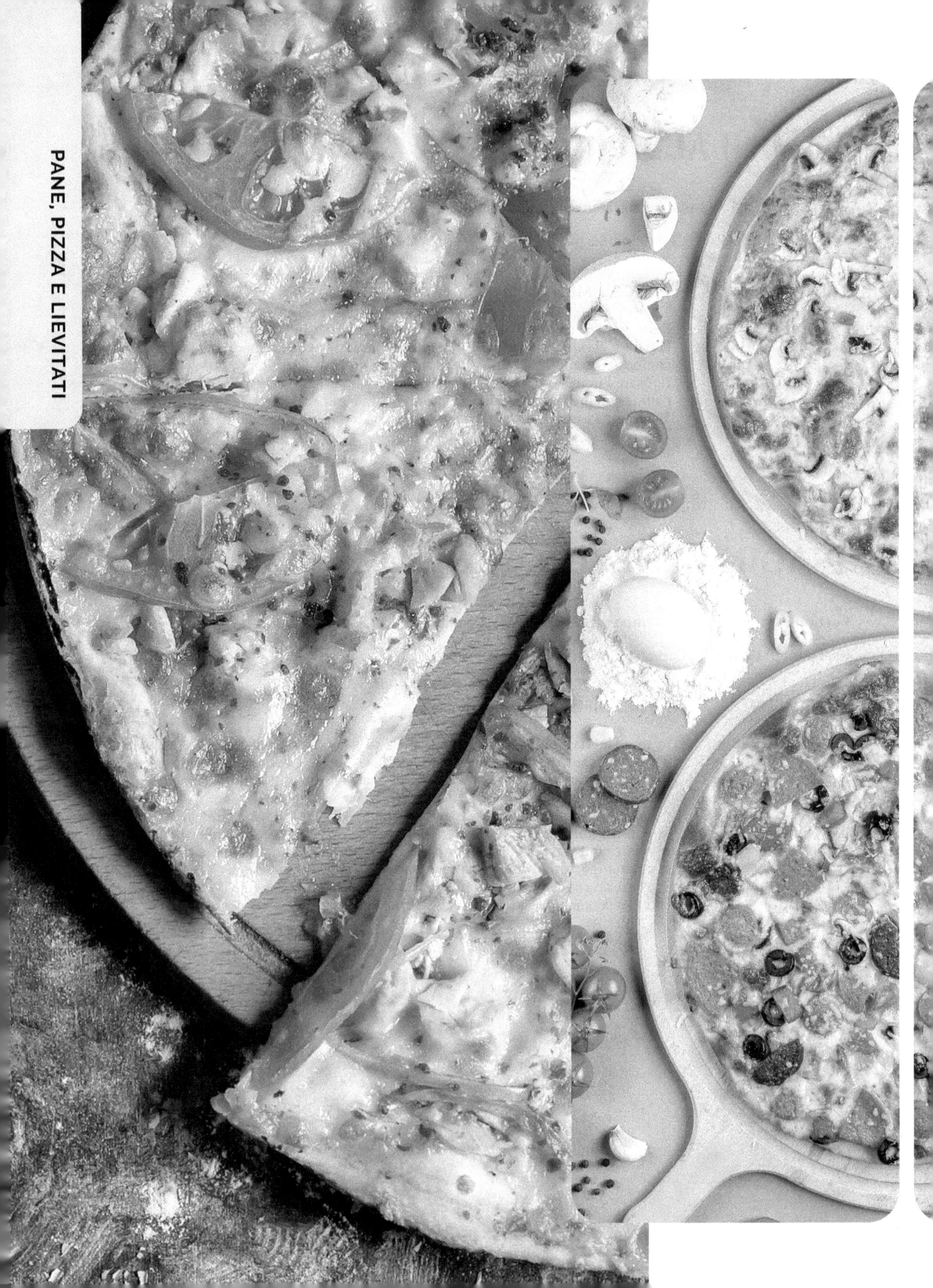

PIZZA MARGHERITA

Porzioni: 4 | **Tempo di preparazione:** 15 minuti | **Tempo di cottura:** 40 minuti

Kcal per porzione: 465; Carboidrati 4,9 g; Proteine 20,6 g; Grassi 31,9 g.

INGREDIENTI PER LA BASE

110 g farina di mandorle
1 uovo medio, sodo
60 g formaggio spalmabile
130 g mozzarella grattugiata
20 g olio extravergine d'oliva
10 g farina di semi di lino
20 g parmigiano grattugiato
Sale q. b.

PER LA FARCITURA

20 g salsa di pomodoro
100 g mozzarella per pizza
Un pizzico di origano
½ cucchiaino di paprika dolce
Basilico

PROCEDIMENTO

Unire tutti gli ingredienti per la base, mescolare e stendere tra due fogli di carta da forno leggermente inumidite, con un mattarello e cuocere per 5 minuti a 180° con la carta da forno.

Nel frattempo in una ciotolina, unire alla salsa di pomodoro, l'olio rimanente, un pizzico di sale, l'origano e la paprika dolce e mescolare.

Tirare fuori dal forno, aggiungere la salsa di pomodoro condita e la mozzarella per pizza tritata. Far cuocere per 5/10 minuti nella parte alta del forno.

Servire con del basilico.

Se non vengono consumate tutte le porzioni, suddividerle e conservare incartate singolarmente in congelatore. Scongelare direttamente in forno.

PIZZA ZUCCA, LARDO PANCETTATO E SCAMORZA

Porzioni: 4	Tempo di preparazione: 20 minuti	Tempo di cottura: 50 minuti

Kcal per porzione: 557; Carboidrati 2,9 g; Proteine 32,2 g; Grassi 46,4 g.

INGREDIENTI

260 g albumi
4 uova medie
200 g farina di semi di lino

40 g salsa di pomodoro
60 g mozzarella grattugiata
100 g zucca
80 g lardo pancettato
40 g scamorza affumicata
15 g olio extravergine d'oliva
Un pizzico di origano
Basilico

PROCEDIMENTO

Pulire la zucca e tagliarla a fette sottili. Cuocere in forno ventilato a 180° per 10/15 minuti.

In una ciotola unire gli albumi, le uova, la farina di semi di lino, un pizzico di sale e montare il composto con le fruste elettriche. Distribuire l'impasto in una teglia ricoperta con carta da forno. Livellare con un mattarello e un foglio di carta da forno. Modellare con le dita inumidite. Cuocere in forno preriscaldato e ventilato per 15 minuti a 200°. In una ciotolina unire la salsa di pomodoro, l'olio, le spezie e mescolare. Condire la pizza con la salsa di pomodoro, la mozzarella, la scamorza a fettine, la zucca e il lardo pancettato. Cuocere nuovamente in forno ventilato per altri 10 minuti. Servire calda.

PIZZETTE CHETO

Porzioni: 2	Tempo di preparazione: 17 minuti	Tempo di cottura: 20 minuti

Kcal per porzione: 403; Carboidrati 5,9 g; Proteine 20,7 g; Grassi 33,7 g.

INGREDIENTI

80 g mozzarella grattugiata
40 g farina di mandorle
20 g farina di semi di lino
20 g farina di semi di zucca
2 uova medie
5g lievito istantaneo per salati
30 g salsa di pomodoro
4 g olio extravergine
40 g mozzarella grattugiata
Origano

PROCEDIMENTO

Preriscaldare il forno a 220°.
Unire la farina di mandorle con le farine di semi. Unire la mozzarella grattugiata, l'uovo, lievito e sale e mescolare il fino ad ottenere una consistenza omogenea. Dividere l'impasto in due e stendere le due parti con un mattarello fino all'altezza che si desidera. Mettere le pizzette in forno su di una teglia ricoperta di carta da forno e cuocere per una decina di minuti o fino a quando non inizia a colorarsi più scura. Togliere dal forno ed aggiungere sopra, la salsa di pomodoro, l'origano, un filo d'olio e la mozzarella grattugiata. Rimettere le pizzette in forno e far cuocere per altri 5 minuti, finché non avranno preso un bel colore.

PIZZA CAVOLFIORE AI 5 FORMAGGI

| **Porzioni:** 4 | **Tempo di preparazione:** 42 minuti | **Tempo di cottura:** 35 minuti |

Kcal per pizza: 388; Carboidrati 5,6 g; Proteine 19,3 g; Grassi 29,4 g.

INGREDIENTI

PER LA BASE:
700 g cavolfiore
90 g formaggio spalmabile
1 uovo medio
20 g pecorino romano grattugiato
Sale e pepe q.b.

PER IL CONDIMENTO:
40 g mozzarella grattugiata
40 g gorgonzola
40 g scamorza affumicata
40 g stracchino
40 g brie
35 g olio extravergine d'oliva

PROCEDIMENTO

Pulire il cavolfiore e lavarlo. Rimuovere le foglie esterne e ridurlo in pezzetti. Tritare il cavolfiore nel mixer. Mettere in una pentola grande, un dito d'acqua e portare a bollore. Aggiungere il cavolfiore e cuocere per 4 minuti; scolarlo e strizzarlo con un canovaccio. Mettere il cavolfiore in una ciotola ed aggiungere l'uovo, il pecorino, il formaggio spalmabile e le spezie. Mescolare bene. Stendere la base con un mattarello con due fogli di carta da forno e dare la forma modellando con le dita. Spennellare la base con un po' d'olio d'oliva. Cuocere in forno preriscaldato a 200° per circa 25 minuti. Tagliare a tocchetti i formaggi e distribuirli sulla base. Cuocere nuovamente in forno per altri 5/10 minuti. Servire con l'olio rimasto a crudo.

FOCACCIA FARCITA AL ROSMARINO

| **Porzioni:** 4 | **Tempo di preparazione:** 15 minuti | **Tempo di cottura:** 20 minuti |

Kcal per porzione: 511; Carboidrati 5,4 g; Proteine 30,3 g; Grassi 40,4 g

INGREDIENTI

200 g albumi
60 g farina di lupini
60 g farina di mandorle
120 g parmigiano grattugiato
10 g olio extravergine d'oliva
Rosmarino
Sale q.b.
80 g salmone affumicato
40 g patè di olive nere
100 g avocado
40 g maionese
80 g rucola
8 g olio extravergine di oliva

PROCEDIMENTO

Montare a neve gli albumi. Unire delicatamente le farine, il parmigiano e le spezie. Mescolare e stendere l'impasto in teglia. Spennellare la superficie con olio extra vergine e distribuire sulla superficie sale grosso e rosmarino. Cuocere in forno a 200° per 20 minuti.
Lasciare intiepidire, poi farcire con patè di olive, avocado a fettine, salmone, rucola e in ultimo olio e maionese.

PIZZA PROSCIUTTO E FUNGHI

| **Porzioni:** 4 | **Tempo di preparazione:** 30 minuti | **Tempo di cottura:** 15 minuti |

Kcal per porzione: 552; Carboidrati 6,6 g; Proteine 30,5 g; Grassi 43,2 g.

INGREDIENTI

PER LA BASE

170 g mozzarella grattugiata
185 g farina di mandorle
50 g formaggio spalmabile
1 uovo medio
Un pizzico di sale

PER LA FARCITURA

40 g salsa di pomodoro
40 g mozzarella grattugiata
100 g prosciutto cotto
100 g funghi sott'olio
Origano

PROCEDIMENTO

Preriscaldare il forno a 220°.

Sciogliere la mozzarella e il formaggio spalmabile insieme nel microonde.

In una ciotola unire l'uovo, i formaggi fusi, la farina di mandorle, il sale e mescolare bene tutti gli ingredienti.

Mettere l'impasto tra due fogli di carta da forno e stenderlo con un mattarello fino a renderlo sottile; formare una base rotonda oppure rettangolare.

Bucare la superficie con una forchetta e cuocere in forno per 10 minuti.

Nel frattempo mettere la passata in una ciotolina, aggiungere l'origano, un pizzico di sale e mescolare.

Togliere la base della pizza dal forno e distribuire sulla superficie la salsa. Distribuire uniformemente la mozzarella grattugiata, i funghi ed il prosciutto.

Cuocere la pizza in forno per altri 5 minuti e servire ben calda.

Piatti unici

FOCACCIA AGLI SPINACI E RICOTTA

INSALATA AL BACON

PARMIGIANA DI SEDANO RAPA

PARMIGIANA DI ZUCCHINE CON SCAMORZA

PARMIGIANA DI ZUCCHINE CREMOSA

PEPERONI RIPIENI

PIADINA CON SPECK, BRIE E POMODORI

PIZZA DI CAVOLFIORE CON MORTADELLA, BURRATA E PISTACCHI

PIZZA CON SPECK, BRIE E ZUCCHINE

POLPETTONE DI VERZA

QUICHE AI CARCIOFI

TORTA SALATA AL PROSCIUTTO COTTO E ASPARAGI

ZUCCA RIPIENA

PIADINA CON SPECK, BRIE E POMODORI

Porzioni: 1	Tempo di preparazione: 7 minuti	Tempo di cottura: 7 minuti

Kcal per porzione: 581; Carboidrati 3,6 g; Proteine 33,7 g; Grassi 46,5 g.

INGREDIENTI

1 piadina (*vedi ricetta pag. 145*)
70 g speck a fette
50 g brie
100 g pomodoro ramato o insalataro
10 g maionese
30 g funghi champignon sott'olio
2 foglie di insalata riccia
Un pizzico di origano
2 foglie di basilico

PROCEDIMENTO

Tagliare a fettine sottili il pomodoro. Lavare con cura le 2 foglie di insalata e asciugarle bene. Rimuovere il gambo. Rimuovere la buccia del brie e tagliarlo a fettine sottili. Mettere una piadina in una padella a scaldare a fuoco basso.
Aggiungere la maionese e spalmarla su tutta la superficie.
Aggiungere il brie, successivamente i funghi, il pomodoro, l'origano e le foglie di basilico spezzettate.
Togliere dal fuoco e aggiungere le foglie di insalata e lo speck adagiato con cura sopra. Richiudere la piadina e servire tagliata a metà o tutta intera.
A piacere, si può aggiungere qualche fettina di cipolla rossa.

PIZZA DI CAVOLFIORE CON MORTADELLA, BURRATA E PISTACCHI

Porzioni: 2	Tempo di preparazione: 20 minuti	Tempo di cottura: 35 minuti

Kcal per porzione: 534; Carboidrati 7,6 g; Proteine 33,1 g; Grassi 50,9 g.

INGREDIENTI

300 g cavolfiore crudo tritato
30 g grana padano
2 uova medie

PER IL CONDIMENTO:

30 g salsa di pomodoro
30 g mozzarella grattugiata
60 g mortadella
50 g burrata
20 g pistacchi

PROCEDIMENTO

Preriscaldare il forno a 250°.
In una padella grande mettere il cavolfiore tritato e farlo asciugare a fuoco medio per qualche minuto. Spegnere e mettere da parte.
In una ciotola sbattere le uova con il grana e le spezie. Aggiungere il cavolfiore grattugiato e mescolare fino a che gli ingredienti non si siano amalgamati fra loro.
Mettere l'impasto in una teglia rotonda ricoperta con carta da forno, con sotto un filo d'olio e livellare, lasciando i bordi leggermente più alti. Spennellare la superficie con l'olio d'oliva. Cuocere in forno per 20 minuti, fino a doratura.
Metterla fuori dal forno e staccarla dalla carta da forno.
Mettere sulla superficie la salsa di pomodoro, l'origano e la mozzarella grattugiata e rimettere in forno a 180° per 5/10 minuti.
Nel frattempo tritare grossolanamente i pistacchi. Farcire la pizza con fette di mortadella, burrata e pistacchi.

PIZZA CON SPECK, BRIE E ZUCCHINE

Porzioni: 4 | **Tempo di preparazione:** 30 minuti di riposo + 20 minuti | **Tempo di cottura:** 30 minuti

Kcal per porzione: 579; Carboidrati 4,4 g; Proteine 29,2 g; Grassi 48,8 g.

INGREDIENTI

PER LA BASE:
200 g mozzarella grattuggiata
80 g formaggio spalmabile
2 uova medie
100 g farina di nocciole

PER LA FARCITURA:
40 g passata di pomodoro
40 g gouda
80 g brie
40 g stick di speck
200 g zucchine
10 g olio extravergine d'oliva
Sale, origano, pepe q. b.

PROCEDIMENTO

Sciogliere al microonde la mozzarella e mescolarla con il formaggio spalmabile. In una ciotola sbattere le uova con un pizzico di sale e aggiungere la farina di nocciole. Unire i due composti, formare una palla e stendere col mattarello tra 2 fogli di carta da forno. Modellare con le dita inumidite. Cuocere in forno preriscaldato e ventilato a 200° per 10 minuti. Se si dovesse gonfiare, bucherellare la superficie con una forchetta. Tagliare a fettine sottili le zucchine e grigliarle per circa 10 minuti da entrambi i lati. Condire la base con la salsa di pomodoro, la gouda grattugiata, il brie a tocchetti, gli stick di speck e le zucchine grigliate. Cuocere per altri 10 minuti. Servire con olio d'oliva a crudo.

FOCACCIA AGLI SPINACI E RICOTTA

Porzioni: 2 | **Tempo di preparazione:** 23 minuti | **Tempo di cottura:** 35 minuti

Kcal per porzione: 476; Carboidrati 4,4 g; Proteine 27,3 g; Grassi 38,7 g.

INGREDIENTI

- 5 uova medie
- 1 tuorlo
- 50 g fibra di bambù
- 10 g farina di cuticole di psillio
- 30 g burro di ghee
- 5 g xantano
- 5 g olio extravergine d'oliva
- 1 spicchio d'aglio
- 170 g spinaci surgelati
- 100 g ricotta

PROCEDIMENTO

In una padella far rosolare l'aglio con l'olio. Dopo di che far cuocere per circa 15 minuti gli spinaci. Nel frattempo unire gli ingredienti secchi. Frullare insieme 4 uova con il burro di ghee.

Unire il tutto agli ingredienti secchi e impastare, fino a raggiungere un impasto omogeneo. Foderare con la carta da forno una teglia rotonda e stendere l'impasto con le mani leggermente unte, livellando un po' la base e lasciando i bordi alti. Rimuovere l'aglio dagli spinaci e strizzarli bene; unire l'uovo e la ricotta e amalgamare tra loro gli ingredienti.

Riempire la base della focaccia con il composto di spinaci e richiudere i lati. Spennellare la superficie della focaccia con il tuorlo d'uovo. Cuocere in forno ventilato e preriscaldato per circa 20 minuti a 200°.

QUICHE AI CARCIOFI

Porzioni: 8 | **Tempo di preparazione:** 20 minuti di riposo + 10 minuti | **Tempo di cottura:** 30 minuti

Kcal per porzione: 278; Carboidrati 2 g; Proteine 10; Grassi 25,5 g.

INGREDIENTI

- 60 g farina di mandorle
- 60 g farina di lupini
- 60 g burro a temperatura ambiente
- 100 g panna da cucina
- 100 g speck in stick
- 20 g mozzarella grattugiata
- 1 uovo medio
- 200 g carciofi surgelati
- 20 g olio extravergine di oliva

PROCEDIMENTO

Unire in una ciotola farina di mandorle, farina di lupini, un pizzico di sale e burro ammorbidito. Impastare velocemente con le mani fino ad ottenere un impasto omogeneo e compatto. Lasciar riposare in frigo per 20 minuti circa.5

Nel frattempo, scaldare una pentola con l'olio e uno spicchio d'aglio e cuocere i carciofi per 10 minuti a fiamma vivace. Aggiungere un pizzico di sale e prezzemolo tritato. Foderare con carta da forno una tortiera con diametro di 22 cm. Distribuire l'impasto schiacciandolo con le dita sulla base e nei bordi. Bucherellare la base e cuocere in forno statico per 10 minuti a 180°. Sminuzzare i carciofi. In una ciotola sbattere l'uovo con un pizzico di sale ed aggiungere carciofi, speck e panna. Distribuire il composto sulla base, livellando. Aggiungere la mozzarella grattugiata ed ultimare la cottura in forno ventilato altri per 10 minuti .

TORTA SALATA AL PROSCIUTTO COTTO E ASPARAGI

Porzioni: 8 | **Tempo di preparazione:** 25 minuti | **Tempo di cottura:** 30 minuti

Kcal per porzione: 275; Carboidrati 2,7 g; Proteine 13,5 g; Grassi 23,2 g.

INGREDIENTI

PER L'IMPASTO:
20 g farina di mandorle
20 g fibra di bambù
40 g farina di semi di lino dorati
40 g noci
20 g burro chiarificato
70 g albumi
25 g di acqua
10 ml aceto di mele
10 g di lievito per salati
10 g di gomma di xantano

PER IL RIPIENO:
180 g cubetti prosciutto cotto
300 g asparagi verdi
2 uova medie
100 g panna da cucina
50 g di parmigiano grattugiato
50 g pecorino romano grattugiato
25 g olio extravergine d'oliva
Sale e pepe q. b.

PROCEDIMENTO

In una ciotola, unire le farine, la fibra di bambù, la gomma di xantano, noci tritate, lievito, sale; mescolare il tutto. Sciogliere il burro in microonde ed aggiungere al composto di ingredienti secchi. Successivamente aggiungere l'aceto, l'acqua e gli albumi.

Impastare a mano o con l'impastatrice, tutti gli ingredienti fino ad ottenere un composto omogeneo.

Formare una pallina e lasciare riposare coperta con pellicola per circa 10 minuti.

Lavare e pulire gli asparagi rimuovendo la parte fibrosa. In una ciotola sbattere insieme le uova, la panna. Aggiungere il pecorino, il parmigiano, il sale e il pepe. Aggiungere infine i cubetti di prosciutto cotto e gli asparagi fatti a pezzetti ed amalgamare fino ad ottenere un composto omogeneo. Stendere l'impasto utilizzando 2 fogli di carta da forno e il mattarello, fino a renderlo sottile. Posizionare l'impasto in una tortiera da 25 cm; posizionare al centro il ripieno ed eliminare con un coltello l'impasto in eccesso. Rimpastare e formare delle strisce da distribuire sulla superficie della torta. Cuocere in forno preriscaldato a 180° per circa 30 minuti. Aspettare che si raffreddi completamente prima di servire.

INSALATA AL BACON

Porzioni: 2	Tempo di preparazione: 15 minuti	Tempo di cottura: 25 minuti

Kcal per porzione: 430; Carboidrati 3,5 g; Proteine 23,9 g; Grassi 35,4 g.

INGREDIENTI

1 uovo medio
100 g petto di pollo
30 g olio extravergine
   d'oliva
20 g grana in scaglie
50 g pomodori ciliegino
40 g cipollotti
100 g pancetta a fette
100 g insalata riccia
60 g olive nere
   denocciolate
40 g olive verdi
   denocciolate
5 g aceto di mele
Un pizzico d'aglio in
   polvere
Erba cipollina q.b.

PROCEDIMENTO

In una piccola pentola, portare a bollore l'acqua e far cuocere l'uovo per circa 8/10 minuti.
Nel frattempo, cuocere la pancetta fino a farla diventare croccante; dopo di che toglierla dalla padella e metterla da parte. Nella stessa padella cuocere il petto di pollo, da entrambi i lati, per circa 10 minuti. Dopo di che tagliarlo a strisce. Intanto, sminuzzare l'erba cipollina, tagliare a fettine sottili i cipollotti e in 4 parti i pomodori. In una ciotolina mettere insieme, 2/3 dell'olio, erba cipollina, sale, pepe, aglio in polvere. Una volta cotto, sbucciare l'uovo e tagliarlo in 4 parti e condirlo con sale e pepe. Tagliare in pezzi l'insalata e dividere in 2 ciotole.
Aggiungere pancetta, il pollo a strisce, i pomodori, le olive nere, l'uovo e i cipollotti. Condire con il preparato fatto precedentemente.

POLPETTONE DI VERZA

Porzioni: 6	Tempo di preparazione: 13 minuti	Tempo di cottura: 48 minuti

Kcal per porzione: 408; Carboidrati 1 g; Proteine 26,9 g; Grassi 32,9 g.

INGREDIENTI

500 g macinato misto
150 g verza
2 uova medie
50 g parmigiano
   grattugiato
100 g provolone
100 g pancetta
   affumicata a cubetti
30 g burro
1 spicchio d'aglio
Sale, pepe, rosmarino
   tritato

PROCEDIMENTO

Lavare e sbollentare le foglie esterne della verza in acqua leggermente salata per 7-8 minuti; dopo di che scolarle bene e trasferirle su un tagliere. Tritarle rapidamente con il coltello e far raffreddare.
In una ciotola riporre la carne macinata, le uova, il sale, il pepe e mescolare con le mani. Aggiungere 40 g di parmigiano grattugiato e mescolare ancora. Aggiungere il provolone tagliato a cubetti, la pancetta, l'aglio tritato ed infine la verza. Impastare ancora il polpettone fino a renderlo un composto omogeneo.
Dare la forma del polpettone e posizionarlo in una teglia foderata con carta da forno. Versare il burro precedentemente sciolto sulla superficie del polpettone e distribuirlo su tutta la superficie.
Cospargere il polpettone con il restante parmigiano e cuocere in forno statico a 180° per mezz'ora coperto con la carta stagnola. Alzare la temperatura del forno a 200°, metterlo in modalità ventilata o grill e cuocere per altri 10 minuti senza carta stagnola. Togliere dal forno aspettare qualche minuto prima di tagliare a fette e servire.

ZUCCA RIPIENA

Porzioni: 6   **Tempo di preparazione:** 20 minuti   **Tempo di cottura:** 50 minuti

Kcal per porzione: 432; Carboidrati 6,4 g; Proteine 21,6 g; Grassi 35,6g.

INGREDIENTI

1000 g zucca
300 g macinato di tacchino
60 g pecorino romano grattugiato
40 g parmigiano grattugiato
100 g farina di nocciole
1 uovo medio
80 g guanciale a cubetti
Sale, pepe e insaporitore per carne

PROCEDIMENTO

Lavare molto bene la zucca. Tagliare la zucca intorno al picciolo e formare un buco. Rimuovere con un cucchiaio i semi e le parti filamentose della zucca. Avvolgere la zucca con la carta stagnola e cuocere in forno per 20 minuti a 200°. Mettere in una ciotola macinato di tacchino, uovo, farina di nocciole, pecorino, parmigiano, guanciale e spezie. Farcire la zucca e riposizionare in forno. Cuocere per altri 30 minuti. Servire a fette.

PARMIGIANA DI SEDANO RAPA

Porzioni: 6   **Tempo di preparazione:** 35 minuti   **Tempo di cottura:** 35 minuti

Kcal per porzione: 442; Carboidrati 4,8 g; Proteine 18,2 g; Grassi 37,1 g.

INGREDIENTI

700 g sedano rapa
100 g salsa di pomodoro
200 g scamorza affumicata
60 g parmigiano romano grattugiato
100 g lardo a fette
200 g prosciutto cotto
20 g olio extravergine d'oliva
50 g farina di semi di lino
Basilico
Origano, sale, paprika dolce q. b.

PROCEDIMENTO

Portare a bollore una pentola piena d'acqua salata. Mettere la passata di pomodoro in una ciotola ed aggiungere l'olio d'oliva, l'origano, il sale, la paprika dolce e mescolare. Nel frattempo, pelare il sedano rapa e tagliarlo a fettine sottili. Sbollentarlo per 5 minuti. Tamponare le fettine di sedano rapa con un tovagliolo. In una pirofila mettere uno strato di salsa di pomodoro, uno strato di sedano rapa, poi prosciutto cotto, lardo e scamorza a fettine. Verso metà pirofila, aggiungere dopo la scamorza, 30 g di parmigiano e 10 foglie di basilico. Ripetere il procedimento fino a terminare gli ingredienti.

Nell'ultimo strato, distribuire la scamorza, pressare un po' con le mani ed aggiungere ancora salsa di pomodoro, 30 g parmigiano e basilico. Cuocere in forno preriscaldato e ventilato a 180° per circa 20/25 minuti. Servire calda.

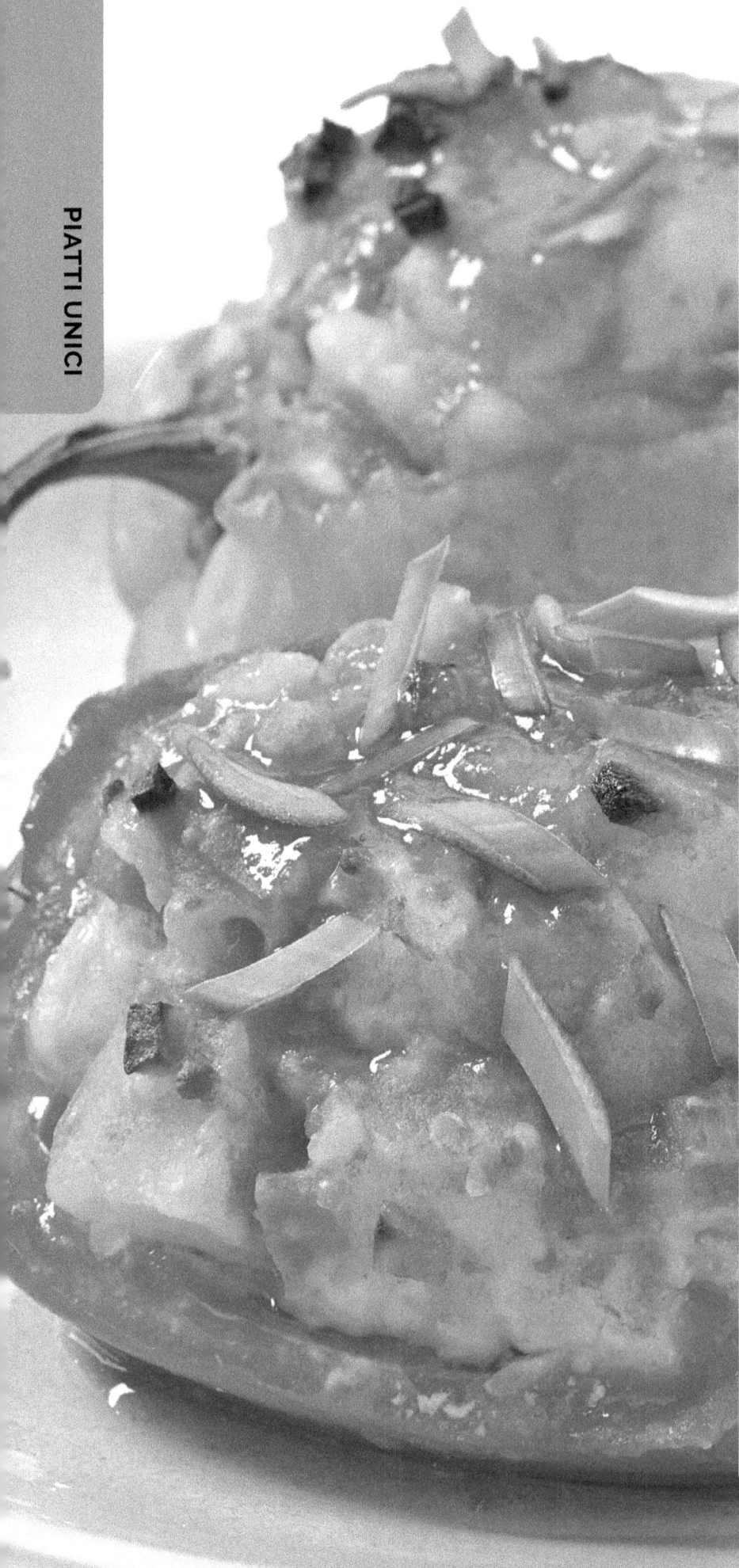
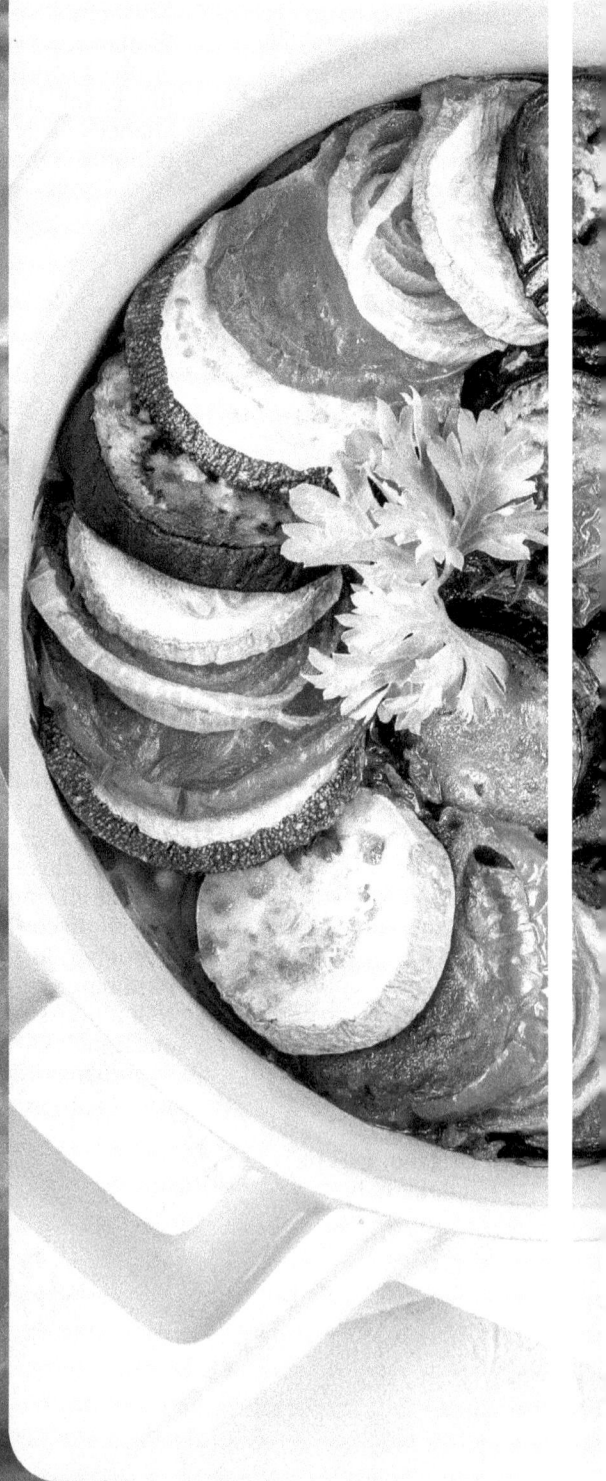

PEPERONI RIPIENI

Porzioni: 4	Tempo di preparazione: 10 minuti	Tempo di cottura: 40 minuti

Kcal per porzione: 336; Carboidrati 6,7 g; Proteine 16 g; Grassi 26,7 g.

INGREDIENTI

400 g peperoni rossi e gialli
200 g di macinato misto suino e bovino
50 g pecorino romano grattugiato
50 g olio extravergine d'oliva
1 uovo medio
1 spicchio d'aglio
20 ml vino bianco
Peperoncino in polvere, paprika dolce, cipolla essiccata, insaporitore per carne
Sale e pepe q. b

PROCEDIMENTO

Creare un buco, tagliando il peperone intorno al picciolo. Rimuovere i semi da entrambi le parti.

Scaldare una padella con l'olio e rosolare l'aglio. Aggiungere il macino e sfumare col vino. Aggiungere le spezie. Cuocere per 10 minuti e far raffreddare. In una ciotola unire, l'uovo, il pecorino, la carne macinata precedentemente cotta e amalgamare gli ingredienti. Riempire i peperoni con il composto di macinato. Cuocere in forno preriscaldato e ventilato a 180° per circa 25 minuti. Servire caldi.

PARMIGIANA DI ZUCCHINE CON SCAMORZA

Porzioni: 6	Tempo di preparazione: 25 minuti	Tempo di cottura: 30 minuti

Kcal per porzione: 360; Carboidrati 2,3 g; Proteine 18,6 g; Grassi 30,4 g.

INGREDIENTI

800 g zucchine
300 g scamorza affumicata
50 g grana padano grattugiato
50 g pecorino romano grattugiato
40 g burro
40 g olio extravergine d'oliva
Basilico

PROCEDIMENTO

Tagliare le zucchine a fette sottili. Grigliatele leggermente oppure metterci sopra un po' di sale e lasciarle scolare per circa 30 minuti. Spennellare con un filo d'olio d'oliva una teglia e distribuire le zucchine, la scamorza a fette, grana e pecorino, basilico. Ripetere il procedimento fino a terminare gli ingredienti. Ultimare con ciuffetti di burro. Cuocere in forno preriscaldato e ventilato a 180° per 20 minuti. Cuocere altri 10 minuti a 200° posizionando la teglia nella parte alta del forno, in modo da formare una crosticina sulla superficie. Servire calda.

PARMIGIANA DI ZUCCHINE CREMOSA

Porzioni: 4	**Tempo di preparazione:** 23 minuti	**Tempo di cottura:** 35 minuti

Kcal per porzione: 403; Carboidrati 2,5 g; Proteine 15,4 g; Grassi 36 g.

INGREDIENTI

200 g zucchine
100 g prosciutto cotto
100 g formaggio
   grattugiato
200 g panna fresca
100 g formaggio
   spalmabile
Sale, pepe, noce
   moscata q. b.

PROCEDIMENTO

In un pentolino unire la panna con il formaggio spalmabile. Aggiungere ½ cucchiaino di sale, pepe e noce moscata quanto basta.

Mescolare insieme i due ingredienti e portare a bollore a fuoco medio. Appena inizia a bollire, abbassare il fuoco al minimo e far sobbolire per qualche minuto fino a che non s'addensa la besciamella e si attacchi alla spatola. Trasferire in una ciotola e far raffreddare.

Tagliare a strisce sottili le zucchine per il lungo e mettere da parte.

In una teglia posizionare uno strato di besciamella, poi le zucchine, le fettine di prosciutto, il formaggio grattugiato e di nuovo besciamella, fino ad esaurimento degli ingredienti.

Mettere un ultimo strato di besciamella e formaggio grattugiato per fare in modo che si formi una crosticina. Cuocere in forno preriscaldato a 180° per 25 minuti e cuocere per altri 10 minuti con la funzione grill. Servire caldo.

Spuntini

CREMA AL CAFFÈ

Porzioni: 2	Tempo di preparazione: 5 minuti	Tempo di cottura: -

Kcal per porzione: 169; Carboidrati 1,9; Proteine 1,1 g; Grassi 17,5 g.

INGREDIENTI

100 g panna fresca
3 cucchiaini di caffè
   solubile
10 g eritritolo

PROCEDIMENTO

Frullare la panna con l'eritritolo e il caffè solubile fino ad ottenere un composto cremoso.

SPUMA DI CAFFÈ AL CIOCCOLATO

Porzioni: 1	Tempo di preparazione: 10 minuti	Tempo di cottura: -

Kcal per porzione: 227; Carboidrati 5 g; Proteine 2,4 g; Grassi 22,1 g.

INGREDIENTI

2 cucchiai di caffè
   solubile
20 g eritritolo
20 ml acqua
150 g panna liquida
30 g cioccolato fondente
   85% grattugiato fine
Cubetti di ghiaccio q. b.

PROCEDIMENTO

Unire il caffè solubile, l'acqua, l'eritritolo e montare insieme per almeno 5 minuti, fino a rendere il composto spugnoso e denso.
In un bicchiere lungo, mettere un po' di ghiaccio, versare 50 g di panna in ogni bicchiere; distribuire il composto spugnoso nei bicchieri e decorare con 10 g di cioccolato grattugiato per bicchiere.

CAFFE CON TUORLI

Porzioni: 2	Tempo di preparazione: 7 minuti	Tempo di cottura: -

Kcal per porzione: 61; Carboidrati 2 g; Proteine 3 g; Grassi 6 g.

INGREDIENTI

3 tuorli
20 g eritritolo
2 caffè espressi
5 g cacao amaro

PROCEDIMENTO

In una ciotola capiente versare i tuorli e unire l'eritritolo. Mescolare insieme e frullare con le fruste elettriche fino a raggiungere una consistenza densa, spumosa e chiara.
Mettere il caffè in una tazza capiente, versarci sopra i tuorli montati e spolverare con il cacao amaro.

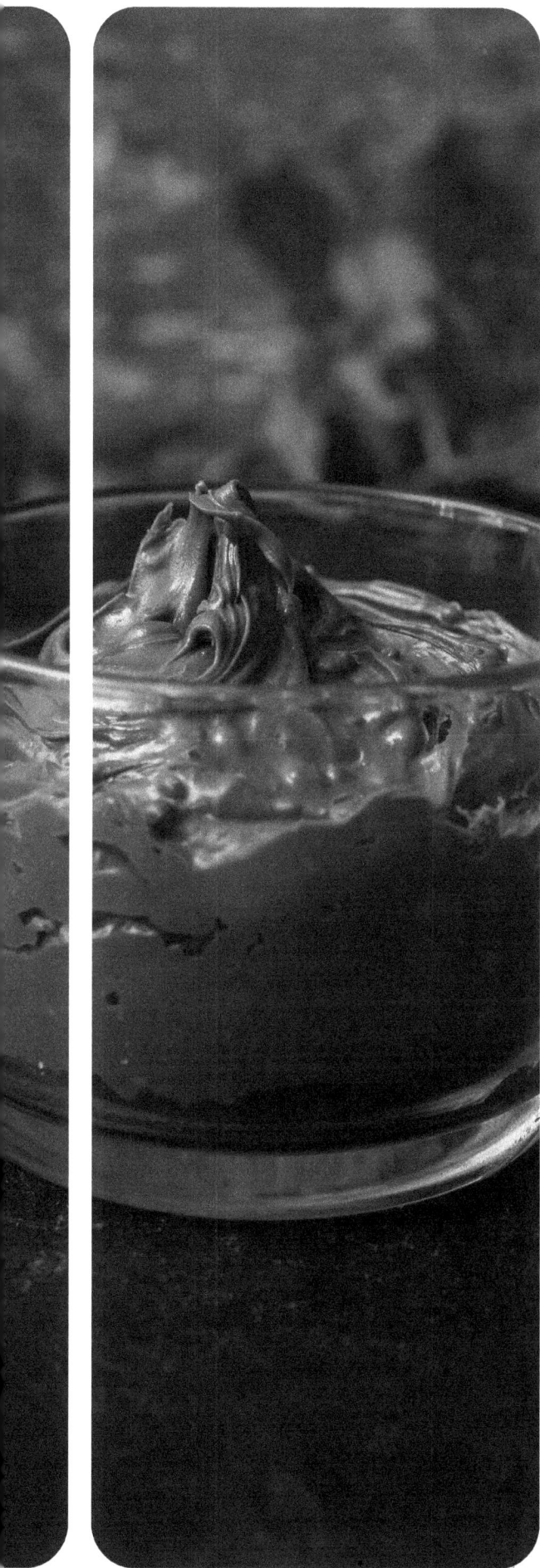

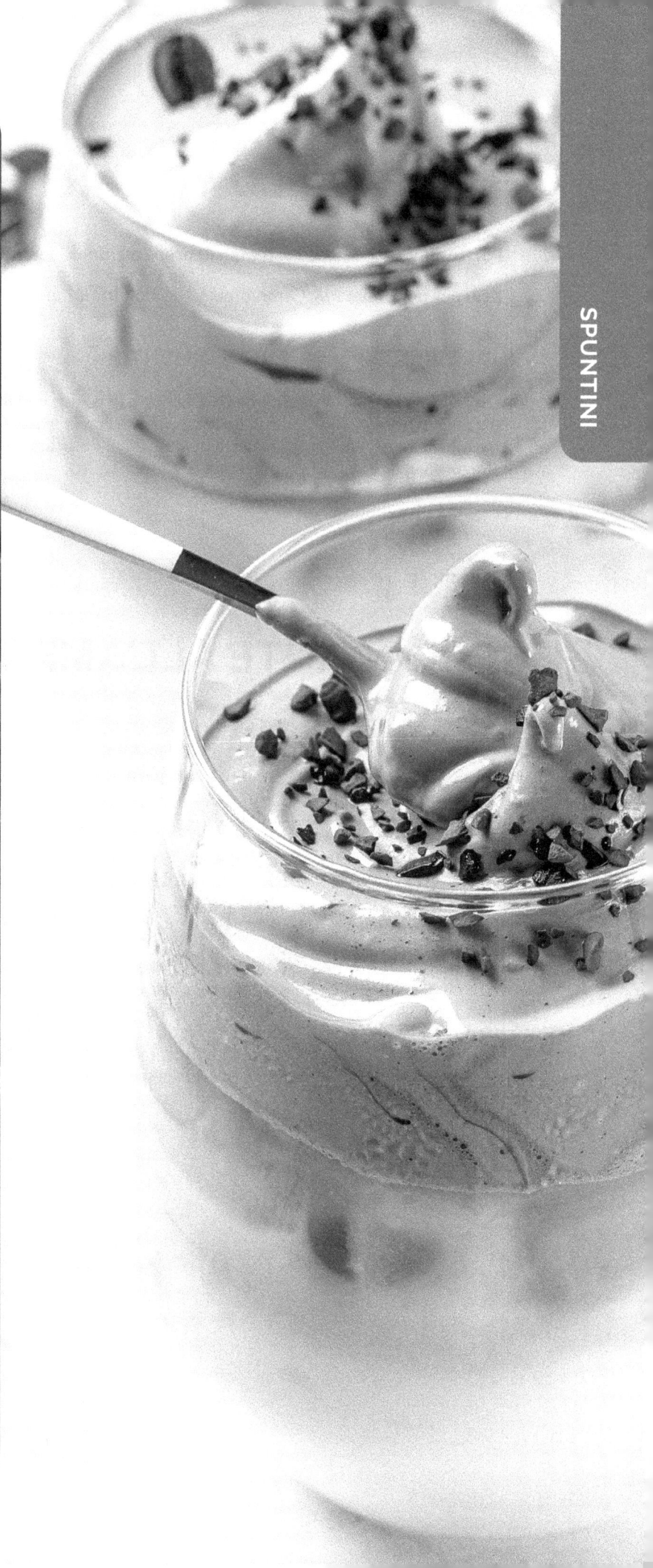

COPPA ALLO YOGURT E NOCI

Porzioni: 1	Tempo di preparazione: 5 minuti	Tempo di cottura: -

Kcal per porzione: 276; Carboidrati 4,7 g; Proteine 8,1 g; Grassi 24,9 g.

INGREDIENTI

50 g yogurt greco 5%
30 g mascarpone
10 g marmellata alla
  fragola senza zuccheri
aggiunti
30 g latte di mandorla
  zero zuccheri
15 g noci
Cannella a piacere

PROCEDIMENTO

In una ciotola unire lo yogurt con il mascarpone e il latte di mandorla.
Frullare leggermente con le fruste fino a renderlo un composto omogeneo.
Trasferire nella coppa, decorare con marmellata alla fragola, noci spezzettate e una spolverata di cannella.

CROCCANTE ALL'AMARENA E NOCCIOLE

Porzioni: 8	Tempo di preparazione: 2 h e 30 circa	Tempo di cottura: -

Kcal per porzione: 336; Carboidrati 4,2 g; Proteine 4,2 g; Grassi 33,2 g.

INGREDIENTI

400 g panna fresca
100 g sciroppo
  all'amarena 0 zuccheri
100 g cioccolato
  fondente 90%
100 g granella di
  nocciole

PROCEDIMENTO

Versare la panna negli stampi per gelato e far solidificare in congelatore per un paio d'ore.
Praticare dei fori con dei bastoncini o con una siringa. Mettere lo sciroppo in una siringa e riempire i fori. Far solidificare per un'altra ora nel congelatore. Far sciogliere il cioccolato fondente a bagnomaria o al microonde; farlo raffreddare un paio di minuti e colarlo sugli stecchi di gelato. Cospargere la superficie col cioccolato, di granella di nocciole e posizionare gli stecchi per una mezz'oretta nel congelatore, fino a quando si sarà solidificato il cioccolato. Servire.

PIADINA ALLA FARINA DI LUPINI

Porzioni: 1	**Tempo di preparazione:** 5 minuti riposo	**Tempo di cottura:** 10 minuti

Kcal per porzione: 318; Carboidrati 3,6 g; Proteine 21,6 g; Grassi 23,7 g.

INGREDIENTI

30 g farina di lupini
20 g olio extravergine di
  oliva
80 g albume
20 ml acqua
Sale q. b.
Spezie a piacere

PROCEDIMENTO

Unire tutti gli ingredienti. Mescolare. Scaldare una padella precedentemente passata con un tovagliolo imbevuto d'olio. Versare il composto, livellare e cuocere con coperchio a fiamma media per 8 minuti.

CRACKERS AI SEMI

Porzioni: 10	**Tempo di preparazione:** 8 minuti	**Tempo di cottura:** 45 minuti

Kcal per porzione: 141; Carboidrati 1,5 g; Proteine 6,5 g; Grassi 11,1 g.

INGREDIENTI

100 g semi misti (*zucca,
  girasole, sesamo, lino*)
60 g semi di lino dorati
120 g acqua
Sale q.b.

PROCEDIMENTO

Unire i semi e riporli nel frullatore. Frullare per 15 secondi circa a media potenza. Aggiungere l'acqua e frullare per altri 20 secondi a bassa potenza. Stendere l'impasto sottile, su una teglia rivestita da carta da forno. Distribuire un pizzico di sale, uniformemente e cuocere in forno ventilato a 160° per 30 minuti. Tagliare l'impasto a quadrotti e rimettere in forno per altri 15 minuti. Lasciare raffreddare e servire.

MANDORLE ARROSTITE

Porzioni: 2	Tempo di preparazione: 5 minuti	Tempo di cottura: 6 minuti

Kcal per porzione: 204; Carboidrati 1,9 g; Proteine 8 g; Grassi 17,7 g.

INGREDIENTI

34 g mandorle
25 g acqua
25 g eritritolo
Cannella a piacere

PROCEDIMENTO

Mettere acqua ed eritritolo in un pentolino e portare a ebollizione.
Aggiungere le mandorle e lasciare sobbollire fino a quando il liquido non sia evaporato ed ha assunto un colore marrone, continuando a mescolare.Togliere dal fuoco, spolverare con la cannella e mettere a riposare le mandorle su una teglia ricoperta con carta da forno, fino a che non si siano raffreddate.

MUFFIN SALATI AI BROCCOLI

Porzioni: 2	Tempo di preparazione: 8 minuti	Tempo di cottura: 40 minuti

Kcal per porzione: 329; Carboidrati 1,8 g; Proteine 18,9 g; Grassi 29,1 g.

INGREDIENTI

3 uova medie
80 g feta sbriciolata
100 g broccoli
40 g latte di mandorla
   senza zucchero
20 g olio extravergine
   d'oliva
Sale e pepe q. b.

PROCEDIMENTO

Tagliare a pezzetti piccoli i broccoli. In una ciotola sbattere le uova, aggiungere sale, pepe e sbattere nuovamente; aggiungere il latte, l'olio e mescolare ancora. Aggiungere la feta sbriciolata, i broccoli e mescolare. Distribuire il composto in stampini per muffin e cuocere in forno preriscaldato a 180° per 40 minuti.

GRISSINI AI SEMI

Porzioni: 6	Tempo di preparazione: 25 minuti	Tempo di cottura: 30 minuti

Kcal per porzione: 134 Carboidrati 1,5 g; Proteine 4,7 g; Grassi 11,9 g.

INGREDIENTI

40 g farina di semi di lino
35 g farina di mandorle
20 g semi misti
85 g albume
32 g burro
10 g acqua frizzante
4 g lievito secco
2 g aceto
Sale rosa, rosmarino q.b.

PROCEDIMENTO

Unire le farine e i semi.
Aggiungere il burro fuso, l'albume, il rosmarino e il sale rosa e mescolare.
Aggiungere l'acqua frizzante se l'impasto risulta troppo compatto.
Unire l'aceto e il lievito e frullare con la frusta per circa 1 minuto.
Aggiungere il composto all'impasto e impastare fino a renderlo omogeneo.
Dare la forma dei grissini.
Infornare a 180° per 20 minuti in modalità statico; successivamente impostare la modalità grill e cuocere per altri 10 minuti.

GRISSINI ALLE NOCCIOLE

Porzioni: 10	Tempo di preparazione: 20 minuti	Tempo di cottura: 20 minuti

Kcal per porzione: 171; Carboidrati 1,5 g; Proteine 5,1 g; Grassi 15,7 g.

INGREDIENTI

40 g farina di semi di lino
35 g farina di mandorle
20 g semi misti
85 g albume
35 g burro
10 g acqua frizzante
4 g lievito istantaneo per salati
2 g aceto
Sale rosa, rosmarino q.b.

PROCEDIMENTO

Unire le farine e i semi. Aggiungere il burro fuso, l'albume, il rosmarino e il sale rosa e mescolare. Aggiungere l'acqua frizzante se l'impasto risulta troppo compatto. Unire l'aceto e il lievito e frullare con la frusta per circa 1 minuto. Aggiungere il composto all'impasto e impastare fino a renderlo omogeneo.

Dare la forma dei grissini. Infornare a 180° per 20 minuti in modalità statico; successivamente impostare la modalità grill e cuocere per altri 10 minuti. Servire una volta raffreddati.

CHIPS DI CAVOLO NERO

Porzioni: 2	Tempo di preparazione: 8 minuti	Tempo di cottura: 15 minuti

Kcal per porzione: 173; Carboidrati 2,9 g; Proteine 3,2 g; Grassi 15,5 g.

INGREDIENTI

200 g cavolo nero
50 g olio extravergine
  d'oliva
30 g semi di sesamo
Sale e spezie a piacere

PROCEDIMENTO

Pulire e lavare il cavolo nero. Rimuovere la parte centrale del cavolo e tenere solo la parte più tenera delle foglie del cavolo. Strappare a pezzi le foglie e riporle in una ciotola; aggiungere gli altri ingredienti e mescolare.Cuocere in forno a 180° per 10/15 minuti o fino a che risultano croccanti.
Servire subito.

INVOLTINI DI INSALATA, TONNO E ASIAGO

Porzioni: 2	Tempo di preparazione: 10 minuti	Tempo di cottura: -

Kcal per porzione: 247; Carboidrati 3 g; Proteine 12,7 g; Grassi 20,8 g.

INGREDIENTI

100 g foglie di insalata
  riccia grandi
40 g peperone verde
50 g tonno in filetti
  sott'olio
40 g Asiago
40 g maionese
Una spruzzata di limone
Pepe q. b.

PROCEDIMENTO

Lavare e asciugare le foglie di insalata. Far sgocciolare il tonno. Tagliare il peperone e l'asiago a listarelle. Condire il tonno con una spolverata di pepe e il limone spremuto. Posizionare le foglie di insalata su un piano di lavoro e farcire con la maionese, il tonno, il peperone e l'asiago. Richiudere l'involtino su se stesso. Servire.

Dolci

BANANA BREAD

BIGNÈ CON PANNA E FRAGOLA

BISCOTTI AL CIOCCOLATO

BISCOTTI ALLA MANDORLA

BROWNIES EXTRADARK ALLE NOCCIOLE

BUDINO DI CHIA AL CIOCCOLATO E CANNELLA

BUDINO DI CHIA CON RIBES E COCCO

CHEESECAKE AI FRUTTI DI BOSCO

CIAMBELLA ALLA PANNA, COCCO E LIMONE

CREMA AL CIOCCOLATO E COCCO

CUPCAKES AL CIOCCOLATO

GELATO BOUNTY ALLE FRAGOLE E MIRTILLI

MOUSSE DI AVOCADO ALLA VANIGLIA

NEW YORK CHEESECAKE CON COULIS DI LAMPONI

PALLINE DI COCCO AL CIOCCOLATO

PAN DI SPAGNA CHETO

TENERINA CHETO

TIRAMISÙ

TORTA AL CIOCCOLATO FONDENTE

TORTA AL PISTACCHIO

TORTA DI RICOTTA COCCO E LIMONE

TORTA PARADISO RIPIENA DI CREMA BIANCA

TORTA SOFFICE AI MIRTILLI E COCCO

TORTINO AL CIOCCOLATO E NOCCIOLE

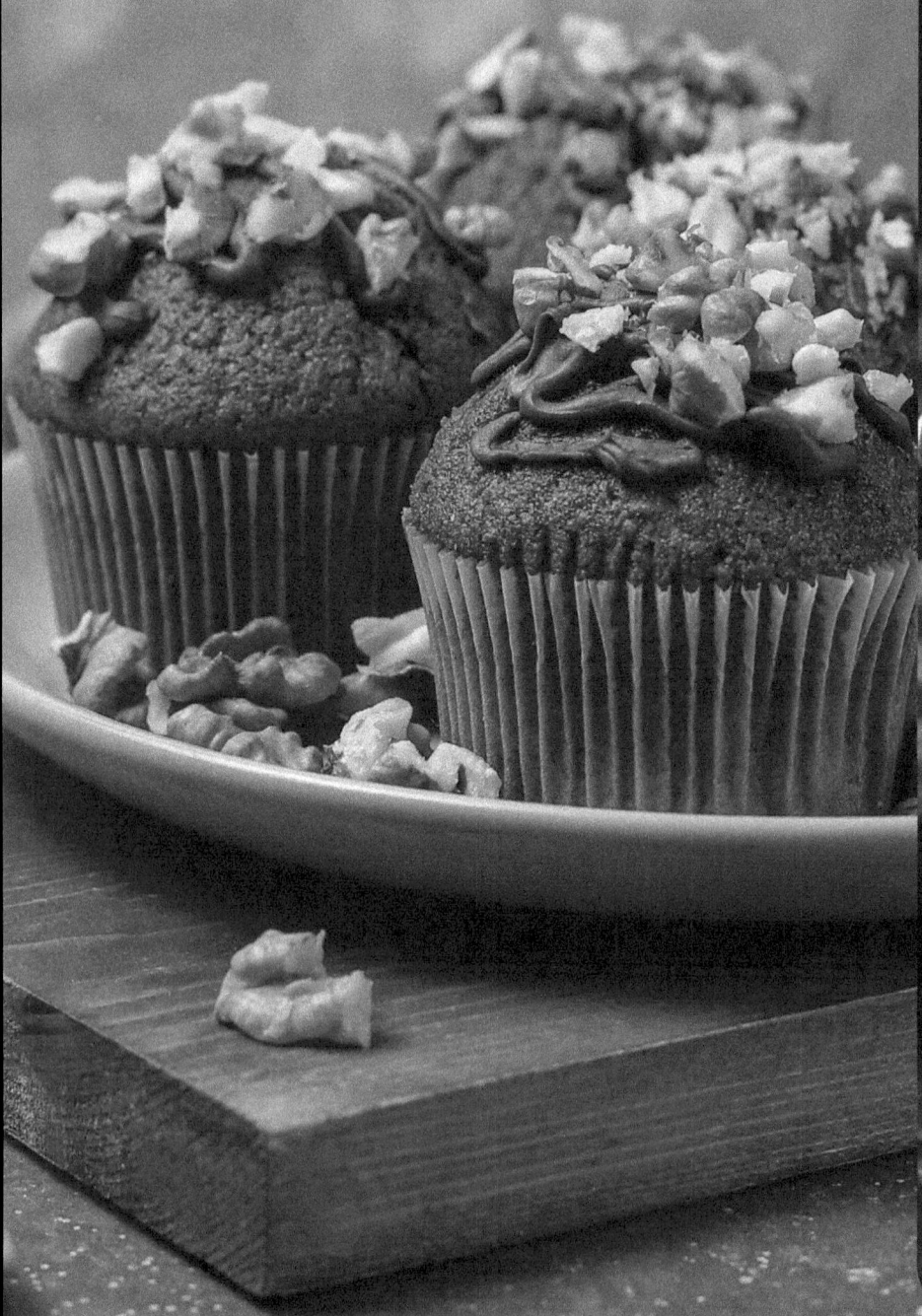
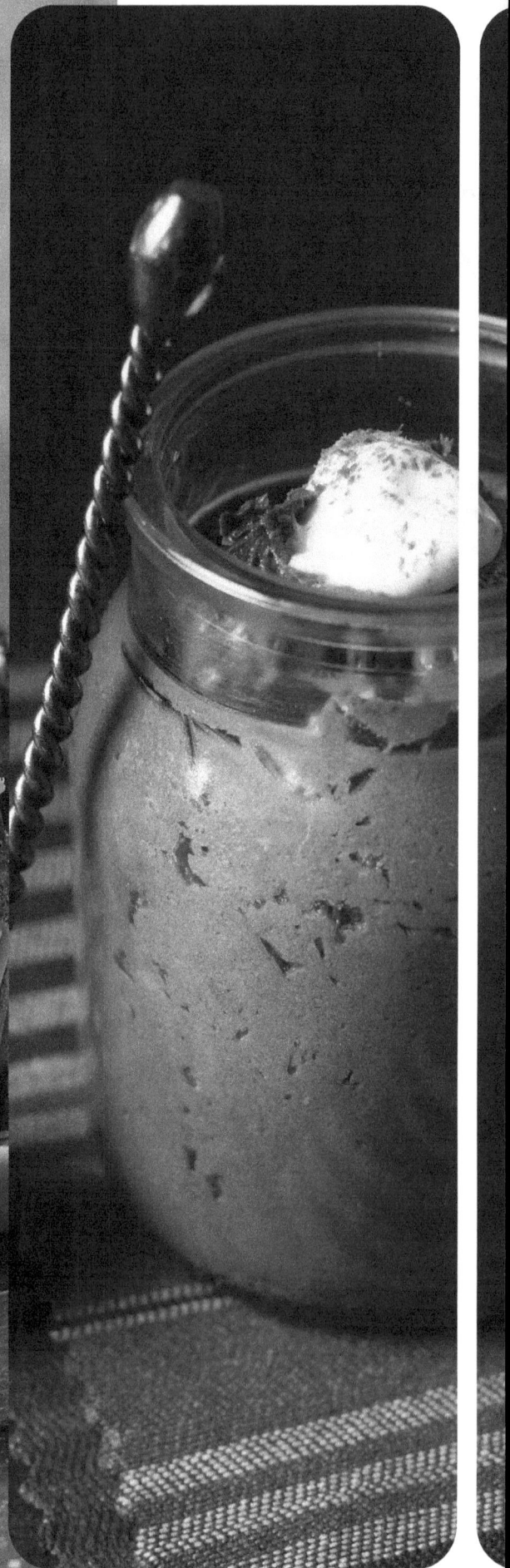

CREMA AL CIOCCOLATO E COCCO

Porzioni: 2	**Tempo di preparazione:** 15 minuti	**Tempo di cottura:** 3 minuti

Kcal per porzione: 397; Carboidrati 8 g; Proteine 20,3 g; Grassi 31 g.

INGREDIENTI

400 g yogurt greco 5%
150 g latte di cocco senza zucchero
40 g cocco grattugiato
5 g scaglie di cocco o cocco grattugiato
10 g olio di cocco
10 g cacao amaro
10 g eritritolo

PROCEDIMENTO

Sciogliere l'olio di cocco ed aggiungere il cocco grattugiato. Mescolare e formare 2 palline. Coprire con la pellicola trasparente e riporle in congelatore per circa 10 minuti. In una ciotola, unire lo yogurt greco, 50 g di latte di cocco e l'eritritolo e mescolare. In un pentolino unire il latte rimasto con il cacao e addensare continuando a mescolare a fuoco medio. Spegnere il fuoco e far raffreddare per almeno 10 minuti in frigo (deve essere fredda). Nel frattempo rimuovere le palline di cocco dal congelatore e tritarle. In una coppa larga mettere lo yogurt, aggiungere la salsa al cioccolato, la pallina di cocco tritata e scaglie di cocco per decorare.

CUPCAKES AL CIOCCOLATO

Porzioni: 4	**Tempo di preparazione:** 17 minuti	**Tempo di cottura:** 20 minuti

Kcal per porzione: 206; Carboidrati 2 g; Proteine 6,5 g; Grassi 18,7 g.

INGREDIENTI

10 g farina di cocco
10 g farina di mandorle
10 g cacao amaro + 10 g per la crema
20 g eritritolo + 15g per la crema
20 g cioccolato fondente 85%
20 g olio di cocco
1 uovo medio + 50 g albume
Aroma vaniglia
2 g lievito per dolci
100 g di avocado

PROCEDIMENTO

Sciogliere al microonde o sul fuoco, a fiamma bassissima, il cioccolato fondente con il burro.
Aggiungere l'uovo e l'albume e mescolare. Aggiungere il resto degli ingredienti e mescolare a mano a mano.Versare il composto in 4 stampini e cuocere i forno preriscaldato a 180° per 20 minuti.
Per la crema, frullare insieme 15 g di eritritolo, l'avocado e 10 g di cacao. Mettere in frigo. Quando i cupcakes si saranno raffreddati, posizionare la crema con l'aiuto di una sac à poche.

BISCOTTI AL CIOCCOLATO

Porzioni: 12	Tempo di preparazione: 20 minuti	Tempo di cottura: 15 minuti

Kcal per biscotto: 58; Carboidrati 1 g, Proteine 2,5 g, Grassi 4, 6 g.

INGREDIENTI

100 g di cioccolato
    fondente 90%
200 g di albumi
30 g eritritolo

PROCEDIMENTO

Montare gli albumi a neve ben ferma. Aggiungere l'eritritolo e amalgamare. Sciogliere i cioccolato fondente a bagnomaria o al microonde; aspettare che si sia raffreddato per qualche minuto ed aggiungere agli albumi mescolando con una spatola, dal basso verso l'alto. Formare circa 12 biscotti. Infornare a 180° per 15 min senza mai aprire il forno.

BISCOTTI ALLA MANDORLA

Porzioni: 29	Tempo di preparazione: 10 minuti	Tempo di cottura: 15 minuti

Kcal per porzione: 118; Carboidrati 0,9 g; Proteine 5,1 g; Grassi 10,4 g.

INGREDIENTI

80 g albume
150 g mandorle tritate
80 g eritritolo
1 fialetta aroma alla
    mandorla
1 bustina di vanillina
20 g mandorle

PROCEDIMENTO

In una ciotola unire l'aroma di mandorla agli albumi. Montare a neve il composto. Aggiungere le mandorle tritate finemente, la vanillina e l'eritritolo. Mescolare e amalgamare tra loro gli ingredienti.
Formare 9 biscotti con l'aiuto di una sac à poche e posizionare una mandorla centrale. Cuocere in forno preriscaldato a 160° per 10/15 minuti. Non appena si saranno raffreddati, spolverare con eritritolo in polvere.

BROWNIES EXTRADARK ALLE NOCCIOLE

Porzioni: 4	Tempo di preparazione: 15 minuti	Tempo di cottura: 20 minuti

Kcal per porzione: 307; Carboidrati 4,3 g; Proteine 9,9 g; Grassi 26,4 g.

INGREDIENTI

40 g farina di mandorle
2 uova medie
100 g cioccolato
   fondente 90%
20 g burro d'arachidi
   100%
30 g eritritolo
20 g nocciole

PROCEDIMENTO

In una ciotola montare gli albumi a neve ben ferma. Sciogliere il cioccolato fondente e metterlo da parte. In un'altra ciotola sbattere i tuorli con l'eritritolo fino a raggiungere una consistenza spugnosa. Aggiungere la farina e il burro d'arachidi ai tuorli, continuando a mescolare. Aggiungere il cioccolato fuso e mescolare. Incorporare l'albume al resto dell'impasto fino a rendere il tutto un composto omogeneo.

Versare l'impasto in una pirofila di piccole dimensioni, foderata con carta da forno. Tritare grossolanamente le nocciole e distribuirle sulla superficie. Cuocere in forno preriscaldato per 15-20 minuti a 180°. Dividere in 4 porzioni e servire. Conservare in un contenitore di plastica rigido per massimo 4 giorni.

BIGNÈ CON PANNA E FRAGOLA

Porzioni: 7	Tempo di preparazione: 32 minuti	Tempo di cottura: 15 minuti

Kcal per porzione: 181; Carboidrati 1,7 g; Proteine 4,5 g; Grassi 17,4 g.

INGREDIENTI

60 g farina di mandorle
15 g farina di cuticole di
   psillio
2 uova medie
50 g burro
125 g acqua
Un pizzico di sale
100 g panna fresca da
   montare
100 g fragole
Menta per guarnire

PROCEDIMENTO

Far sciogliere il burro con l'acqua in un pentolino a fuoco basso. Aggiungere la farina di mandorle, lo psillio, il pizzico di sale e mescolare. Quando il composto sarà ben amalgamato, spegnere il fuoco e mescolare ancora per qualche minuto. Far raffreddare il composto per una decina di minuti. Aggiungere le uova e mescolare energicamente. Creare circa 7 bignè con l'aiuto di una sac à poche, depositandoli direttamente in una teglia ricoperta con carta da forno. Cuocere in forno preriscaldato e ventilato a 150° per 15 minuti. Una volta pronti, lasciare per qualche minuto a forno spento leggermente aperto.

Nel frattempo montare la panna e tagliare a spicchi di fragole. Una volta che si sono completamente raffreddati, tagliare a metà e farcire con panna e fragole. Guarnire con foglioline di menta.

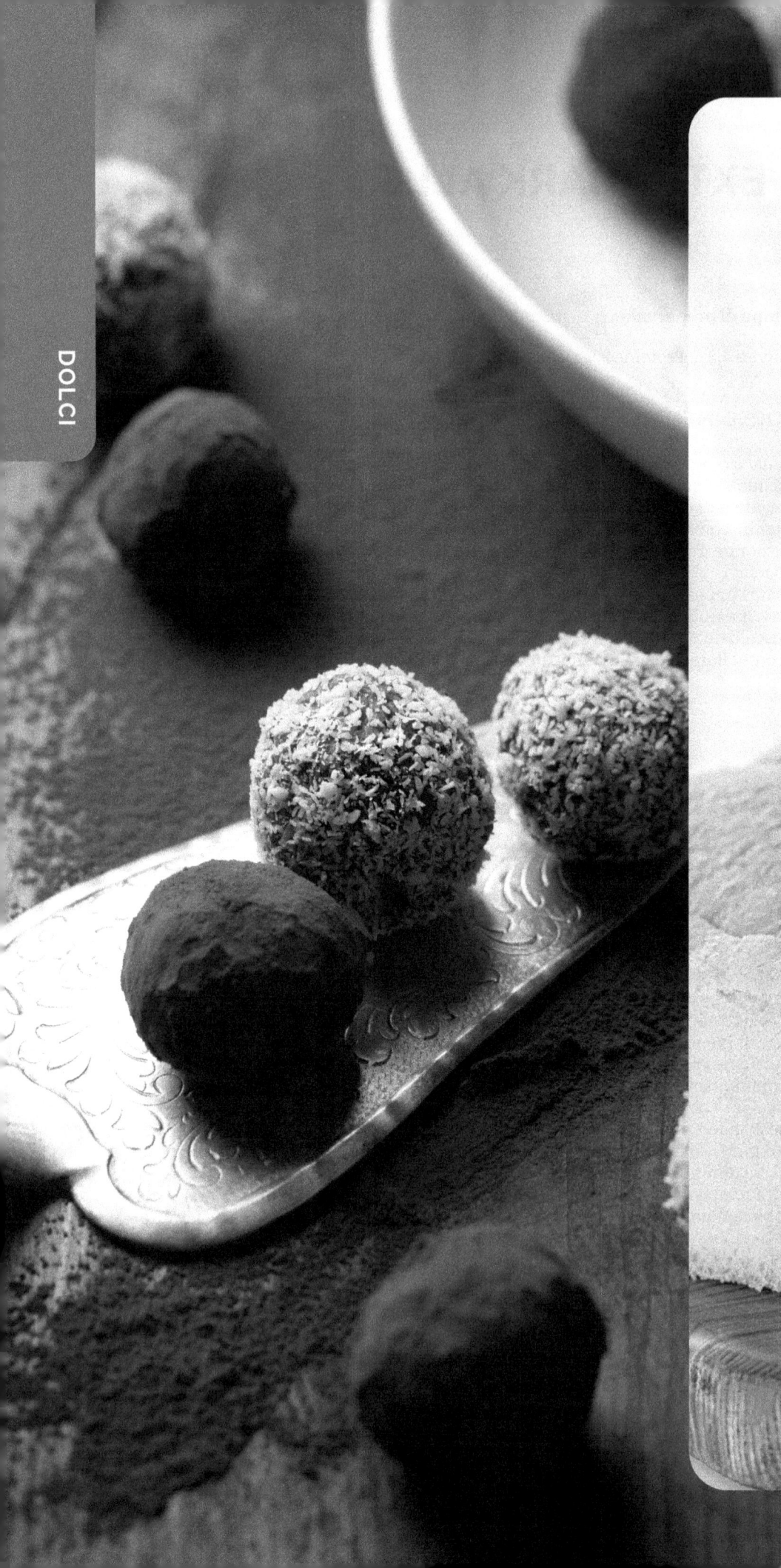

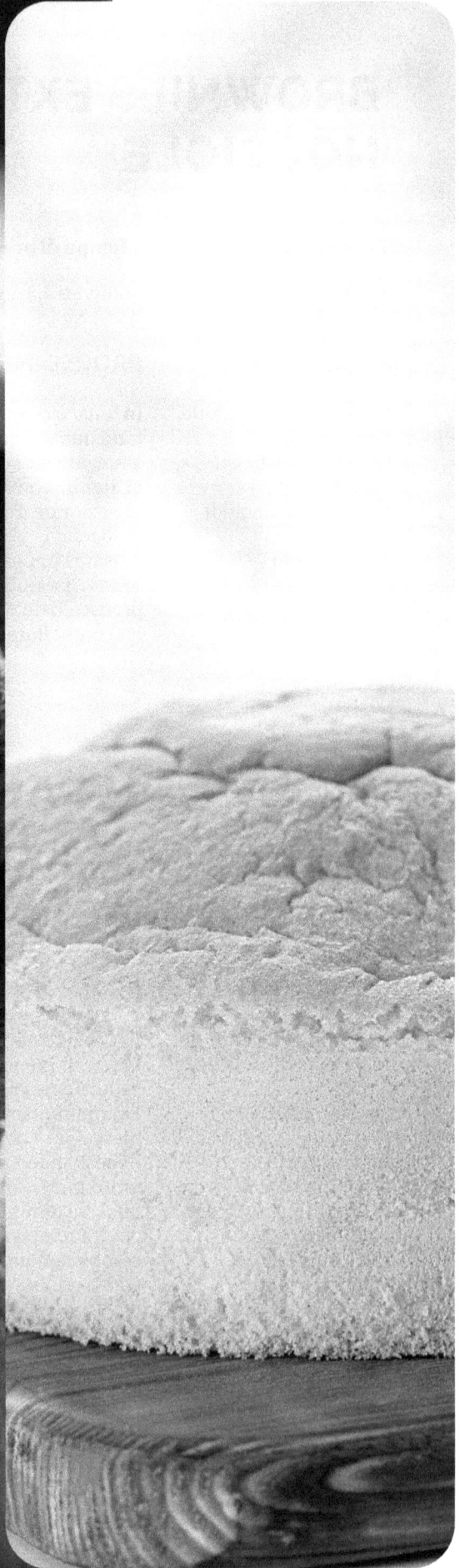

PALLINE DI COCCO E CIOCCOLATO

Porzioni: 30	**Tempo di preparazione:** 1 h di riposo + 20 minuti.	**Tempo di cottura:** 6 minuti

Kcal per porzione: 125; Carboidrati 2,3 g; Proteine 2,3 g; Grassi 11,6 g.

INGREDIENTI

250 g mascarpone
250 g ricotta
100 g cocco grattugiato
100 g eritritolo
300 g cioccolato
    fondente 85%

PROCEDIMENTO

Mescolare tutti gli ingredienti ad eccezione del cioccolato fondente, fino a rendere il composto omogeneo. Far riposare per 1 h in frigo. Sciogliere il cioccolato fondente a bagnomaria.

Inumidirsi le mani e formare delle palline con l'impasto di cocco. Immergere ogni pallina nel cioccolato fino a completa copertura e decorare con un po' di cocco grattugiato prima che si solidifichi il cioccolato. Mettere in frigo per almeno mezz'ora prima di servire.

PAN DI SPAGNA CHETO

Porzioni: 6	**Tempo di preparazione:** 20 minuti	**Tempo di cottura:** 35 minuti

Kcal per porzione: 185; Carboidrati 1,7 g; Proteine 9 g; Grassi 15,2 g.

INGREDIENTI

110 g farina di mandorla
5 uova medie
40 g eritritolo
Scorza di un limone
    grattugiato
Aroma di rum o altra
Un pizzico di sale
15 g olio di cocco

PROCEDIMENTO

Preriscaldare il forno a 180°, statico. Dividere i tuorli dagli albumi. Montare a neve ben ferma gli albumi con un pizzico di sale e mettere da parte. Montare anche i tuorli ed aggiungere l'eritritolo. Frullare con le fruste. Aggiungere ai tuorli, la farina di mandorle, la buccia del limone e l'aroma e frullare ancora. Incorporare gli albumi al composto con i tuorli con una spatola dal basso verso l'altro prestando attenzione a non smontare il composto.

Ungere una tortiera con l'olio di cocco e versarci l'impasto. Cuocere in forno per 35 minuti, facendo la prova dello stecchino prima di sfornare e verificando che la superficie sia dorata. Farcire a piacere.

BUDINO DI CHIA AL CIOCCOLATO E CANNELLA

Porzioni: 4	Tempo di preparazione: 5 minuti	Tempo di cottura: 25 minuti

Kcal per porzione: 366; Carboidrati 3,4 g; Proteine 4,2 g; Grassi 35,7 g.

INGREDIENTI

- 150 g latte di cocco senza zucchero
- 180 g panna fresca
- 15 g olio di cocco
- 100 g formaggio spalmabile
- 20 g cacao amaro
- 40 g cocco grattugiato
- 40 g eritritolo
- 20 g semi di chia
- 5 g cannella

PROCEDIMENTO

Mettere in un pentolino 50 g panna e mettere da parte. In un'altra pentola unire insieme tutti gli ingredienti, ad eccezione della cannella e mescolare con un cucchiaio di legno. Scaldare il composto e far sobbollire per 20 minuti, mescolando spesso. Nel frattempo prendere il pentolino con la panna e portare a bollore. Aggiungere la cannella, mescolare e spegnere il fuoco. Posizionare il budino nelle ciotoline, unire la salsa alla cannella e gustare ancora caldo o tenere in frigo per 30 minuti, prima di servire.

BUDINO DI CHIA CON RIBES E COCCO

Porzioni: 2	Tempo di preparazione: 2 ore di riposo + 10 minuti	Tempo di cottura: 25 minuti

Kcal per porzione: 222; Carboidrati 5,9 g; Proteine 5,8 g; Grassi 18 g.

INGREDIENTI

- 300 g latte di cocco senza zucchero
- 40 g semi di chia
- 10 g cocco rapè
- 30 g eritritolo

PROCEDIMENTO

Mescolare assieme il latte di cocco, i semi di chia, l'eritritolo, il cocco rapè e 50 g di ribes.

Lasciar riposare e dopo 10 minuti mescolare ancora in modo da rigirare i semi che si saranno depositati sul fondo. Lasciar riposare in frigo per tutta la notte o per almeno un paio d'ore.

Decorare con la panna montata, i ribes rimasti e scaglie di cocco e a piacere una spolverata di cannella.

GELATO BOUNTY ALLE FRAGOLE E MIRTILLI

Porzioni: 10	Tempo di preparazione: 2h e 30 minuti + 25 minuti.	Tempo di cottura: -

Kcal per porzione: 248; Carboidrati 3,8 g; Proteine 3,3; Grassi 23,7 g.

INGREDIENTI

250 g di mascarpone
40 g cocco grattugiato
10 g eritritolo
200 g cioccolato
50 g fragole
50 g mirtilli

PROCEDIMENTO

In una ciotola mettere il mascarpone, il cocco grattugiato e l'eritritolo. Amalgamare gli ingredienti tra loro con le mani fino a formare un composto omogeneo. Posizionare in frigo il composto e nel frattempo pulire le fragole e tagliarle a pezzetti. Lavare e asciugare i mirtilli. Dividere in due l'impasto e aggiungere in una le fragole e nell'altro i mirtilli. Dare la forma dei bounty e posizionare in congelatore per circa 2 ore. Sciogliere il cioccolato fondente a bagnomaria e immergere i bounty. Riposizionare in congelatore e far solidificare ancora per 30 minuti.

TORTINO AL CIOCCOLATO E NOCCIOLE

Porzioni: 8	Tempo di preparazione: 17 minuti	Tempo di cottura: 23 minuti

Kcal per porzione: 397; Carboidrati 2,7 g; Proteine 7,4 g; Grassi 38,6 g.

INGREDIENTI

200 g burro
200 g cioccolato
  fondente 95%
4 uova medie
30 g nocciole

PROCEDIMENTO

Sciogliere al microonde il cioccolato col burro. Rompere le uova in una ciotola. Far raffreddare per qualche minuto il composto col burro e il cioccolato, dopo di che versarci le uova e frullare con le fruste elettriche fino a formare un composto omogeneo. Mettere il composto in 8 stampini per muffin e riporre sopra circa 2 nocciole. Riporre in forno preriscaldato a 200° per circa 20 minuti

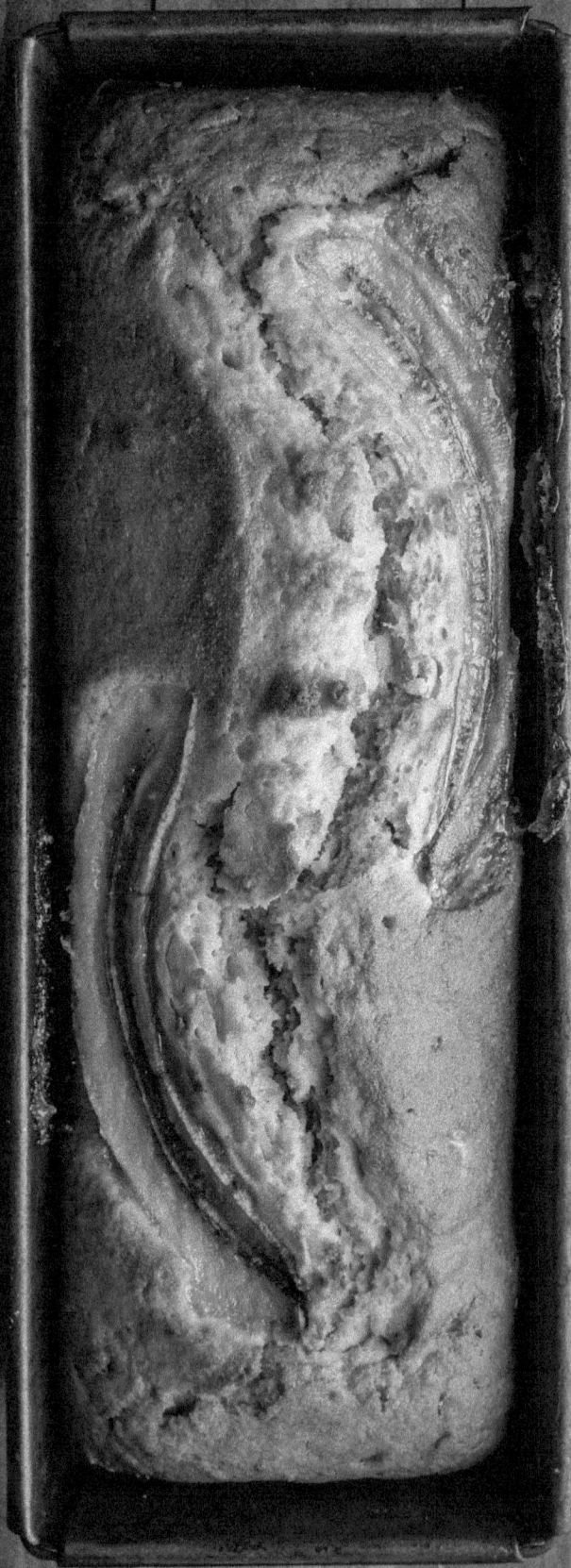

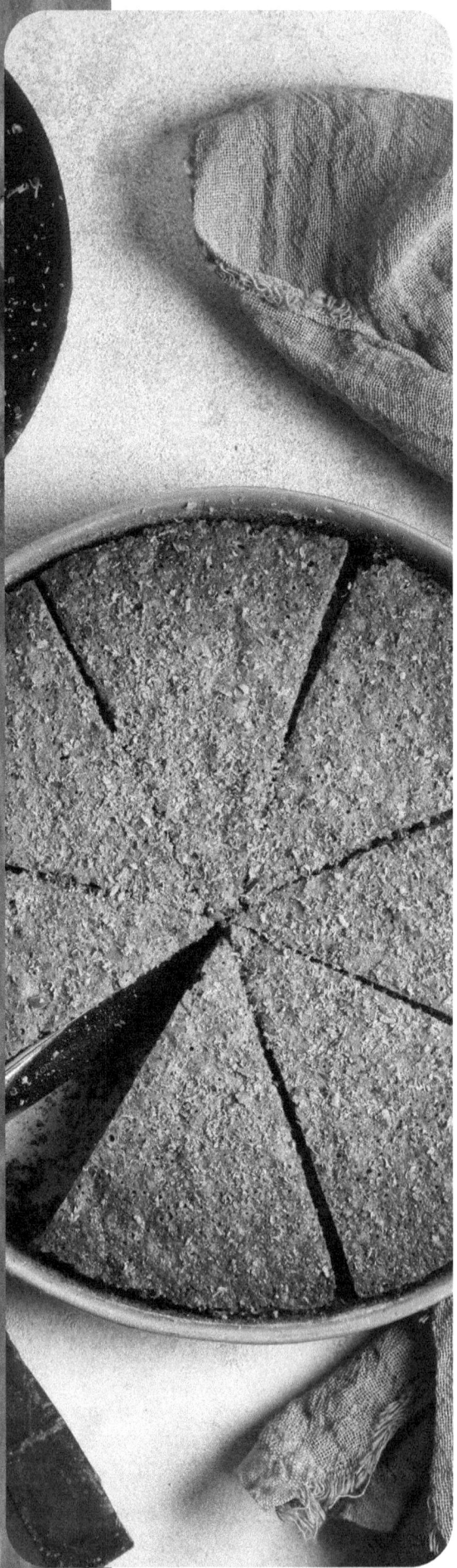

TENERINA CHETO

Porzioni: 10	Tempo di preparazione: 35 minuti.	Tempo di cottura: 40 minuti

Kcal per porzione: 285; Carboidrati 2,5 g; Proteine 5,8 g; Grassi 27,2 g.

INGREDIENTI

200 g cioccolato
   fondente 85%
150 g burro
4 uova medie
30 g farina di mandorla
70 g eritritolo
Un pizzico di sale
Eritritolo a velo per
   decorare

PROCEDIMENTO

Sciogliere a bagnomaria o in microonde il cioccolato fondente e il burro; amalgamare fino ad ottenere un composto uniforme. Montare a neve ben ferma gli albumi con un pizzico di sale e una parte dell'eritritolo. Montare i tuorli con la parte restante dell'eritritolo; aggiungere il composto di burro e cioccolato, continuando a frullare con le fruste. Aggiungere delicatamente gli albumi montati, mescolando dal basso verso l'alto ed infine aggiungere la farina di mandorle. Rivestire con carta da forno, una tortiera di 22 cm di diametro e versarci l'impasto dentro. Cuocere in forno statico e preriscaldato per 35/40 minuti a 180°.

Fare la prova dello stecchino per assicurarsi che sia cotta prima di sfornare; sarà normale se al centro risulterà morbida. Decorare con eritritolo a velo.

BANANA BREAD

Porzioni: 10	Tempo di preparazione: 20 minuti	Tempo di cottura: 40 minuti

Kcal per porzione: 165; Carboidrati 4,4 g; Proteine 4,3 g; Grassi 14,3 g.

INGREDIENTI

220 g banane mature
2 uova medie
30 g olio di cocco
20 g semi di chia
80 g cocco rapè
80 g mandorle
   grattugiate
20 g eritritolo
Un pizzico di sale
Spezie a piacere
   (cannella, zenzero, etc)

PROCEDIMENTO

Montare le uova. Schiacciare le banane con una forchetta ed unirle delicatamente alle uova, amalgamando bene. Unire l'olio di cocco a filo; successivamente tutti altri ingredienti amalgamando dal basso verso l'alto di volta in volta. Versare in uno stampo per plumcake ricoperto da carta da forno.

Cuocere in forno preriscaldato a 180° per circa 40 minuti. Far raffreddare prima di servire.

TORTA DI RICOTTA COCCO E LIMONE

Porzioni: 6	**Tempo di preparazione:** 15 minuti	**Tempo di cottura:** 40 minuti

Kcal per porzione: 234; Carboidrati 4,7 g; Proteine 16,2 g; Grassi 20,2 g.

INGREDIENTI

750 g ricotta
4 uova medie
30 g eritritolo
30 g cocco grattugiato
Succo di un limone

PROCEDIMENTO

Montare gli albumi con un pizzico di sale a neve ben ferma in una ciotola. Montare i tuorli fino a farli diventare di un colore chiaro. Aggiungere l'eritritolo e frullare ancora. Aggiungere ai tuorli la ricotta, il succo e la scorza di limone e frullare. Aggiungere il cocco e poi, delicatamente, gli albumi, mescolando dal basso verso l'alto cercando di non smontare il composto, fino a renderlo omogeneo. Cuocere in forno preriscaldato a 180° per circa 40-45 minuti. Tagliare a fette e servire.

TORTA PARADISO RIPIENA DI CREMA BIANCA

Porzioni: 14	**Tempo di preparazione:** 15 minuti	**Tempo di cottura:** 20 minuti

Kcal per porzione: 393; Carboidrati 3,5 g; Proteine 6,6 g; Grassi 38,9 g.

INGREDIENTI

140 g farina di cocco
6 uova medie
270 g panna fresca
12 g lievito istantaneo
100 g eritritolo
100 g burro
Aroma di vaniglia

PER LA CREMA
400 g panna
250 g mascarpone
Aroma di zabaione o
    limone

PROCEDIMENTO

Sciogliere il burro e metterlo da parte. In una ciotola frullare le uova con le fruste elettriche. Aggiungere l'aroma di vaniglia, l'eritritolo e continuare a frullare. Aggiungere la farina, il lievito, la panna, il burro e frullare fino a renderlo un impasto omogeneo.

Mettere l'impasto in una teglia rettangolare foderata con carta da forno e cuocere a 180° in forno preriscaldato per 20 minuti. Nel frattempo unire il mascarpone, la panna e l'aroma e lasciare in figo.

Una volta pronta la torta, lasciar raffreddare, tagliarla a metà e farcire con la crema precedentemente preparata. Servire a porzioni di circa 110 g l'una.

TORTA SOFFICE AI MIRTILLI E COCCO

| **Porzioni:** 10 | **Tempo di preparazione:** 10 minuti | **Tempo di cottura:** 30 minuti |

Kcal per porzione: 193; Carboidrati 9 g; Proteine 4,9 g; Grassi 16,4 g.

INGREDIENTI

100 g farina di cocco
110 g burro fuso
300 g panna acida
50 g eritritolo
3 uova medie
130 g mirtilli freschi
Buccia grattugiata di 1 limone
½ bustina di lievito per dolci

PROCEDIMENTO

Preriscaldare il forno a 180°. Mescolare prima gli ingredienti secchi e successivamente aggiungere gli altri ingredienti, amalgamandoli tutti fra loro.
Ungere leggermente con olio di cocco, uno stampo per torta piccolo e versarci l'impasto dentro. Cuocere in forno per 30 minuti circa.

TORTA AL PISTACCHIO

| **Porzioni:** 6 | **Tempo di preparazione:** 12 minuti | **Tempo di cottura:** 35 minuti |

Kcal per porzione: 257; Carboidrati 3,3 g; Proteine 11,3 g; Grassi 22,1 g.

INGREDIENTI

200 g farina di pistacchi
3 uova medie
100 g yogurt greco 5%
5 g lievito per dolci
50 g eritritolo

PROCEDIMENTO

Sbattere le uova e montarle leggermente. Aggiungere l'eritritolo e montare ancora. Unire lo yogurt e frullare. Unire la farina di pistacchio, il lievito e frullare un'ultima volta. Versare il composto in una tortiera rivestita con carta da forno e cuocere in forno a 180° per 20 minuti. Dopo di che coprire con carta stagnola e lasciare in forno per altri 15 minuti. Spegnere il forno e far raffreddare, senza aprire il forno.

CIAMBELLA ALLA PANNA, COCCO E LIMONE

Porzioni: 10	Tempo di preparazione: 10 minuti	Tempo di cottura: 35 minuti

Kcal per porzione: 205; Carboidrati 2,9 g; Proteine 4,3 g; Grassi 18,7 g.

INGREDIENTI

250 g panna fresca
3 uova medie
90 g farina di cocco
50 g eritritolo
100 g burro
Succo di 1 limone
1 bustina di lievito per dolci

PROCEDIMENTO

Sbattere le uova con l'eritritolo. Sciogliere il burro in microonde. Aggiungere alle uova, la farina di cocco, il succo di limone, la panna fresca, il lievito per dolci, continuando a frullare con le fruste elettriche. Versare l'impasto in uno stampo per ciambella foderata con carta da forno e cuocere in forno statico a 180° per 30/35 minuti. Fare la prova dello stecchino prima di sfornare. Lasciar raffreddare e servire a fette.

TORTA AL CIOCCOLATO FONDENTE

Porzioni: 4	Tempo di preparazione: 17 minuti	Tempo di cottura: 25 minuti

Kcal per porzione: 223; Carboidrati 5,3 g; Proteine 9 g; Grassi 18,1 g.

INGREDIENTI

10 g farina di mandorle
10 g farina cocco degrassata
10 g burro d'arachidi in polvere
10 g cacao amaro
2 uova medie
100 g latte di cocco
20 g eritritolo
Un pizzico di sale
Aroma alla vaniglia
5 g lievito per dolci
50 g cioccolato fondente 85%
50 g panna

PROCEDIMENTO

Preriscaldare il forno a 180°. Mettere le uova in una ciotola e sbatterle con il frullatore; aggiungere il latte di cocco, il pizzico di sale, l'aroma alla vaniglia e continuare a sbattere. Aggiungere gli altri ingredienti e continuare a mescolare col frullatore. Versare in una stampo da 20 cm e cuocere in forno per 20 minuti circa. Fare la prova dello stecchino per accertarsi che sia pronta.

Per la ganache: spezzettare il cioccolato. In un pentolino, mettere a scaldare la panna senza portare la bollore. Versare la panna calda sul cioccolato e mescolare delicatamente ma velocemente in modo da far sciogliere tutto il cioccolato ed amalgamare i due ingredienti fra loro, fino a che non sia diventato un composto omogeneo e lucido.
Distribuire uniformemente sulla torta al cioccolato.

TIRAMISÙ

Porzioni: 12 | **Tempo di preparazione:** 10 minuti di riposo + 60 minuti. | **Tempo di cottura:** 17 minuti

Kcal per porzione: 488; Carboidrati 13,1; Proteine 9,2 g; Grassi 48,1 g.

INGREDIENTI

PER I SAVOIARDI

200 g farina di mandorle
80 g eritritolo
10 g fibra di bambù
80 g burro
50 g panna fresca
2 uova medie a
    temperatura ambiente
6 g lievito per dolci
1 cucchiaino di aroma
    alla vaniglia
Un pizzico di sale
Caffe q. b.

PER LA CREMA

500 g mascarpone
400 g panna fresca
110 g eritritolo a velo
4 tuorli
20 ml acqua
40 g cacao amaro

PROCEDIMENTO

PER I SAVOIARDI

Preriscaldare il forno a 180°. Unire la farina di mandorle alla fibra di bambù; amalgamare bene i due ingredienti. Frullare il burro ammorbidito con l'eritritolo; aggiungere le uova e frullare ancora fino ad ottenere un composto omogeneo. Aggiungere la panna fresca, l'essenza di vaniglia e il pizzico di sale, continuando sempre a frullare. Aggiungere infine, poco per volta, le farine, continuando a frullare e per ultimo, il lievito. Lasciar riposare l'impasto per 10 minuti in frigo.
Una volta passato il tempo, stendere l'impasto col mattarello, tra 2 fogli di carta da forno, formando uno strato di un cm d'altezza; dopo di che tagliare col coltello i nostri savoiardi, arrotondare gli angoli e separarli tra loro perché durante la cottura, cresceranno.
Far cuocere in forno per circa 10/15 minuti, fino a che non risultano dorati.

PER LA CREMA

Mettere in una ciotola i tuorli, mescolare con una frusta; aggiungere i 2 cucchiai d'acqua e una parte di eritritolo in polvere (circa metà) e continuare a mescolare energicamente.
Posizionare il composto su un pentolino, a fuoco basso e continuando a mescolare, far addensare il composto e riporlo di nuovo nella ciotola. Far montare il composto con la frusta elettrica, fino a che non diventi spugnosa e un colore più chiaro. Mettere da parte e far raffreddare. In una ciotola a parte, montare la panna con le fruste elettriche ed aggiungere l'eritritolo rimasto continuando a montare fino a che non diventa compatta. Aggiungere il mascarpone ai tuorli e mescolare delicatamente, amalgamandoli fra loro. Aggiungere il composto con la panna mescolando delicatamente dal basso verso l'alto, amalgamando tra loro gli ingredienti. Mettere da parte la crema.

Per comporre il tiramisù, preparare:
Una ciotola larga con del caffe (anche allungato va bene e dolcificato a seconda dei gusti)
La crema al mascarpone, savoiardi raffreddati, una pirofila dove formare il tiramisù. Mettere uno strato di crema. Spolverare con del cacao amaro. Depositare sopra i savoiardi inzuppati mano a mano nel caffè. Mettere un altro strato di crema e di nuovo spolverata di cacao.
Continuare così fino ad esaurimento degli ingredienti. Tenere in frigo tutta la notte o per lo meno 5 ore prima di servire.

CHEESECAKE AI FRUTTI DI BOSCO

Porzioni: 12 | **Tempo di preparazione:** 30 minuti di riposo + 20 minuti. | **Tempo di cottura:** 50 minuti

Kcal per porzione: 357; Carboidrati 10,4 g; Proteine 11,5 g; Grassi 32,4 g.

INGREDIENTI

PER LA BASE
125 g farina di nocciole
125 g granella di
   nocciole
105 g burro chiarificato
20 g eritritolo

PER LA CREMA
300 g ricotta
400 g formaggio
   spalmabile
50 g mascarpone
6 uova medie
90 g eritritolo
Succo di 3 limoni

PER DECORARE
150 g frutti di bosco
10 g eritritolo

PROCEDIMENTO

Preriscaldare il forno a 180°.
Sciogliere il burro in un pentolino o al microonde. Unire in una ciotola la farina di nocciole, la granella di nocciole, l'eritritolo e il burro fuso e mescolare con una spatola fino ad ottenere un composto omogeneo.
Mettere il composto in una tortiera ricoperta con la carta da forno e far rapprendere la base per 30 minuti in frigo.
Unisci in una ciotola tutti gli ingredienti e frulla alla massima potenza con la frusta elettrica o in un mixer fino ad ottenere un composto omogeneo. Versare la crema sulla base e livellare la superficie.
Mettere a cuocere la cheesecake in forno per circa 40/50 minuti.
Togliere dal forno e far raffreddare. Decorare con frutti di bosco.

MOUSSE DI AVOCADO ALLA VANIGLIA

Porzioni: 2 | **Tempo di preparazione:** 5 minuti. | **Tempo di cottura:** -

Kcal per porzione: 181; Carboidrati 1,5 g; Proteine 3,6 g; Grassi 17,9 g.

INGREDIENTI

100 g avocado
90 g acqua
2 gocce dolcificante
   liquido
20 g granella di nocciola
Aroma vaniglia

PROCEDIMENTO

Rimuovere la buccia e il nocciolo dell'avocado. Mettere avocado a pezzi, aroma vaniglia, acqua e dolcificante in un bicchiere alto. Frullare il tutto con un frullatore ad immersione per 2-3 minuti. Distribuire in due ciotole e guarnire con granella di nocciole. Conservare per massimo 3 giorni in frigo coperto con pellicola.

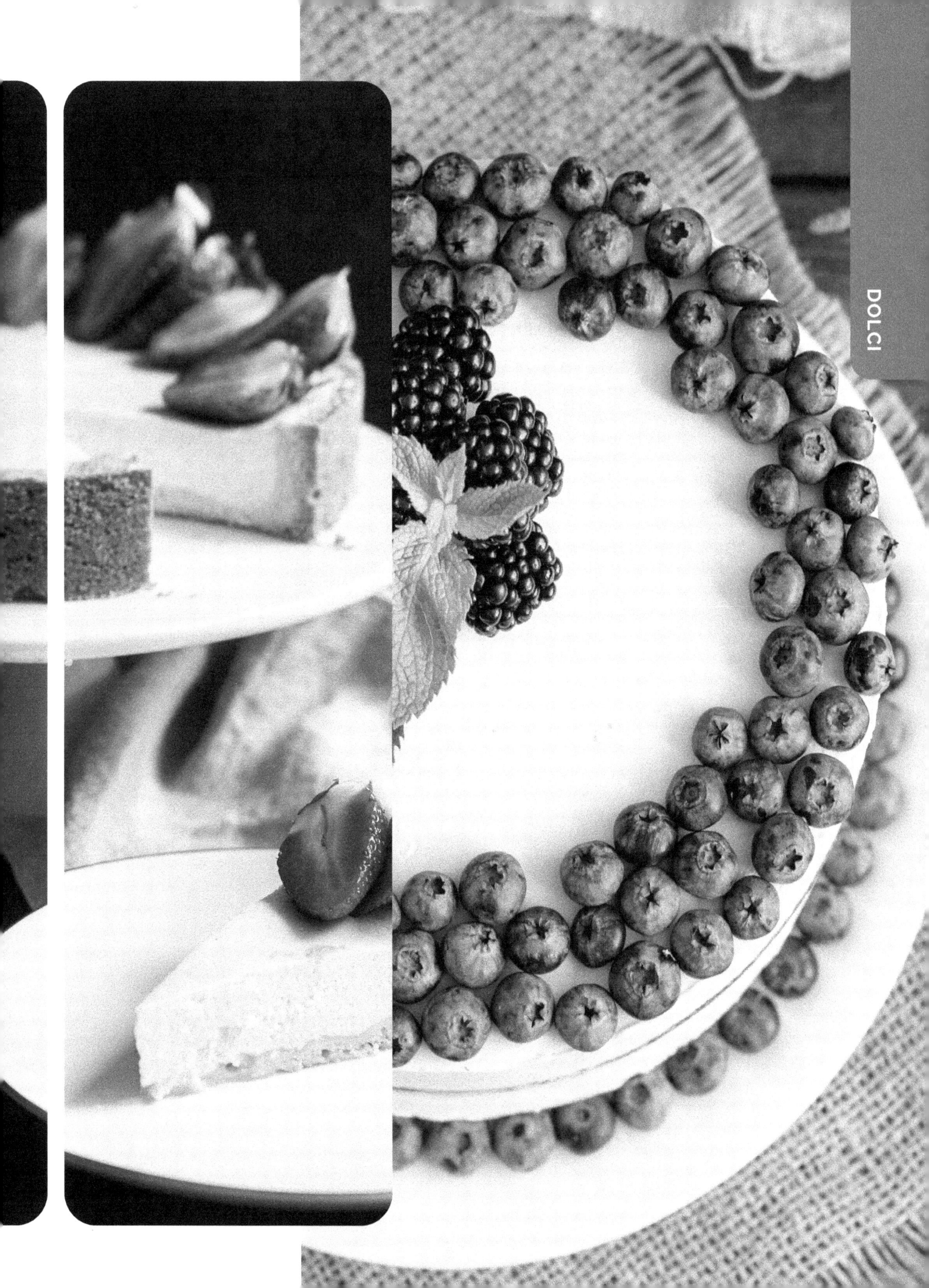

NEWYORK CHEESECAKE CON COULIS DI LAMPONI

Porzioni: 8 | **Tempo di preparazione:** 32 minuti | **Tempo di cottura:** 65 minuti

Kcal per porzione: 225; Carboidrati 3 g; Proteine 8 g; Grassi 19,1 g.

INGREDIENTI

50 g mandorle tritate finemente
1 uovo medio
20 g burro
20 g eritritolo
Scorza di 1 limone
Un pizzico di bicarbonato

PER LA CREMA AL FORMAGGIO

200 g formaggio spalmabile
200 g ricotta
50 g mascarpone
2 uova medie
40 g eritritolo
Aroma alla vaniglia

PER LA COULIS DI LAMPONI

150 g lamponi
10 ml succo di limone
30 g eritritolo

PROCEDIMENTO

Preriscaldare il forno a 180°.
Sciogliere in burro e metterlo in una ciotola con tutti gli ingredienti per la base.
Mescolare fino a raggiungere una consistenza omogenea.
Versare il composto in una tortiera rivestita con carta da forno e cuocere per 15 minuti o fino a quando la base non risulti dorata. Togliere dal forno e lasciarla raffreddare.
Unire in una ciotola capiente, tutti gli ingredienti per la crema al formaggio e frullare fino a raggiungere un composto omogeneo. Versare sulla base, abbassare il forno a 170° e cuocere per circa 45 minuti o comunque fino a quando non risulterà dorata in cima. Lasciarla raffreddare e nel frattempo preparare la coulis. Lavare i lamponi e asciugarli tamponandoli.
In un pentolino mettere i lamponi e far andare a fuoco basso per 2/3 minuti.
Togliere dal fuoco e unire il succo di limone e l'eritritolo.
Mescolare con una frusta fino ad amalgamare tutti gli ingredienti e riportare il pentolino sul fuoco per altro minuto.
Con un colino filtrare il composto, premendo con un cucchiaio e lasciarla raffreddare per 5 minuti.
Versare sulla crema al formaggio e far raffreddare in frigo per almeno 2 h.

Creme spalmabili

CHETO-TELLA

Porzioni: 15	Tempo di preparazione: 8 minuti	Tempo di cottura: -

Kcal per 20 g: 119; Carboidrati 1 g; Proteine 2,3 g; 11,8 g.

INGREDIENTI

150 g nocciole tostate
20 g olio di cocco
10 g cacao amaro
20 g eritritolo
Un pizzico di sale

PROCEDIMENTO

Frullare le nocciole fino a che non diventi un composto liquido.
Aiutarsi con una spatola, mescolando quando si formerà una pasta.
Infine, aggiungere gli altri ingredienti e frullare ancora.
Conservare in frigorifero.

CHETO-TELLA CON MCT

Porzioni: 15	Tempo di preparazione: 7 minuti	Tempo di cottura: -

Kcal per 100 g: 659; Carboidrati 5,8 g; Proteine 13,2 g; Grassi 64,8 g.

INGREDIENTI

150 g nocciole tostate
10 g olio mct
10 g eritritolo
5 g cacao in polvere

PROCEDIMENTO

Mettere gli ingredienti nel frullatore per 5 minuti. Conservare in frigo.

CREMA SPALMABILE AL CIOCCOLATO

Porzioni: 2	Tempo di preparazione: 12 minuti	Tempo di cottura: 5 minuti

Kcal per porzione: 125; Carboidrati 0,6 g; Proteine 4,9 g; Grassi 11 g.

INGREDIENTI

1 uovo medio
20 g cioccolato fondente 100%
6 g olio di cocco
10 g eritritolo

PROCEDIMENTO

Sciogliere il cioccolato con l'olio di cocco e l'eritritolo, in un pentolino a fuoco basso e amalgamarli tra loro. Mettere da parte. Montare a neve l'albume e aggiungere il tuorlo e montarli insieme.
Aggiungere l'uovo al composto col cioccolato e scaldare a fuoco basso.
Sbattere con le fruste il composto per 1 minuto, fino a quando non risulta un composto omogeneo e compatto. Servire calda da accompagnare a dei biscotti o per farcire dei pancake.

CREMA SPALMABILE ALLE NOCCIOLE

Porzioni: 15 | **Tempo di preparazione:** 10 minuti | **Tempo di cottura:** -

Kcal per 100 g: 625; Carboidrati 5,6 g; Proteine 13,2 g; Grassi 60,7 g.

INGREDIENTI

100 g nocciole tostate
20 g cacao amaro
30 g eritritolo a velo
15 g burro chiarificato

PROCEDIMENTO

Frullare le nocciole fino a renderle un composto cremoso. Aggiungere il cacao, il burro e l'eritritolo.
Frullare ancora per qualche minuto.

CREMA SPALMABILE AL LIMONE

Porzioni: 4 | **Tempo di preparazione:** 6 minuti | **Tempo di cottura:** 13 minuti

Kcal per 100 g: 227; Carboidrati 0,7 g; Proteine 10,7 g; Grassi 20,1 g.

INGREDIENTI

80 g succo di limone
2 uova medie
1 tuorlo
45 g eritritolo
15 g panna fresca
20 g burro
Un pizzico di sale

PROCEDIMENTO

In un pentolino scaldare il succo di limone, senza portare a bollore.
Aggiungere l'eritritolo, mescolando; aggiungere le uova e il tuorlo e portare a ebollizione, mescolando in continuazione.
Quando il composto si sarà fatto denso, spegnere il fuoco e unire la panna, il burro e il pizzico di sale.
Continuare a mescolare finché il burro non si sarà sciolto e la crema non risulterà omogenea.

CREMA SPALMABILE ALLO ZABAIONE

Porzioni: 2 | **Tempo di preparazione:** 5 minuti | **Tempo di cottura:** -

Kcal per porzione: 56; Carboidrati 0,6 g; Proteine 2,9 g; Grassi 4,5 g.

INGREDIENTI

2 tuorli
20 g eritritolo a velo
6 g xantano
Qualche goccia di aroma
di rum

PROCEDIMENTO

Unire tutti gli ingredienti e sbattere con le fruste per un paio di minuti.
Guarnire a piacere o utilizzare per farcire.

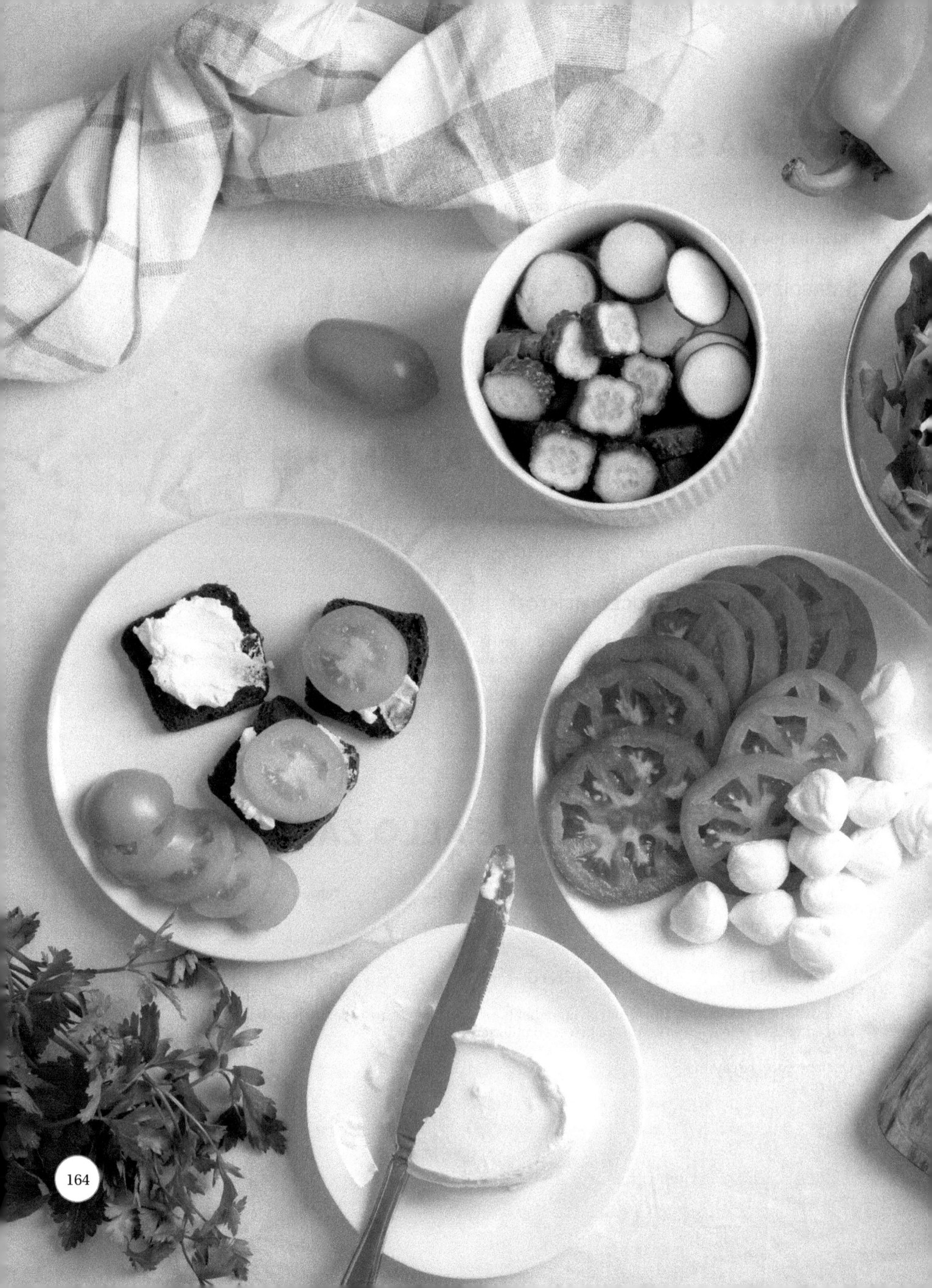

PIANI ALIMENTARI

Nelle prossime pagine trovi due piani alimentari di 4 settimane per uomo e donna. Sono stati tarati intorno alle 1.500 kCal al giorno nella versione donna e 1.800 nella versione uomo, ovvero intorno a un fabbisogno medio per una persona che faccia attività fisica moderata.

Un piano include tutte le fonti proteiche (carne, pesce, latticini, uova) e l'abbiamo denominato *Piano Completo*. L'altro esclude invece la carne, dando tantissime idee per ridurne il consumo generale come suggerito dalle linee guida dell'OMS più recenti. Lo troverai indicato come *Piano Senza Carne*.

Come sempre le giornate sono intercambiabili con i piani degli altri nostri libri. Puoi scegliere quelle che preferisci, ripeterle più volte nel caso ti venga comodo... insomma gestirti autonomamente in pure stile Chetogenica Zero Sbatti.

Consultati sempre con il tuo medico prima di intraprendere questo percorso, il tuo specialista di fiducia può aiutarti ad adattare il piano alle tue esigenze oltre che aiutarti a utilizzare le ricette che preferisci.

Le liste della spesa e i piani in formato stampabile sono disponibili all'indirizzo:

https://BookHip.com/WVXVBKQ

SCAN ME

SETTIMANA 1 DONNA PIANO COMPLETO

LUNEDÌ

Colazione:	1 porzione di muffin al cacao con cuore di mascarpone e cocco (pag. 11) + 200 g latte di mandorla senza zucchero *oppure* 1 porzione di muffin salati con crescenza (pag. 26)
Spuntino:	10 g gherigli di noci
Pranzo:	1 porzione di spaghetti di zucchine con gamberi e granella di pistacchio (pag. 57)
Spuntino:	100 g yogurt greco 5% + 5 g cacao amaro
Cena:	100 g hamburger di tacchino + 100 g asparagi verdi + 20 g maionese + 20 g olio extravergine d'oliva
Kcal/ Macro:	Kcal 1.476, Carboidrati 22 g; Proteine 69 g; Grassi 123 g

MARTEDÌ

Colazione:	come lunedì
Spuntino:	100 g yogurt greco 5% + 50 g mirtilli + 10 g cioccolato fondente 90%
Pranzo:	1 porzione di spaghetti di zucchine alla curcuma, tonno e pinoli (pag. 61)
Spuntino:	15 g gherigli di noci
Cena:	1 porzione di petto di pollo alla mediterranea (pag. 81) + 50 g lattughino + 100 g pomodori + 5 g olio extravergine d'oliva
Kcal/ Macro:	Kcal 1.508, Carboidrati 22 g; Proteine 68 g; Grassi 126 g

MERCOLEDÌ

Colazione:	come lunedì
Spuntino:	10 g gherigli di noci
Pranzo:	100 g hamburger di tacchino + 100 g asparagi verdi + 20 g maionese + 10 g olio extravergine d'oliva
Spuntino:	100 g yogurt greco 5% + 5 g nocciole
Cena:	1 porzione di spaghetti di zucchine con gamberi e granella di pistacchio (pag. 57) + 10 g olio extravergine d'oliva
Kcal/ Macro:	Kcal 1.488, Carboidrati 21 g; Proteine 69 g; Grassi 125 g

GIOVEDÌ

Colazione:	come lunedì
Spuntino:	100 g yogurt greco 5% + 50 g mirtilli + 10 g nocciole
Pranzo:	1 porzione di spaghetti di zucchine alla curcuma, tonno e pinoli (pag. 61)
Spuntino:	15 g gherigli di noci

Cena:	1 porzione di petto di pollo alla mediterranea (pag. 81) + 50 g lattughino + 100 g pomodori + 5 g olio extravergine d'oliva
Kcal/ Macro:	Kcal 1.511, Carboidrati 21 g; Proteine 69 g; Grassi 127 g

VENERDÌ

Colazione:	1 porzione di granola al cocco (pag. 13) + 100 ml latte di mandorla senza zucchero *oppure* una porzione di fagottini di bresaola (pag. 33)
Spuntino:	50 g yogurt greco 5% + 25 mirtilli + 5 g gherigli di noci
Pranzo:	1 porzione di vellutata di cavolfiore e spinaci (pag. 58) + 1 porzione di grissini ai semi (pag. 141)
Spuntino:	50 g yogurt greco 5% + 25 mirtilli
Cena:	1 porzione di burger di salmone (pag. 70) + 1 porzione di finocchi gratinati al forno (pag. 91) + 1 porzione di salsa tzatziki (pag. 108)
Kcal/ Macro:	Kcal 1.518, Carboidrati 24 g; Proteine 69 g; Grassi 126 g

SABATO

Colazione:	come venerdì
Spuntino:	1 porzione di mousse di avocado alla vaniglia (pag. 158)
Pranzo:	1 porzione di spaghetti di zucchine al salmone (pag. 62)
Spuntino:	5 g gherigli di noci
Cena:	1 porzione di pizza margherita (pag. 121) + 50 g tonno in filetti sott'olio sgocciolati + 50 g cipolla + 200 g zucchine (da grigliare)
Kcal/ Macro:	Kcal 1.514, Carboidrati 22 g; Proteine 68 g; Grassi 120 g

DOMENICA

Colazione:	come venerdì
Spuntino:	100 g dessert proteico senza zucchero + 10 g burro d'arachidi
Pranzo:	1 porzione di vellutata di cavolfiore e spinaci (pag. 58) + 1 porzione di grissini ai semi (pag. 141)
Spuntino:	1 tazza di tè verde
Cena:	1 porzione di burger di salmone (pag. 70) + 1 porzione di finocchi gratinati al forno (pag. 91) + 1 porzione di salsa tzatziki (pag. 108)
Kcal/ Macro:	Kcal 1.516, Carboidrati 24 g; Proteine 72 g; Grassi 124 g

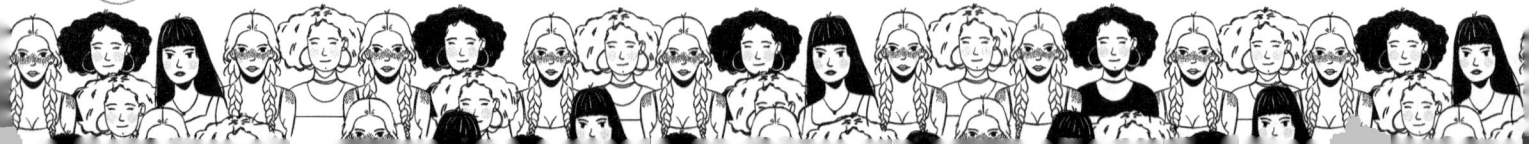

SETTIMANA 2 DONNA PIANO COMPLETO

LUNEDÌ

Colazione:	1 porzione di muffin al cacao con cuore di mascarpone e cocco (pag. 11) + 200 g latte di mandorla senza zucchero *oppure* 1 porzione di frittatine di spinaci e pomodori (pag. 27)
Spuntino:	1 porzione di grissini ai semi (pag. 141)
Pranzo:	1 porzione di frittata di cipolle (pag. 84) + 1 porzione di finocchi gratinati al forno (pag. 91)
Spuntino:	50 g mirtilli
Cena:	1 porzione di spaghetti di zucchine al salmone(pag. 62)
Kcal/ Macro:	*Kcal 1.530, Carboidrati 20 g; Proteine 62 g; Grassi 133 g*

MARTEDÌ

Colazione:	come lunedì
Spuntino:	1 porzione di mouse di avocado alla vaniglia (pag. 158)
Pranzo:	1 porzione di involtini di pollo alle olive (pag. 41) + 1 porzione di salsa tzatziki (pag. 108)
Spuntino:	150 g yogurt greco 5% + 50 g lamponi
Cena:	1 porzione di vellutata di finocchi e zafferano (pag. 59)+ 1 porzione di grissini ai semi (pag. 141)
Kcal/ Macro:	*Kcal 1.526, Carboidrati 21 g; Proteine 63 g; Grassi 130 g*

MERCOLEDÌ

Colazione:	come lunedì
Spuntino:	100 g dessert proteico senza zucchero
Pranzo:	1 porzione di grissini ai semi (pag. 141) + 1 porzione di finocchi gratinati al forno (pag. 91)+ 1 porzione di salsa tzatziki (pag. 108)
Spuntino:	10 g gherigli di noci + 100 g yogurt greco 5%
Cena:	1 porzione di frittata di cipolle (pag. 84) + 50 g songino + 5 g olio extravergine d'oliva
Kcal/ Macro:	*Kcal 1.491, Carboidrati 24 g; Proteine 70 g; Grassi 123 g*

GIOVEDÌ

Colazione:	come lunedì
Spuntino:	150 g yogurt greco 5% + 50 g lamponi
Pranzo:	1 porzione di involtini di pollo alle olive (pag. 41) + 100 g pomodori + 1 porzione di grissini ai semi (pag. 141)
Spuntino:	20 g gherigli di noci

Cena:	1 porzione di vellutata di finocchi e zafferano (pag. 59) + 50 g filetti di tonno sott'olio + 5 g olio extravergine d'oliva
Kcal/ Macro:	*Kcal 1.478, Carboidrati 21 g; Proteine 67 g; Grassi 123 g*

VENERDÌ

Colazione:	1 porzione di granola al cocco (pag. 13) + 100 ml latte di mandorla senza zucchero *oppure* 1 porzione di involtini di insalata, tonno e Asiago (pag. 142)
Spuntino:	10 g gherigli di noci
Pranzo:	1 porzione filetto di trota con pistacchio e salsa all'arancia (pag. 70) + 1 porzione di zucca gratinata al forno con mandorle e salvia (pag. 97)
Spuntino:	5 g gherigli di noci
Cena:	1 porzione di cous cous di cavolfiore al ragù (pag. 63)
Kcal/ Macro:	*Kcal 1.479, Carboidrati 22 g; Proteine 63 g; Grassi 121 g*

SABATO

Colazione:	come venerdì
Spuntino:	5 g nocciole + 25 g mirtilli
Pranzo:	2 porzioni di medaglioni di ricotta e zucchine (pag. 35)
Spuntino:	5 g nocciole + 25 g mirtilli
Cena:	1 porzione di pizza margherita (pag. 121)+ 30 g mascarpone + 50 g salmone affumicato + 50 g rucola
Kcal/ Macro:	*Kcal 1.516, Carboidrati 21 g; Proteine 64 g; Grassi 121 g*

DOMENICA

Colazione:	come venerdì
Spuntino:	100 g yogurt greco 5% + 5 g cioccolato fondente 85%
Pranzo:	1 porzione di cous cous di cavolfiore al ragù (pag. 63)
Spuntino:	1 tazza di tè verde
Cena:	1 porzione filetto di trota con pistacchio e salsa all'arancia (pag. 70) + 1 porzione di zucca gratinata al forno con mandorle e salvia (pag. 97)
Kcal/ Macro:	*Kcal 1.497, Carboidrati 25 g; Proteine 70 g; Grassi 119 g*

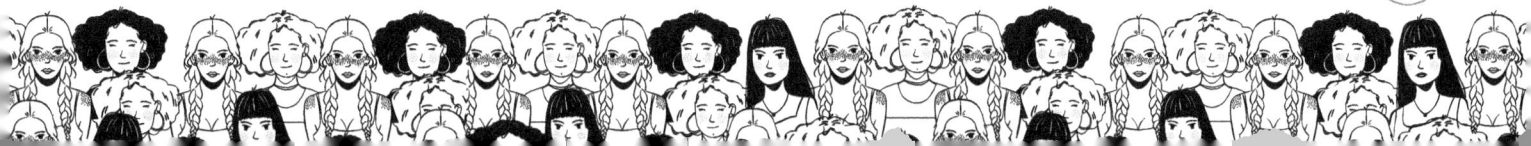

LUNEDÌ

Colazione:	1 porzione di brownies extradark alle nocciole (pag. 173) + 100 ml latte di soia *oppure* 1 porzione di palline di caprino con croccante (pag. 39) + 50 g cetriolo + 25 g pomodorini + 20 g avocado + 5 g olio
Spuntino:	25 g mirtilli
Pranzo:	1 porzione di polpettone di verza (pag. 130) + 1 porzione di zucca gratinata al forno con mandorle e salvia (pag. 97)
Spuntino:	25 g mirtilli
Cena:	2 porzioni di medaglioni di ricotta e zucchine (pag. 35) + 50 g rucola + 5 g olio extravergine d'oliva
Kcal/Macro:	*Kcal 1.504, Carboidrati 20 g; Proteine 67 g; Grassi 121 g*

MARTEDÌ

Colazione:	come lunedì
Spuntino:	25 g mirtilli + 10 g gherigli di noci
Pranzo:	1 porzione di spaghetti di zucchine ai gamberi e noci di macadamia (pag. 49)
Spuntino:	25 g mirtilli + 5 g gherigli di noci
Cena:	1 porzione di polpettone di verza (pag. 130) + 1 porzione di zucca gratinata al forno con mandorle e salvia (pag. 97)
Kcal/Macro:	*Kcal 1.476, Carboidrati 22 g; Proteine 68 g; Grassi 122 g*

MERCOLEDÌ

Colazione:	come lunedì
Spuntino:	10 g noci pecan
Pranzo:	1 porzione di polpettone di verza (pag. 130) + 100 g lattughino + 100 g pomodori + 10 g maionese + 5 g olio extravergine d'oliva
Spuntino:	10 g noci pecan
Cena:	1 porzione di spaghetti di zucchine ai gamberi e noci di macadamia (pag. 49)
Kcal/Macro:	*Kcal 1.482, Carboidrati 20 g; Proteine 67 g; Grassi 124 g*

GIOVEDÌ

Colazione:	come lunedì
Spuntino:	25 g lamponi
Pranzo:	1 porzione di riso di cavolfiore al sesamo e tofu (pag. 66)
Spuntino:	25 g lamponi
Cena:	1 porzione di filetto di salmone allo zenzero e limone (pag. 71) + 1 porzione di cavolini di Bruxelles gratinati al forno (pag. 93)
Kcal/Macro:	*Kcal 1.473, Carboidrati 20 g; Proteine 65 g; Grassi 123 g*

VENERDÌ

Colazione:	1 porzione di tenerina cheto (pag. 153) + 100 ml latte di soia senza zucchero *oppure* 1 porzione di pane alle noci tostato (pag. 113) + 15 g rucola + 10 g formaggio spalmabile + 5 g semi di lino
Spuntino:	5 g gherigli di noci
Pranzo:	1 porzione di lonza di maiale alle arachidi (pag. 79) + 1 porzione di cavolini di Bruxelles gratinati al forno(pag. 93)
Spuntino:	5 g gherigli di noci
Cena:	1 porzione di spaghetti di zucchine con tonno e broccolo romanesco (pag. 66)
Kcal/Macro:	*Kcal 1.523, Carboidrati 22 g; Proteine 72 g; Grassi 126 g*

SABATO

Colazione:	come venerdì
Spuntino:	1 tazza di tisana
Pranzo:	1 porzione di riso di cavolfiore al sesamo e tofu (pag. 66)
Spuntino:	1 tazza di tè verde
Cena:	1 porzione di pizza margherita (pag. 121) + 50 g brie + 50 g rucola + 50 g cipolla rossa di Tropea + 10 g gherigli di noci
Kcal/Macro:	*Kcal 1.529, Carboidrati 22 g; Proteine 61 g; Grassi 122 g*

DOMENICA

Colazione:	come venerdì
Spuntino:	1 tazza di tisana + 5 g burro d'arachidi 100%
Pranzo:	1 porzione di spaghetti di zucchine con tonno e broccolo romanesco (pag. 66)
Spuntino:	1 tazza di tè verde
Cena:	1 porzione di lonza di maiale alle arachidi (pag. 79) + 1 porzione di cavolini di Bruxelles gratinati al forno(pag. 93)
Kcal/Macro:	*Kcal 1.486, Carboidrati 22 g; Proteine 72 g; Grassi 122 g*

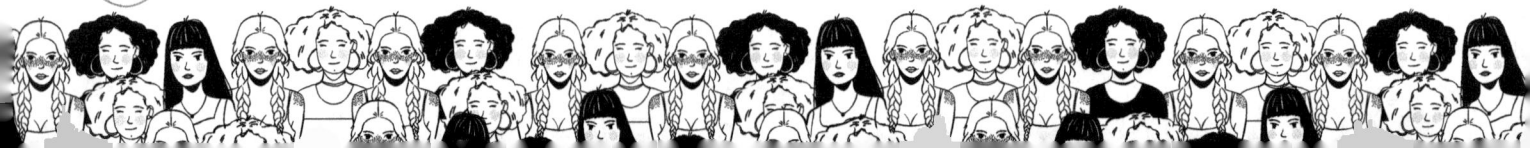

SETTIMANA 4 DONNA PIANO COMPLETO

LUNEDÌ

Colazione:	1 porzione di tenerina cheto (pag. 153) + 100 ml latte di soia senza zucchero *oppure* 1 porzione di pane alle noci tostato (pag. 113) + 10 g avocado + 10 g patè di olive taggiasche + 50 g pomodori
Spuntino:	25 g lamponi
Pranzo:	1 porzione di polpettone di verza (pag. 130) + 50 g rucola + 100 g pomodori + 50 g lattughino + 5 g olio extravergine d'oliva
Spuntino:	25 g lamponi
Cena:	1 porzione di filetto di salmone allo zenzero e limone (pag. 71) + 1 porzione di cavolini di Bruxelles gratinati al forno (pag. 93)
Kcal/ Macro:	*Kcal 1.485, Carboidrati 19 g; Proteine 75 g; Grassi 122 g*

MARTEDÌ

Colazione:	come lunedì
Spuntino:	25 g lamponi + 10 g gherigli di noci
Pranzo:	1 porzione di omelette alle erbe aromatiche, salmone e formaggio spalmabile (pag. 88) + 50 g songino + 50 g pomodori + 5 g olio extravergine d'oliva
Spuntino:	25 g lamponi + 10 g gherigli di noci
Cena:	1 porzione di polpettone di verza (pag. 130) + 100 g finocchi + 100 g pomodori + 50 g lattughino + 5 g olio extravergine d'oliva
Kcal/ Macro:	*Kcal 1.477, Carboidrati 20 g; Proteine 74 g; Grassi 120 g*

MERCOLEDÌ

Colazione:	come lunedì + 5 g burro d'arachidi
Spuntino:	5 g gherigli di noci
Pranzo:	1 porzione di polpettone di verza (pag. 130) + 100 g pomodori + 50 g lattughino + 5 g olio extravergine d'oliva
Spuntino:	10 g cioccolato fondente 85%
Cena:	1 porzione di omelette alle erbe aromatiche, salmone e formaggio spalmabile (pag. 88) + 1 porzione di cavolfiore al cocco e curry (pag. 99)
Kcal/ Macro:	*Kcal 1.508, Carboidrati 20 g; Proteine 76 g; Grassi 123 g*

GIOVEDÌ

Colazione:	come lunedì + 5 g burro d'arachidi
Spuntino:	5 g gherigli di noci
Pranzo:	1 porzione di tacchino cremoso alle erbe (pag. 81) + 200 g zucchine
Spuntino:	10 g noci pecan
Cena:	1 porzione di bastoncini di merluzzo ai semi di papavero (pag. 68) + 1 porzione di cavolfiore al cocco e curry (pag. 99)
Kcal/ Macro:	*Kcal 1.500, Carboidrati 22 g; Proteine 69 g; Grassi 125 g*

VENERDÌ

Colazione:	come lunedì
Spuntino:	10 g gherigli di noci + 25 g mirtilli
Pranzo:	1 porzione di polpette di tonno al prezzemolo (pag. 71) + 1 porzione di cavolfiore al cocco e curry (pag. 99)
Spuntino:	10 g gherigli di noci + 25 g mirtilli
Cena:	1 porzione di pollo alle mandorle (pag. 80) + 200 g zucchine
Kcal/ Macro:	*Kcal 1.512, Carboidrati 19 g; Proteine 83 g; Grassi 123 g*

SABATO

Colazione:	come lunedì
Spuntino:	1 tazza di tisana
Pranzo:	1 porzione di bastoncini di merluzzo ai semi di papavero (pag. 68) + 1 porzione di cavolfiore al cocco e curry (pag. 99)
Spuntino:	1 tazza di tè verde
Cena:	1 porzione di pizza margherita (pag. 121) + 100 g funghi trifolati in scatola sott'olio + 30 g brie
Kcal/ Macro:	*Kcal 1.498, Carboidrati 20 g; Proteine 64 g; Grassi 120 g*

DOMENICA

Colazione:	come lunedì
Spuntino:	15 g gherigli di noci + 25 g mirtilli
Pranzo:	1 porzione di tacchino cremoso alle erbe (pag. 81) + 200 g zucchine
Spuntino:	15 g gherigli di noci + 25 g mirtilli
Cena:	1 porzione di polpette di tonno al prezzemolo (pag. 71) + 100 g songino + 100 g finocchio + 5 g olio extravergine d'oliva
Kcal/ Macro:	*Kcal 1.489, Carboidrati 19 g; Proteine 69 g; Grassi 124 g*

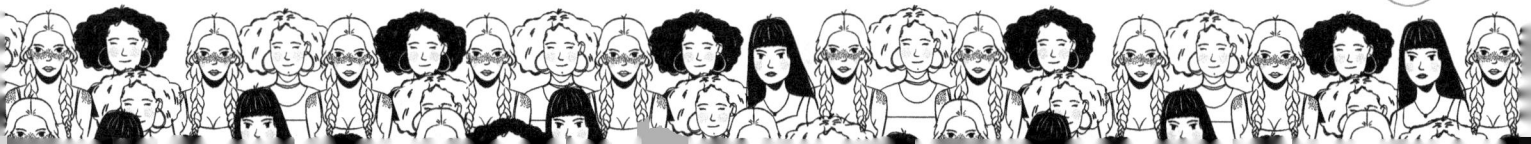

SETTIMANA 1 DONNA   PIANO SENZA CARNE

LUNEDÌ

Colazione:	1 porzione di crespelle al cacao e burro d'arachidi (pag. 9) *oppure* 100 g ricotta + 50 g tonno sott'olio sgocciolato + 50 g avocado + 10 g olive verdi + 5 g olio extravergine
Spuntino:	50 g yogurt greco 5% + 5 g gherigli di noci + 25 g mirtilli
Pranzo:	1 porzione di spaghetti di zucchine ai gamberi e noci di macadamia (pag. 49)
Spuntino:	50 g yogurt greco 5% + 5 g gherigli di noci + 25 g mirtilli
Cena:	1 porzione di zuppa di avocado (pag. 60) + 1 porzione di cavolini di Bruxelles gratinati al forno (pag. 93)
Kcal/ Macro:	*Kcal: 1.507; Carboidrati: 23 g; Proteine: 66 g; Grassi: 127 g.*

MARTEDÌ

Colazione:	come lunedì
Spuntino:	5 g gherigli di noci + 25 g mirtilli
Pranzo:	1 porzione di omelette di pomodoro, feta e olive taggiasche (pag. 88)
Spuntino:	5 g gherigli di noci + 25 g mirtilli
Cena:	1 porzione di filetto di salmone al limone e zenzero (pag. 71) + 1 porzione di cavolini di Bruxelles gratinati al forno (pag. 93)
Kcal/ Macro:	*Kcal: 1.518; Carboidrati: 20 g; Proteine: 76 g; Grassi: 126 g.*

MERCOLEDÌ

Colazione:	1 porzione di torta al pistacchio (pag. 155) + 200 ml latte di mandorla senza zucchero *oppure* 40 g salmone affumicato + 40 g formaggio spalmabile + 50 g pomodorini + 30 g rucola + 20 g olive verdi + 5 g olio
Spuntino:	100 g yogurt greco 5% + 10 g gherigli di noci
Pranzo:	1 porzione di filetto di salmone al limone e zenzero (pag. 71) + 1 porzione di cavolini di Bruxelles gratinati al forno (pag. 93)
Spuntino:	10 g mandorle
Cena:	1 porzione di spaghetti di zucchine ai gamberi e noci di macadamia (pag. 49) + 5 g olio extravergine d'oliva
Kcal/ Macro:	*Kcal: 1.500; Carboidrati: 24 g; Proteine: 65 g; Grassi: 127 g.*

GIOVEDÌ

Colazione:	come mercoledì
Spuntino:	5 g gherigli di noci + 25 g mirtilli
Pranzo:	1 porzione di filetto di salmone al limone e zenzero (pag. 71) + 1 porzione di cavolini di Bruxelles gratinati al forno (pag. 93)
Spuntino:	5 g gherigli di noci + 25 g mirtilli
Cena:	1 porzione di omelette di pomodoro, feta e olive taggiasche (pag. 88) + 50 g avocado
Kcal/ Macro:	*Kcal: 1.491; Carboidrati: 22 g; Proteine: 71 g; Grassi: 124 g.*

VENERDÌ

Colazione:	come mercoledì
Spuntino:	15 g gherigli di noci
Pranzo:	1 porzione di polpette di tonno, zucchine e curcuma (pag. 73) + 1 porzione di salsa tzatziki (pag. 108) + 50 g songino
Spuntino:	50 g yogurt greco 5% + 10 g cioccolato fondente 85% + 30 g mirtilli
Cena:	1 porzione di spaghetti di melanzane con olive taggiasche, feta e datterini (pag. 55)
Kcal/ Macro:	*Kcal: 1.497; Carboidrati: 23 g; Proteine: 63 g; Grassi: 125 g.*

SABATO

Colazione:	come mercoledì
Spuntino:	10 g gherigli di noci + 25 g lamponi
Pranzo:	1 porzione di frittata di cipolle (pag. 84) + 40 g avocado + 50 g pomodorini
Spuntino:	10 g gherigli di noci + 25 g lamponi
Cena:	1 porzione di filetto di trota alle mandorle e limone (pag. 76) + 50 g songino + 50 g pomodorini + 5 g olio extravergine d'oliva
Kcal/ Macro:	*Kcal: 1.509; Carboidrati: 19 g; Proteine: 70 g; Grassi: 127 g.*

DOMENICA

Colazione:	come mercoledì
Spuntino:	15 g gherigli di noci
Pranzo:	1 porzione di spaghetti di melanzane con olive taggiasche, feta e datterini (pag. 55)
Spuntino:	50 g yogurt greco 5% + 10 g cioccolato fondente 85%
Cena:	1 porzione di polpette di tonno, zucchine e curcuma (pag. 73) + 1 porzione di salsa tzatziki (pag. 108) + 50 g songino
Kcal/ Macro:	*Kcal: 1.489; Carboidrati: 21 g; Proteine: 63 g; Grassi: 125 g.*

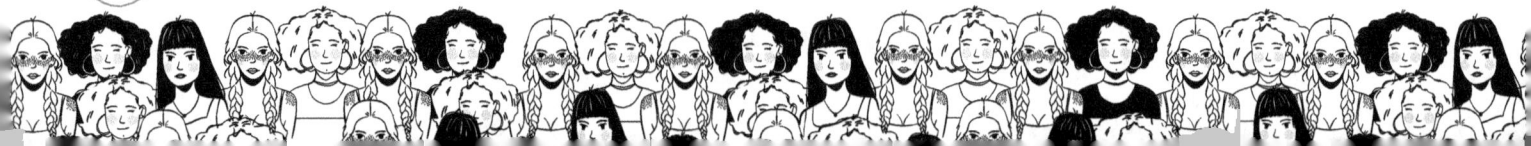

LUNEDÌ

Colazione:	1 porzione di muffin al cioccolato (pag. 15) + 200 ml latte di mandorla senza zucchero *oppure* 1 porzione di sformatino di cavolfiore (pag. 99 - sostituire prosciutto con tofu al naturale) + 10 g pesto alla genovese
Spuntino:	100 g yogurt greco 5% + 50 g frutti di bosco surgelati + 5 g cioccolato fondente 85%
Pranzo:	1 porzione di vellutata di asparagi e gamberi (pag. 58)
Spuntino:	1 tazza di tè verde
Cena:	1 porzione di merluzzo in crosta di pistacchio (pag. 75) + 1 porzione di salsa tzatziki (pag 108) + 50 g lattughino
Kcal/ Macro:	*Kcal: 1.507; Carboidrati: 25 g; Proteine: 70 g; Grassi: 123 g.*

MARTEDÌ

Colazione:	1 porzione di torta al pistacchio (pag. 155) + 200 ml latte di mandorla senza zucchero *oppure* 40 g salmone affumicato + 40 g formaggio spalmabile + 50 g pomodorini + 30 g rucola + 20 g olive verdi + 5 g olio
Spuntino:	50 g lamponi
Pranzo:	1 porzione di frittata di cipolle (pag. 84) + 50 g avocado + 50 g finocchio + 50 g lattughino
Spuntino:	10 g gherigli di noci
Cena:	1 porzione di filetto di trota alle mandorle e limone (pag. 76) + 50 g songino + 100 g pomodorini + 5 g olio extravergine d'oliva
Kcal/ Macro:	*Kcal: 1.480; Carboidrati: 20 g; Proteine: 70 g; Grassi: 122 g.*

MERCOLEDÌ

Colazione:	come lunedì
Spuntino:	5 g gherigli di noci
Pranzo:	1 porzione di spaghetti di zucchine con tonno e broccolo romanesco (pag. 66)
Spuntino:	50 g frutti di bosco
Cena:	1 porzione di frittata di verza e brie (pag. 86) + 1 porzione di salsa tzatziki (pag. 108)
Kcal/ Macro:	*Kcal: 1.490; Carboidrati: 22 g; Proteine: 70 g; Grassi: 121 g.*

GIOVEDÌ

Colazione:	come lunedì
Spuntino:	100 g yogurt greco 5% + 25 g frutti di bosco surgelati + 5 g cioccolato fondente 85%
Pranzo:	1 porzione di merluzzo in crosta di pistacchio (pag. 75) + 1 porzione di purè di cavolfiore (pag. 101)
Spuntino:	1 tazza di tè verde
Cena:	1 porzione di vellutata di asparagi e gamberi (pag. 58)
Kcal/ Macro:	*Kcal: 1.489; Carboidrati: 24 g; Proteine: 68 g; Grassi: 122 g.*

VENERDÌ

Colazione:	come lunedì
Spuntino:	5 g gherigli di noci
Pranzo:	1 porzione di frittata di verza e brie (pag. 86) + 1 porzione di salsa tzatziki (pag. 108)
Spuntino:	5 g gherigli di noci
Cena:	1 porzione di spaghetti di zucchine con tonno e broccolo romanesco (pag. 66)
Kcal/ Macro:	*K.cal: 1506; Carboidrati: 20 g; Proteine: 69 g; Grassi: 124 g.*

SABATO

Colazione:	come lunedì
Spuntino:	50 g yogurt greco 5% + cannella
Pranzo:	1 porzione di bastoncini di merluzzo ai semi di papavero (pag. 68) + 1 porzione di purè di cavolfiore (pag. 101)
Spuntino:	1 porzione di crema al caffè (pag. 136)
Cena:	1 porzione di pizzette cheto (pag. 122)
Kcal/ Macro:	*Kcal: 1.511; Carboidrati: 23 g; Proteine: 66 g; Grassi: 127 g.*

DOMENICA

Colazione:	come lunedì
Spuntino:	50 g yogurt greco 5% + 2 g cacao amaro
Pranzo:	1 porzione di pizzette cheto (pag. 122)
Spuntino:	1 porzione di crema al caffè (pag. 136)
Cena:	1 porzione di bastoncini di merluzzo ai semi di papavero (pag. 68) + 1 porzione di purè di cavolfiore (pag. 101)
Kcal/ Macro:	*Kcal: 1.520; Carboidrati: 24 g; Proteine: 66 g; Grassi: 128 g.*

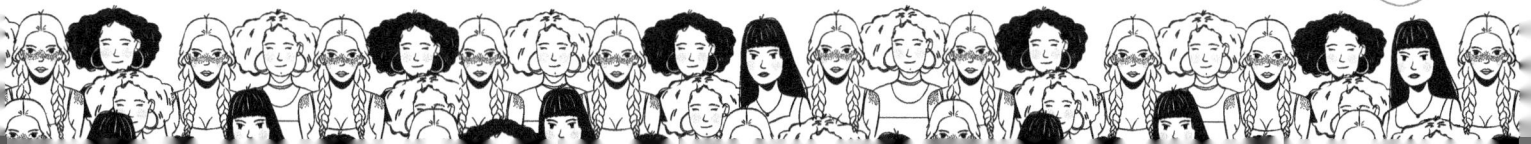

LUNEDÌ

Colazione:	1 porzione di pan di spagna (pag. 149) + 1 porzione di cheto-tella (pag. 162) + 50 g yogurt greco 5% + 20 g lamponi *oppure* 50 g pomodori + 25 g rucola + 20 g patè di olive taggiasche + 1 porzione di panini alla ricotta (pag. 119) + 25 g stracchino + 5 g olio
Spuntino:	50 g lamponi
Pranzo:	1 porzione di uova ai semi di sesamo e chia con prosciutto cotto (pag. 87 - al posto del prosciutto cotto mettere tonno sott'olio)
Spuntino:	10 g gherigli di noci
Cena:	1 porzione di spaghetti di zucchine alla curcuma, tonno e pinoli (pag. 61)
Kcal/ Macro:	Kcal: 1.498; Carboidrati: 19 g; Proteine: 66 g; Grassi: 127 g.

MARTEDÌ

Colazione:	come lunedì
Spuntino:	10 g gherigli di noci
Pranzo:	1 porzione di spaghetti di zucchine croccanti con uovo in camicia e nocciole (pag. 55)
Spuntino:	50 g lamponi
Cena:	1 porzione di vellutata di cavolfiore e spinaci (pag. 58) + 30 g cubetti di parmigiano
Kcal/ Macro:	Kcal: 1.500; Carboidrati: 21 g; Proteine: 60 g; Grassi: 125 g.

MERCOLEDÌ

Colazione:	come lunedì
Spuntino:	1 tazza di tè verde
Pranzo:	1 porzione di spaghetti di zucchine alla curcuma, tonno e pinoli(pag. 61)
Spuntino:	50 g yogurt greco 5% + 50 g frutti di bosco surgelati + 5 g granella di nocciole
Cena:	1 porzione di uova ai semi di sesamo e chia con prosciutto cotto (pag. 87 - al posto del prosciutto cotto mettere tonno sott'olio)
Kcal/ Macro:	Kcal: 1.510; Carboidrati: 20 g; Proteine: 70 g; Grassi: 126 g.

GIOVEDÌ

Colazione:	come lunedì
Spuntino:	1 tazza di tè verde
Pranzo:	1 porzione di vellutata di cavolfiore e spinaci (pag. 58) + 30 g cubetti di parmigiano
Spuntino:	50 g yogurt greco 5% + 50 g frutti di bosco surgelati + 5 g granella di nocciole

Cena:	1 porzione di spaghetti di zucchine croccanti con uovo in camicia e nocciole (pag. 55)
Kcal/ Macro:	Kcal: 1.500; Carboidrati: 21 g; Proteine: 64 g; Grassi: 124 g.

VENERDÌ

Colazione:	come lunedì
Spuntino:	1 tazza di tè verde
Pranzo:	1 porzione di spaghetti di zucchine con gamberi e granella di pistacchio (pag. 57) + 5 g olio extravergine d'oliva
Spuntino:	1 tazza di tisana
Cena:	1 porzione di omelette alle erbe aromatiche, salmone e formaggio spalmabile (pag. 88) + 1 porzione di finocchi gratinati al forno (pag. 91)
Kcal/ Macro:	Kcal: 1.502; Carboidrati: 21 g; Proteine: 78 g; Grassi: 121 g.

SABATO

Colazione:	come venerdì
Spuntino:	100 g dessert proteico senza zucchero + 5 g burro d'arachidi
Pranzo:	1 porzione di spaghetti con crema di cavolfiore, acciughe e noci (pag. 61)
Spuntino:	100 g dessert proteico senza zucchero + 10 g burro d'arachidi
Cena:	1 porzione di riso di cavolfiore al sesamo e tofu (pag. 66)
Kcal/ Macro:	Kcal: 1.516; Carboidrati: 26 g; Proteine: 78 g; Grassi: 119 g.

DOMENICA

Colazione:	1 porzione di torta in tazza alle mandorle e cioccolato (pag. 20) *oppure* 1 porzione di involtini di insalata, tonno e asiago (pag. 142) + 40 g avocado
Spuntino:	5 g gherigli di noci
Pranzo:	1 porzione di spaghetti di zucchine con gamberi e granella di pistacchio (pag. 57)
Spuntino:	5 g gherigli di noci
Cena:	1 porzione di omelette alle erbe aromatiche, salmone e formaggio spalmabile (pag. 88) + 1 porzione di finocchi gratinati al forno (pag. 91)
Kcal/ Macro:	Kcal: 1.521; Carboidrati: 20 g; Proteine: 77 g; Grassi: 123 g.

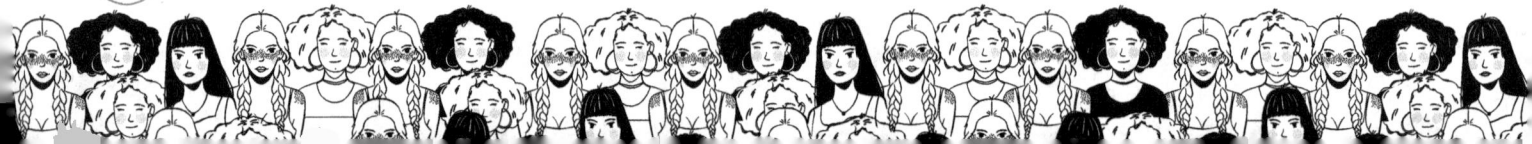

SETTIMANA 4 DONNA
PIANO SENZA CARNE

LUNEDÌ

Colazione:	1 porzione di plumcake con scaglie di cioccolato fondente (pag. 19) + 200 ml latte di mandorla senza zucchero *oppure* 1 porzione di grissini ai semi (pag. 141) + 30 g songino + 25 g salmone affumicato + 30 g feta + 10 g patè di olive taggiasche + 5 g gherigli di noci + 5 g olio extravergine d'oliva
Spuntino:	1 porzione di budino di albumi
Pranzo:	1 porzione di riso di cavolfiore al sesamo e tofu (pag. 66)
Spuntino:	1 tazza di tè verde
Cena:	1 porzione di spaghetti con crema di cavolfiore, acciughe e noci (pag. 61)
Kcal/ Macro:	*Kcal: 1.481; Carboidrati: 23 g; Proteine: 73 g; Grassi: 119 g.*

MARTEDÌ

Colazione:	come lunedì
Spuntino:	1 tazza di tè verde
Pranzo:	1 porzione di salmone con stracchino al profumo di lime (pag. 77) + 1 porzione di zucca gratinata al forno con mandorle e salvia (pag. 97)
Spuntino:	10 g mandorle
Cena:	1 porzione di polpette di tonno al prezzemolo (pag. 71) + 100 g finocchio + 100 g pomodorini + 50 g songino + 10 g olio extravergine d'oliva + succo di limone
Kcal/ Macro:	*Kcal: 1.519; Carboidrati: 18 g; Proteine: 73 g; Grassi: 126 g.*

MERCOLEDÌ

Colazione:	come lunedì
Spuntino:	1 tè verde
Pranzo:	1 porzione di filetto di trota con pistacchio e salsa all'arancia (pag. 70) + 50 g songino
Spuntino:	10 g cioccolato fondente 85%
Cena:	1 porzione di cous cous di cavolfiore alla mediterranea (pag. 62)
Kcal/ Macro:	*Kcal: 1.488; Carboidrati: 22 g; Proteine: 63 g; Grassi: 120 g.*

GIOVEDÌ

Colazione:	come lunedì
Spuntino:	5 g nocciole
Pranzo:	1 porzione di polpette di tonno al prezzemolo (pag. 71) + 150 g finocchio + 50 g arancia + 5 g olio
Spuntino:	5 g nocciole

Cena:	1 porzione di salmone con stracchino al profumo di lime (pag. 77) + 1 porzione di zucca gratinata al forno con mandorle e salvia (pag. 97)
Kcal/ Macro:	*Kcal: 1.507; Carboidrati: 19 g; Proteine: 72 g; Grassi: 125 g.*

VENERDÌ

Colazione:	come lunedì
Spuntino:	1 tazza di tè verde
Pranzo:	1 porzione di cous cous di cavolfiore alla mediterranea (pag. 62)
Spuntino:	10 g mandorle
Cena:	1 porzione di filetto di trota con pistacchio e salsa all'arancia (pag. 70) + 50 g lattughino
Kcal/ Macro:	*Kcal: 1.487; Carboidrati: 21 g; Proteine: 63 g; Grassi: 121 g.*

SABATO

Colazione:	come lunedì
Spuntino:	10 g gherigli di noci
Pranzo:	1 porzione di salmone con stracchino al profumo di lime (pag. 77) + 1 porzione di zucca gratinata al forno con mandorle e salvia (pag. 97)
Spuntino:	10 g gherigli di noci
Cena:	1 porzione di pizza di cavolfiore con mortadella, burrata e pistacchi (pag. 126 - senza mortadella) + 25 g rucola
Kcal/ Macro:	*Kcal: 1.498; Carboidrati: 20 g; Proteine: 74 g; Grassi: 131 g.*

DOMENICA

Colazione:	1 porzione di smoothie al burro di arachidi e cannella (pag. 23) + 100 ml latte di mandorla *oppure* 1 porzione di crespelle con formaggio spalmabile, salmone e avocado (pag. 26)
Spuntino:	1 tazza di tè verde
Pranzo:	1 porzione di pizza di cavolfiore con mortadella, burrata e pistacchi (pag. 126 - senza mortadella) + 25 g rucola
Spuntino:	1 tazza di tisana
Cena:	1 porzione di burger di salmone (pag. 70) + 1 porzione di zucca gratinata al forno con mandorle e salvia (pag. 97) + 30 g avocado + 10 g maionese
Kcal/ Macro:	*Kcal: 1.526; Carboidrati: 21 g; Proteine: 69 g; Grassi: 136 g..*

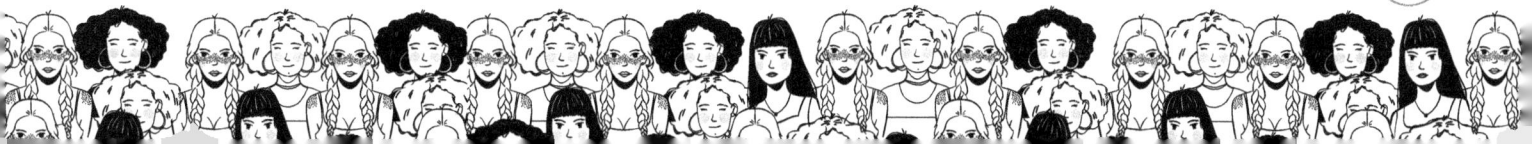

LUNEDÌ

Colazione:	1 porzione di muffin al cacao con cuore di mascarpone e cocco (pag. 11) + 200 g latte di mandorla senza zucchero *oppure* 1 porzione di muffin salati con crescenza (pag. 26)
Spuntino:	20 g gherigli di noci
Pranzo:	1 porzione di spaghetti di zucchine con gamberi e granella di pistacchio (pag. 57)
Spuntino:	100 g yogurt greco 5% + 5 g cacao amaro + 15 g gherigli di noci
Cena:	200 g hamburger di tacchino + 100 g asparagi verdi + 20 g maionese + 20 g olio extravergine d'oliva
Kcal/ Macro:	*Kcal 1.786, Carboidrati 25 g; Proteine 90 g; Grassi 147 g*

MARTEDÌ

Colazione:	come lunedì
Spuntino:	100 g yogurt greco 5% + 50 g mirtilli + 10 g cioccolato fondente 90%
Pranzo:	1 porzione di spaghetti di zucchine alla curcuma, tonno e pinoli (pag. 61) + 15 g olio extravergine d'oliva
Spuntino:	20 g gherigli di noci
Cena:	1 porzione di petto di pollo alla mediterranea (pag. 81) + 50 g lattughino + 100 g pomodori + 10 g olio extravergine d'oliva + 100 g petto di pollo
Kcal/ Macro:	*Kcal 1.823, Carboidrati 22 g; Proteine 92 g; Grassi 150 g*

MERCOLEDÌ

Colazione:	come lunedì
Spuntino:	20 g gherigli di noci
Pranzo:	100 g hamburger di tacchino + 100 g asparagi verdi + 20 g maionese + 10 g olio
Spuntino:	100 g yogurt greco 5% + 20 g nocciole
Cena:	1 porzione di spaghetti di zucchine con gamberi e granella di pistacchio (pag. 57) + 10 g olio extravergine d'oliva
Kcal/ Macro:	*Kcal 1.794, Carboidrati 24 g; Proteine 89 g; Grassi 148 g*

GIOVEDÌ

Colazione:	come lunedì
Spuntino:	100 g yogurt greco 5% + 50 g mirtilli + 10 g nocciole
Pranzo:	1 porzione di spaghetti di zucchine alla curcuma, tonno e pinoli (pag. 61) + 10 g olio extravergine d'oliva

Spuntino:	25 g gherigli di noci
Cena:	1 porzione di petto di pollo alla mediterranea (pag. 81) + 50 g lattughino + 100 g pomodori + 5 g olio extravergine d'oliva+ 100 g petto di pollo
Kcal/ Macro:	*Kcal 1.815, Carboidrati 22 g; Proteine 93 g; Grassi 149 g*

VENERDÌ

Colazione:	1 porzione di granola al cocco (pag. 13) + 100 ml latte di mandorla senza zucchero *oppure* una porzione di fagottini di bresaola (pag. 33)
Spuntino:	50 g yogurt greco 5% + 25 mirtilli + 5 g gherigli di noci + 10 g olio di cocco
Pranzo:	1 porzione di vellutata di cavolfiore e spinaci (pag. 58) + 1 porzione di grissini ai semi (pag. 141) + 200 g albume + 5 g olio
Spuntino:	50 g yogurt greco 5% + 25 mirtilli + 10 g gherigli di noci
Cena:	1 porzione di burger di salmone (pag. 70) + 1 porzione di finocchi gratinati al forno (pag. 91) + 1 porzione di salsa tzatziki (pag. 108)
Kcal/ Macro:	*Kcal 1.808, Carboidrati 24 g; Proteine 92 g; Grassi 147 g*

SABATO

Colazione:	come venerdì
Spuntino:	1 porzione di mousse di avocado alla vaniglia (pag. 158)
Pranzo:	1 porzione di spaghetti di zucchine al salmone (pag. 62)
Spuntino:	10 g gherigli di noci + 100 g yogurt greco 5%
Cena:	1 porzione di pizza margherita (pag. 121) + 100 g tonno in filetti sott'olio sgocciolati + 50 g cipolla + 200 g zucchine (da grigliare)
Kcal/ Macro:	*Kcal 1.824, Carboidrati 25 g; Proteine 89 g; Grassi 143 g*

DOMENICA

Colazione:	come venerdì
Spuntino:	100 g dessert proteico senza zucchero + 15 g burro d'arachidi
Pranzo:	1 porzione di vellutata di cavolfiore e spinaci (pag. 58) + 1 porzione di grissini ai semi (pag. 141) + 200 g albume + 10 g olio
Spuntino:	1 tazza di tè verde
Cena:	1 porzione di burger di salmone (pag. 70) + 1 porzione di finocchi gratinati al forno (pag. 91) + 1 porzione di salsa tzatziki (pag. 108)
Kcal/ Macro:	*Kcal 1.814, Carboidrati 25 g; Proteine 94 g; Grassi 146 g*

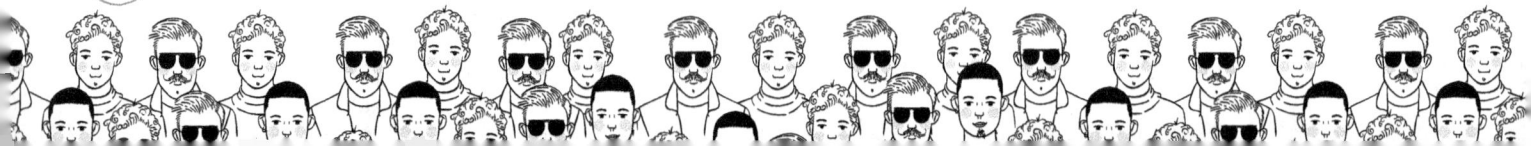

SETTIMANA 2 UOMO PIANO COMPLETO

LUNEDÌ

Colazione:	1 porzione di muffin al cacao con cuore di mascarpone e cocco (pag. 11) + 200 g latte di mandorla senza zucchero *oppure* 1 porzione di frittatine di spinaci (pag. 27)
Spuntino:	1 porzione di grissini ai semi (pag. 141) + 100 g formaggio caprino
Pranzo:	1 porzione di frittata di cipolle (pag. 84) + 1 porzione di finocchi gratinati al forno (pag. 91)
Spuntino:	50 g mirtilli + 15 g gherigli di noci
Cena:	1 porzione di spaghetti di zucchine al salmone(pag. 62)
Kcal/ Macro:	*Kcal 1.823; Carboidrati 23 g; Proteine 79 g; Grassi 157 g*

MARTEDÌ

Colazione:	come lunedì
Spuntino:	1 porzione di mouse di avocado alla vaniglia (pag. 158)
Pranzo:	1 porzione di involtini di pollo alle olive (pag. 41) + 1 porzione di salsa tzatziki (pag. 108) + 15 g grana in cubetti + 5 g olio
Spuntino:	150 g yogurt greco 5% + 50 g lamponi
Cena:	1 porzione di vellutata di finocchi e zafferano (pag. 59) + 100 g albume + 1 porzione di grissini ai semi (pag. 141) + 10 g olio extravergine + 15 g grana in cubetti
Kcal/ Macro:	*Kcal 1.824, Carboidrati 21 g; Proteine 83 g; Grassi 150 g*

MERCOLEDÌ

Colazione:	come lunedì
Spuntino:	100 g dessert proteico senza zucchero + 15 g gherigli di noci
Pranzo:	1 porzione di grissini ai semi (pag. 141) + 1 porzione di finocchi gratinati al forno (pag. 91)+ 1 porzione di salsa tzatziki (pag. 108) + 100 g affettato di tacchino
Spuntino:	10 g gherigli di noci + 100 g yogurt greco 5%
Cena:	1 porzione di frittata di cipolle (pag. 84) + 50 g songino + 15 g olio extravergine d'oliva
Kcal/ Macro:	*Kcal 1.781, Carboidrati 27 g; Proteine 93 g; Grassi 144 g*

GIOVEDÌ

Colazione:	come lunedì
Spuntino:	150 g yogurt greco 5% + 50 g lamponi
Pranzo:	1 porzione di involtini di pollo alle olive (pag. 41) + 100 g pomodori + 1 porzione di grissini ai semi (pag. 141) + 15 g grana in cubetti + 5 g olio extravergine d'oliva

Spuntino:	20 g gherigli di noci
Cena:	1 porzione di vellutata di finocchi e zafferano (pag. 59) + 50 g filetti di tonno sott'olio + 15 g olio extravergine d'oliva + 100 g albume + 15 g grana in cubetti
Kcal/ Macro:	*Kcal 1.776, Carboidrati 21 g; Proteine 88 g; Grassi 144 g*

VENERDÌ

Colazione:	1 porzione di granola al cocco (pag. 13) + 100 ml latte di mandorla senza zucchero *oppure* 1 porzione di involtini di insalata, tonno e Asiago (pag. 142)
Spuntino:	20 g gherigli di noci
Pranzo:	1 porzione filetto di trota con pistacchio e salsa all'arancia (pag. 70) + 1 porzione di zucca gratinata al forno con mandorle e salvia (pag. 97)
Spuntino:	1 porzione di budino di albumi al cacao
Cena:	1 porzione di cous cous di cavolfiore al ragù (pag. 63) + 10 g olio extravergine d'oliva
Kcal/ Macro:	*Kcal 1.783, Carboidrati 25 g; Proteine 88 g; Grassi 142 g*

SABATO

Colazione:	come venerdì
Spuntino:	100 g yogurt greco 5% + 10 g nocciole
Pranzo:	2 porzioni di medaglioni di ricotta e zucchine (pag. 35)+ 5 g olio extravergine d'oliva
Spuntino:	5 g nocciole + 50 g mirtilli
Cena:	1 porzione di pizza margherita (pag. 121) + 30 g mascarpone + 100 g salmone affumicato + 50 g rucola + 5 g olio extravergine d'oliva
Kcal/ Macro:	*Kcal 1.819, Carboidrati 24 g; Proteine 84 g; Grassi 145 g*

DOMENICA

Colazione:	come venerdì
Spuntino:	100 g yogurt greco 5% + 10 g cioccolato fondente 85%
Pranzo:	1 porzione di cous cous di cavolfiore al ragù (pag. 63) + 10 g olio extravergine d'oliva
Spuntino:	1 porzione di budino di albumi al cacao
Cena:	1 porzione filetto di trota con pistacchio e salsa all'arancia (pag. 70) + 1 porzione di zucca gratinata al forno con mandorle e salvia (pag. 97)
Kcal/ Macro:	*Kcal 1.797, Carboidrati 28 g; Proteine 95 g; Grassi 139 g*

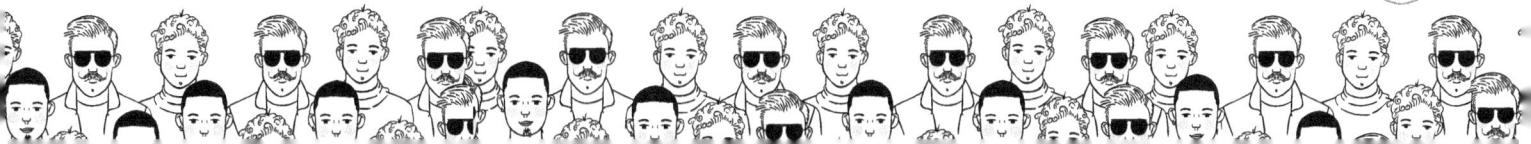

LUNEDÌ

Colazione:	1 porzione di brownies extradark alle nocciole (pag. 173) + 100 ml latte di soia *oppure* 1 porzione di palline di caprino con croccante (pag. 39) + 50 g cetriolo + 25 g pomodorini + 20 g avocado + 5 g olio
Spuntino:	100 g yogurt greco 5% + 5 g gherigli di noci + 25 g mirtilli
Pranzo:	1 porzione di polpettone di verza (pag. 130) + 1 porzione di zucca gratinata al forno con mandorle e salvia (pag. 97)
Spuntino:	100 g yogurt greco 5% + 5 g gherigli di noci + 25 g mirtilli
Cena:	2 porzioni di medaglioni di ricotta e zucchine (pag. 35) + 50 g rucola + 10 g olio
Kcal/ Macro:	*Kcal 1.804, Carboidrati 27 g; Proteine 87 g; Grassi 147 g*

MARTEDÌ

Colazione:	come lunedì
Spuntino:	50 g mirtilli + 15 g gherigli di noci
Pranzo:	1 porzione di spaghetti di zucchine ai gamberi e noci di macadamia (pag. 49) + 10 g olio extravergine d'oliva
Spuntino:	100 g affettato di tacchino + 50 g avocado
Cena:	1 porzione di polpettone di verza (pag. 130) + 1 porzione di zucca gratinata al forno con mandorle e salvia (pag. 97)
Kcal/ Macro:	*Kcal 1.782, Carboidrati 26 g; Proteine 90 g; Grassi 144 g*

MERCOLEDÌ

Colazione:	come lunedì
Spuntino:	15 g noci pecan + 100 g yogurt greco 5%
Pranzo:	1 porzione di polpettone di verza (pag. 130) + 100 g lattughino + 100 g pomodori + 10 g maionese + 5 g olio extravergine d'oliva
Spuntino:	10 g noci pecan + 100 g yogurt greco 5%
Cena:	1 porzione di spaghetti di zucchine ai gamberi e noci di macadamia (pag. 49) + 10 g olio extravergine d'oliva
Kcal/ Macro:	*Kcal 1.794, Carboidrati 26 g; Proteine 85 g; Grassi 148 g*

GIOVEDÌ

Colazione:	come lunedì
Spuntino:	10 g noci pecan + 25 g lamponi
Pranzo:	1 porzione di riso di cavolfiore al sesamo e tofu (pag. 66) + 200 g albume + 12 g olio extravergine d'oliva
Spuntino:	5 g noci pecan + 25 g lamponi

Cena:	1 porzione di filetto di salmone allo zenzero e limone (pag. 71) + 1 porzione di cavolini di Bruxelles gratinati al forno (pag. 93)
Kcal/ Macro:	*Kcal 1.776, Carboidrati 21 g; Proteine 88 g; Grassi 146 g*

VENERDÌ

Colazione:	1 porzione di tenerina cheto (pag. 153) + 100 ml latte di soia senza zucchero *oppure* 1 porzione di pane alle noci tostato (pag. 113) + 15 g rucola + 10 g formaggio spalmabile + 5 g semi di lino
Spuntino:	10 g gherigli di noci
Pranzo:	1 porzione di lonza di maiale alle arachidi (pag. 79) + 1 porzione di cavolini di Bruxelles gratinati al forno(pag. 93)
Spuntino:	10 g gherigli di noci
Cena:	1 porzione di spaghetti di zucchine con tonno e broccolo romanesco (pag. 66) + 100 g tonno fresco + 8 g olio extravergine d'oliva
Kcal/ Macro:	*Kcal 1.823, Carboidrati 23 g; Proteine 95 g; Grassi 149 g*

SABATO

Colazione:	come venerdì
Spuntino:	23 g noci pecan
Pranzo:	1 porzione di riso di cavolfiore al sesamo e tofu (pag. 66) + 200 g albume + 5 g olio extravergine d'oliva
Spuntino:	1 tazza di tè verde
Cena:	1 porzione di pizza margherita (pag. 121) + 50 g brie + 50 g rucola + 50 g cipolla rossa di Tropea + 10 g gherigli di noci
Kcal/ Macro:	*Kcal 1.827, Carboidrati 23 g; Proteine 85 g; Grassi 144 g*

DOMENICA

Colazione:	come venerdì
Spuntino:	100 g yogurt greco 5% + 5 g burro d'arachidi 100%
Pranzo:	1 porzione di spaghetti di zucchine con tonno e broccolo romanesco (pag. 66) + 10 g olio extravergine d'oliva
Spuntino:	30 g cubetti di parmigiano
Cena:	1 porzione di lonza di maiale alle arachidi (pag. 79) + 1 porzione di cavolini di Bruxelles gratinati al forno(pag. 93)
Kcal/ Macro:	*Kcal 1.788, Carboidrati 25 g; Proteine 91 g; Grassi 142 g*

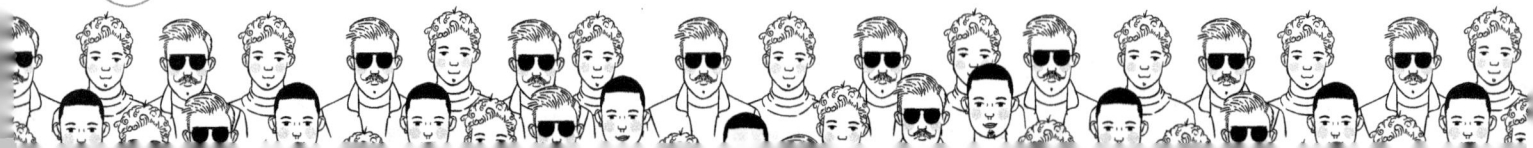

SETTIMANA 4 UOMO PIANO COMPLETO

LUNEDÌ

Colazione:	1 porzione di tenerina cheto (pag. 153) + 100 ml latte di soia *oppure* 1 porzione di pane alle noci tostato (pag. 113) + 10 g avocado + 10 g patè di olive taggiasche + 50 g pomodori
Spuntino:	50 g lamponi + 100 g ricotta
Pranzo:	1 porzione di polpettone di verza (pag. 130) + 50 g rucola + 100 g pomodori + 50 g lattughino + 10 g olio extravergine d'oliva
Spuntino:	25 g cubetti di parmigiano
Cena:	1 porzione di filetto di salmone allo zenzero e limone (pag. 71) + 1 porzione di cavolini di Bruxelles gratinati al forno (pag. 93)
Kcal/Macro:	Kcal 1.780, Carboidrati 22 g; Proteine 91 g; Grassi 143 g

MARTEDÌ

Colazione:	come lunedì
Spuntino:	100 g yogurt greco 5% + 25 g lamponi + 15 g gherigli di noci
Pranzo:	1 porzione di omelette alle erbe aromatiche, salmone e formaggio spalmabile (pag. 88) + 50 g songino + 50 g pomodori + 10 g olio
Spuntino:	100 g yogurt greco 5% + 25 g lamponi + 15 g gherigli di noci
Cena:	1 porzione di polpettone di verza (pag. 130) + 100 g finocchi + 100 g pomodori + 50 g lattughino + 5 g olio extravergine d'oliva
Kcal/Macro:	Kcal 1.777, Carboidrati 27 g; Proteine 93 g; Grassi 142 g

MERCOLEDÌ

Colazione:	come lunedì
Spuntino:	100 g yogurt greco 5% + 10 g gherigli di noci
Pranzo:	1 porzione di polpettone di verza (pag. 130) + 100 g pomodori + 50 g lattughino + 5 g olio
Spuntino:	100 g yogurt greco 5% + 10 g cioccolato fondente 85%
Cena:	1 porzione di omelette alle erbe aromatiche, salmone e formaggio spalmabile (pag. 88) + 1 porzione di cavolfiore al cocco e curry (pag. 99) + 10 g olio extravergine d'oliva
Kcal/Macro:	Kcal 1.818, Carboidrati 26 g; Proteine 95 g; Grassi 146 g

GIOVEDÌ

Colazione:	come lunedì + 5 g burro d'arachidi
Spuntino:	10 g noci pecan
Pranzo:	1 porzione di tacchino cremoso alle erbe (pag. 81) + 200 g zucchine + 10 g olio extravergine d'oliva
Spuntino:	10 g gherigli di noci + 1 budino di albumi al cacao
Cena:	1 porzione di bastoncini di merluzzo ai semi di papavero (pag. 68) + 1 porzione di cavolfiore al cocco e curry (pag. 99)
Kcal/Macro:	Kcal 1.804, Carboidrati 25 g; Proteine 93 g; Grassi 146 g

VENERDÌ

Colazione:	come lunedì
Spuntino:	15 g gherigli di noci + 25 g mirtilli + 100 g ricotta
Pranzo:	1 porzione di polpette di tonno al prezzemolo (pag. 71) + 1 porzione di cavolfiore al cocco e curry (pag. 99)
Spuntino:	15 g noci di macadamia + 25 g mirtilli + 20 g cubetti di parmigiano
Cena:	1 porzione di pollo alle mandorle (pag. 80) + 200 g zucchine
Kcal/Macro:	Kcal 1.815, Carboidrati 23 g; Proteine 100 g; Grassi 144 g

SABATO

Colazione:	come lunedì
Spuntino:	1 porzione di budino di albumi al cacao
Pranzo:	1 porzione di bastoncini di merluzzo ai semi di papavero (pag. 68) + 1 porzione di cavolfiore al cocco e curry (pag. 99)
Spuntino:	20 g gherigli di noci
Cena:	1 porzione di pizza margherita (pag. 121) + 100 g funghi trifolati in scatola sott'olio + 30 g brie
Kcal/Macro:	Kcal 1.815, Carboidrati 23 g; Proteine 91 g; Grassi 141 g

DOMENICA

Colazione:	come lunedì
Spuntino:	15 g gherigli di noci + 20 g cubetti di parmigiano
Pranzo:	1 porzione di tacchino cremoso alle erbe (pag. 81) + 200 g zucchine + 10 g olio extravergine d'oliva
Spuntino:	15 g noci di macadamia + 50 g mirtilli
Cena:	1 porzione di polpette di tonno al prezzemolo (pag. 71) + 100 g songino + 100 g finocchio + 10 g olio extravergine d'oliva
Kcal/Macro:	Kcal 1.797, Carboidrati 22 g; Proteine 84 g; Grassi 148 g

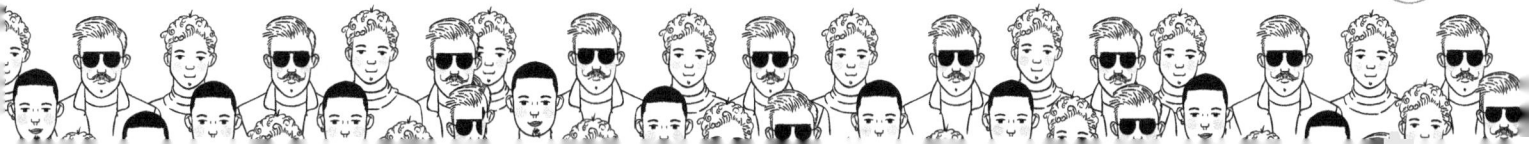

SETTIMANA 1 UOMO PIANO SENZA CARNE

LUNEDÌ

Colazione:	1 porzione di crespelle al cacao e burro d'arachidi (pag. 9) *oppure* 100 g ricotta + 50 g tonno sott'olio sgocciolato + 50 g avocado + 10 g olive verdi + 5 g olio extravergine
Spuntino:	50 g yogurt greco 5% + 5 g gherigli di noci + 25 g mirtilli
Pranzo:	1 porzione di spaghetti di zucchine ai gamberi e noci di macadamia (pag. 49) + 100 g albume + 15 g olio extravergine d'oliva
Spuntino:	50 g yogurt greco 5% + 5 g gherigli di noci + 25 g mirtilli
Cena:	1 porzione di zuppa di avocado (pag. 60) + 1 porzione di cavolini di Bruxelles gratinati al forno (pag. 93) + 100 g albume + 10 g olio
Kcal/ Macro:	*Kcal: 1.818; Carboidrati: 23 g; Proteine: 87 g; Grassi: 152 g.*

MARTEDÌ

Colazione:	come lunedì
Spuntino:	50 g yogurt greco 5% + 10 g gherigli di noci + 25 g mirtilli
Pranzo:	1 porzione di omelette di pomodoro, feta e olive taggiasche (pag. 88) + 50 g avocado
Spuntino:	50 g yogurt greco 5% + 10 g gherigli di noci + 25 g mirtilli
Cena:	1 porzione di filetto di salmone al limone e zenzero (pag. 71) + 1 porzione di cavolini di Bruxelles gratinati al forno (pag. 93)
Kcal/ Macro:	*Kcal: 1.811; Carboidrati: 25 g; Proteine: 93 g; Grassi: 148 g.*

MERCOLEDÌ

Colazione:	1 porzione di torta al pistacchio (pag. 155) + 200 ml latte di mandorla senza zucchero *oppure* 40 g salmone affumicato + 40 g formaggio spalmabile + 50 g pomodorini + 30 g rucola + 20 g olive verdi + 5 g olio
Spuntino:	100 g yogurt greco 5% + 20 g gherigli di noci
Pranzo:	1 porzione di filetto di salmone al limone e zenzero (pag. 71) + 1 porzione di cavolini di Bruxelles gratinati al forno (pag. 93) + 5 g olio extravergine d'oliva
Spuntino:	20 g mandorle
Cena:	1 porzione di spaghetti di zucchine ai gamberi e noci di macadamia (pag. 49) + 10 g olio extravergine d'oliva
Kcal/ Macro:	*Kcal: 1805; Carboidrati: 25 g; Proteine: 90 g; Grassi: 149 g.*

GIOVEDÌ

Colazione:	come mercoledì + 50 ml latte di mandorla senza zucchero
Spuntino:	10 g gherigli di noci + 150 g yogurt greco 5%
Pranzo:	1 porzione di filetto di salmone al limone e zenzero (pag. 71) + 1 porzione di cavolini di Bruxelles gratinati al forno (pag. 93)
Spuntino:	25 g mandorle + 50 g mirtilli
Cena:	1 porzione di omelette di pomodoro, feta e olive taggiasche (pag. 88) + 50 g avocado
Kcal/ Macro:	*Kcal: 1.787; Carboidrati: 27 g; Proteine: 91 g; Grassi: 146 g.*

VENERDÌ

Colazione:	come mercoledì
Spuntino:	20 g gherigli di noci
Pranzo:	1 porzione di polpette di tonno, zucchine e curcuma (pag. 73) + 1 porzione di salsa tzatziki (pag. 108) + 50 g songino + 10 g olio
Spuntino:	50 g yogurt greco 5% + 10 g cioccolato fondente 85% + 30 g mirtilli
Cena:	1 porzione di spaghetti di melanzane con olive taggiasche, feta e datterini (pag. 55) + 200 g albume + 10 g olio extravergine d'oliva
Kcal/ Macro:	*Kcal: 1.797; Carboidrati: 23 g; Proteine: 85 g; Grassi: 149 g.*

SABATO

Colazione:	come mercoledì
Spuntino:	10 g gherigli di noci + 25 g lamponi + 100 g yogurt greco 5%
Pranzo:	1 porzione di frittata di cipolle (pag. 84) + 90 g avocado + 50 g pomodorini
Spuntino:	10 g gherigli di noci + 25 g lamponi + 100 g yogurt greco 5%
Cena:	1 porzione di filetto di trota alle mandorle e limone (pag. 76) + 50 g songino + 50 g pomodorini + 5 g olio extravergine d'oliva
Kcal/ Macro:	*Kcal: 1.814; Carboidrati: 26 g; Proteine: 90 g; Grassi: 148 g.*

DOMENICA

Colazione:	come mercoledì + 10 g cioccolato fondente 85%
Spuntino:	100 g yogurt greco 5% + 15 g gherigli di noci
Pranzo:	1 porzione di spaghetti di melanzane con olive taggiasche, feta e datterini (pag. 55)
Spuntino:	150 g yogurt greco 5% + 15 g gherigli di noci
Cena:	1 porzione di polpette di tonno, zucchine e curcuma (pag. 73) + 1 porzione di salsa tzatziki (pag. 108) + 50 g songino
Kcal/ Macro:	*Kcal: 1.779; Carboidrati: 27 g; Proteine: 83 g; Grassi: 146 g.*

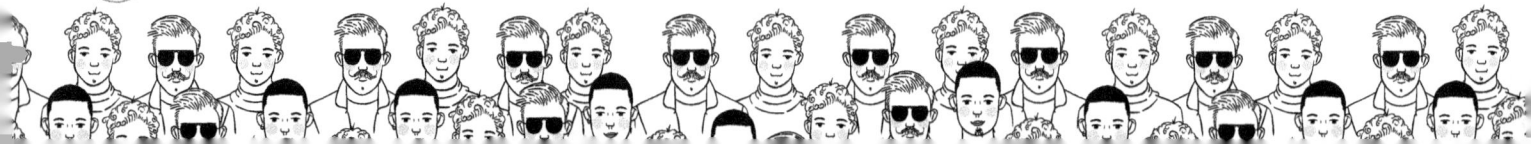

SETTIMANA 2 UOMO PIANO SENZA CARNE

LUNEDÌ

Colazione:	1 porzione di muffin al cioccolato (pag. 15) + 200 ml latte di mandorla senza zucchero *oppure* 1 porzione di sformatino di cavolfiore (pag. 99 - sostituire prosciutto con tofu al naturale) + 10 g pesto alla genovese
Spuntino:	100 g yogurt greco 5% + 50 g frutti di bosco surgelati + 5 g cioccolato fondente 85%
Pranzo:	1 porzione di vellutata di asparagi e gamberi (pag. 58) + 200 g albume + 10 g olio extravergine d'oliva
Spuntino:	1 tazza di tè verde
Cena:	1 porzione di merluzzo in crosta di pistacchio (pag. 75) + 1 porzione di salsa tzatziki (pag 108) + 50 g lattughino + 15 g olio extravergine d'oliva
Kcal/ Macro:	*Kcal: 1.818; Carboidrati: 25 g; Proteine: 91 g; Grassi: 148 g.*

MARTEDÌ

Colazione:	1 porzione di torta al pistacchio (pag. 155) + 200 ml latte di mandorla senza zucchero *oppure* 40 g salmone affumicato + 40 g formaggio spalmabile + 50 g pomodorini + 30 g rucola + 20 g olive verdi + 5 g olio
Spuntino:	50 g lamponi + 100 g ricotta
Pranzo:	1 porzione di frittata di cipolle (pag. 84) + 50 g avocado + 50 g finocchio + 50 g lattughino
Spuntino:	20 g gherigli di noci
Cena:	1 porzione di filetto di trota alle mandorle e limone (pag. 76) + 50 g songino + 100 g pomodorini + 5 g olio extravergine d'oliva + 20 g cubetti di parmigiano
Kcal/ Macro:	*Kcal: 1.778; Carboidrati: 24 g; Proteine: 86 g; Grassi: 145 g.*

MERCOLEDÌ

Colazione:	come lunedì
Spuntino:	20 g gherigli di noci + 100 g yogurt greco 5%
Pranzo:	1 porzione di spaghetti di zucchine con tonno e broccolo romanesco (pag. 66)
Spuntino:	50 g frutti di bosco + 100 g yogurt greco 5%
Cena:	1 porzione di frittata di verza e brie (pag. 86) + 1 porzione di salsa tzatziki (pag. 108)
Kcal/ Macro:	*Kcal: 1.779; Carboidrati: 27 g; Proteine: 92 g; Grassi: 141 g.*

GIOVEDÌ

Colazione:	come lunedì
Spuntino:	100 g yogurt greco 5% + 25 g frutti di bosco surgelati + 5 g cioccolato fondente 85%
Pranzo:	1 porzione di merluzzo in crosta di pistacchio (pag. 75) + 1 porzione di purè di cavolfiore (pag. 101) + 10 g cubetti di parmigiano + 10 g olio extravergine d'oliva
Spuntino:	1 tazza di tè verde
Cena:	1 porzione di vellutata di asparagi e gamberi (pag. 58) + 100 g albume + 10 g cubetti di parmigiano + 10 g olio extravergine d'oliva
Kcal/ Macro:	*Kcal: 1.792; Carboidrati: 24 g; Proteine: 85 g; Grassi: 146 g.*

VENERDÌ

Colazione:	come lunedì
Spuntino:	10 g gherigli di noci + 100 g yogurt greco 5%
Pranzo:	1 porzione di frittata di verza e brie (pag. 86) + 1 porzione di salsa tzatziki (pag. 108)
Spuntino:	10 g gherigli di noci + 100 g yogurt greco 5%
Cena:	1 porzione di spaghetti di zucchine con tonno e broccolo romanesco (pag. 66) + 5 g olio extravergine d'oliva
Kcal/ Macro:	*Kcal: 1.806; Carboidrati: 27 g; Proteine: 88 g; Grassi: 145 g.*

SABATO

Colazione:	come lunedì
Spuntino:	50 g yogurt greco 5% + cannella + 5 g mandorle
Pranzo:	1 porzione di bastoncini di merluzzo ai semi di papavero (pag. 68) + 1 porzione di purè di cavolfiore (pag. 101) + 5 g olio extravergine d'oliva
Spuntino:	1 porzione di crema al caffè (pag. 136)
Cena:	1 porzione di pizzette cheto (pag. 122) + 100 g tonno sott'olio sgocciolato + 5 g olio extravergine d'oliva
Kcal/ Macro:	*Kcal: 1.817; Carboidrati: 23 g; Proteine: 91 g; Grassi: 150 g.*

DOMENICA

Colazione:	come lunedì
Spuntino:	150 g yogurt greco 5% + 2 g cacao amaro
Pranzo:	1 porzione di pizzette cheto (pag. 122) + 10 g noci
Spuntino:	1 porzione di crema al caffè (pag. 136)
Cena:	1 porzione di bastoncini di merluzzo ai semi di papavero (pag. 68) + 1 porzione di purè di cavolfiore (pag. 101) + 15 g olio extravergine di oliva
Kcal/ Macro:	*Kcal: 1.825; Carboidrati: 24 g; Proteine: 91 g; Grassi: 150 g.*

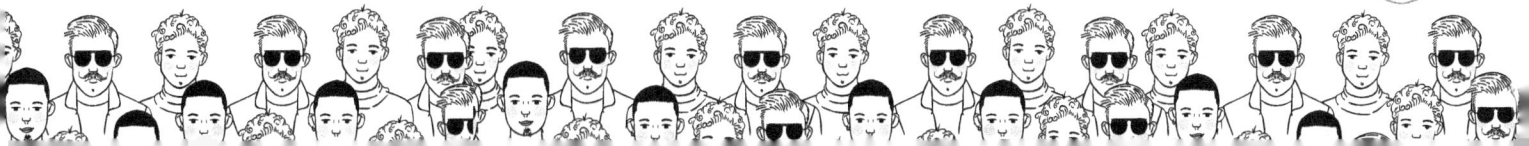

SETTIMANA 3 UOMO PIANO SENZA CARNE

LUNEDÌ

Colazione:	1 porzione di pan di spagna (pag. 149) + 1 porzione di cheto-tella (pag. 162) + 50 g yogurt greco 5% + 20 g lamponi *oppure* 50 g pomodori + 25 g rucola + 20 g patè di olive taggiasche + 1 porzione di panini alla ricotta (pag. 119) + 25 g stracchino + 5 g olio
Spuntino:	50 g lamponi
Pranzo:	1 porzione di uova ai semi di sesamo e chia con prosciutto cotto (pag. 87 - al posto del prosciutto cotto mettere tonno sott'olio) + 25 g cubetti di parmigiano
Spuntino:	10 g gherigli di noci + 25 g parmigiano
Cena:	1 porzione di spaghetti di zucchine alla curcuma, tonno e pinoli (pag. 61) + 40 g avocado
Kcal/Macro:	*Kcal: 1.793; Carboidrati: 20 g; Proteine: 84 g; Grassi: 145 g.*

MARTEDÌ

Colazione:	come lunedì
Spuntino:	10 g gherigli di noci
Pranzo:	1 porzione di spaghetti di zucchine croccanti con uovo in camicia e nocciole (pag. 55) + 15 g cubetti di parmigiano + 10 g olio extravergine d'oliva
Spuntino:	50 g lamponi
Cena:	1 porzione di vellutata di cavolfiore e spinaci (pag. 58) + 30 g cubetti di parmigiano + 200 g albume
Kcal/Macro:	*Kcal: 1.804; Carboidrati: 22 g; Proteine: 88 g; Grassi: 145 g.*

MERCOLEDÌ

Colazione:	come lunedì
Spuntino:	150 g yogurt greco 5% + 15 g gherigli di noci
Pranzo:	1 porzione di spaghetti di zucchine alla curcuma, tonno e pinoli(pag. 61)
Spuntino:	100 g yogurt greco 5% + 50 g frutti di bosco surgelati + 5 g granella di nocciole
Cena:	1 porzione di uova ai semi di sesamo e chia con prosciutto cotto (pag. 87 - al posto del prosciutto cotto mettere tonno sott'olio)
Kcal/Macro:	*Kcal: 1.800; Carboidrati: 26 g; Proteine: 90 g; Grassi: 146 g.*

GIOVEDÌ

Colazione:	come lunedì
Spuntino:	1 tazza di tè verde
Pranzo:	1 porzione di vellutata di cavolfiore e spinaci (pag. 58) + 30 g cubetti di parmigiano + 200 g albume + 10 g olio extravergine d'oliva

Spuntino:	50 g yogurt greco 5% + 50 g frutti di bosco surgelati + 5 g granella di nocciole
Cena:	1 porzione di spaghetti di zucchine croccanti con uovo in camicia e nocciole (pag. 55) + 10 g cubetti di parmigiano + 10 g olio extravergine d'oliva
Kcal/Macro:	*Kcal: 1.806; Carboidrati: 21 g; Proteine: 88 g; Grassi: 145 g.*

VENERDÌ

Colazione:	come lunedì
Spuntino:	200 g yogurt greco 5% + 10 g gherigli di noci
Pranzo:	1 porzione di spaghetti di zucchine con gamberi e granella di pistacchio (pag. 57) + 10 g olio extravergine d'oliva
Spuntino:	1 tazza di tè verde
Cena:	1 porzione di omelette alle erbe aromatiche, salmone e formaggio spalmabile (pag. 88) + 1 porzione di finocchi gratinati al forno (pag. 91)
Kcal/Macro:	*Kcal: 1.802; Carboidrati: 26 g; Proteine: 98 g; Grassi: 143 g.*

SABATO

Colazione:	come venerdì
Spuntino:	50 g ricotta + 5 g burro d'arachidi
Pranzo:	1 porzione di spaghetti con crema di cavolfiore, acciughe e noci (pag. 61)+ 10 g olio extravergine d'oliva
Spuntino:	200 g dessert proteico senza zucchero + 10 g burro d'arachidi
Cena:	1 porzione di riso di cavolfiore al sesamo e tofu (pag. 66) + 10 g olio extravergine d'oliva + 150 g albume
Kcal/Macro:	*Kcal: 1.835; Carboidrati: 29 g; Proteine: 97 g; Grassi: 144 g.*

DOMENICA

Colazione:	1 porzione di torta in tazza alle mandorle e cioccolato (pag. 20) *oppure* 1 porzione di involtini di insalata, tonno e asiago (pag. 142) + 40 g avocado
Spuntino:	10 g gherigli di noci + 100 g ricotta
Pranzo:	1 porzione di spaghetti di zucchine con gamberi e granella di pistacchio (pag. 57)
Spuntino:	10 g gherigli di noci + 50 g ricotta
Cena:	1 porzione di omelette alle erbe aromatiche, salmone e formaggio spalmabile (pag. 88) + 1 porzione di finocchi gratinati al forno (pag. 91)
Kcal/Macro:	*Kcal: 1.815; Carboidrati: 25 g; Proteine: 90 g; Grassi: 148 g.*

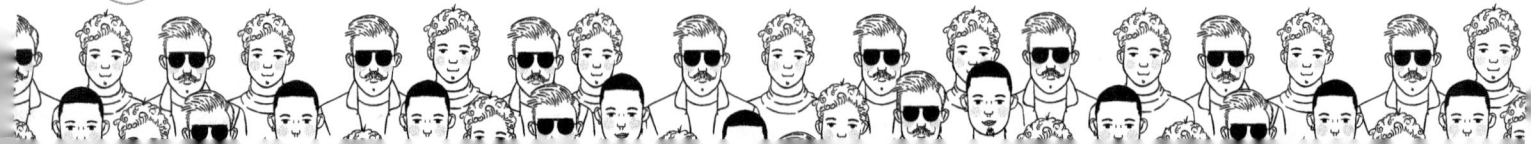

SETTIMANA 4 UOMO PIANO SENZA CARNE

LUNEDÌ

Colazione:	1 porzione di plumcake con scaglie di cioccolato fondente (pag. 19) + 200 ml latte di mandorla senza zucchero *oppure* 1 porzione di grissini ai semi (pag. 141) + 30 g songino + 25 g salmone affumicato + 30 g feta + 10 g patè di olive taggiasche + 5 g gherigli di noci + 5 g olio extravergine d'oliva
Spuntino:	1 porzione di budino di albumi
Pranzo:	1 porzione di riso di cavolfiore al sesamo e tofu (pag. 66) + 5 g olio extravergine d'oliva
Spuntino:	1 porzione di budino di albumi + 5 g noci
Cena:	1 porzione di spaghetti con crema di cavolfiore, acciughe e noci (pag. 61) + 5 g olio extravergine d'oliva
Kcal/Macro:	*Kcal: 1.786; Carboidrati: 26 g; Proteine: 97 g; Grassi: 140 g.*

MARTEDÌ

Colazione:	come lunedì
Spuntino:	100 g yogurt greco 5% + 10 g mandorle
Pranzo:	1 porzione di salmone con stracchino al profumo di lime (pag. 77) + 1 porzione di zucca gratinata al forno con mandorle e salvia (pag. 97)
Spuntino:	100 g yogurt greco 5% + 15 g gherigli di noci
Cena:	1 porzione di polpette di tonno al prezzemolo (pag. 71) + 100 g finocchio + 100 g pomodorini + 50 g songino + 10 g olio extravergine d'oliva + succo di limone
Kcal/Macro:	*Kcal: 1.808; Carboidrati: 24 g; Proteine: 93 g; Grassi: 146 g.*

MERCOLEDÌ

Colazione:	come lunedì
Spuntino:	1 tè verde + 10 g nocciole
Pranzo:	1 porzione di filetto di trota con pistacchio e salsa all'arancia (pag. 70) + 50 g songino + 5 g olio extravergine d'oliva
Spuntino:	10 g cioccolato fondente 85%
Cena:	1 porzione di cous cous di cavolfiore alla mediterranea (pag. 62) + 100 g tonno sott'olio sgocciolato
Kcal/Macro:	*Kcal: 1.784; Carboidrati: 22 g; Proteine: 88 g; Grassi: 142 g.*

GIOVEDÌ

Colazione:	come lunedì
Spuntino:	5 g nocciole + 100 g yogurt greco 5%
Pranzo:	1 porzione di polpette di tonno al prezzemolo (pag. 71) + 150 g finocchio + 50 g arancia + 5 g olio + 50 g avocado
Spuntino:	5 g nocciole + 100 g yogurt greco 5%
Cena:	1 porzione di salmone con stracchino al profumo di lime (pag. 77) + 1 porzione di zucca gratinata al forno con mandorle e salvia (pag. 97)
Kcal/Macro:	*Kcal: 1.812; Carboidrati: 26 g; Proteine: 92 g; Grassi: 146 g.*

VENERDÌ

Colazione:	come lunedì
Spuntino:	15 g gherigli di noci
Pranzo:	1 porzione di cous cous di cavolfiore alla mediterranea (pag. 62) + 100 g tonno sott'olio sgocciolato
Spuntino:	10 g mandorle
Cena:	1 porzione di filetto di trota con pistacchio e salsa all'arancia (pag. 70) + 50 g lattughino
Kcal/Macro:	*Kcal: 1.777; Carboidrati: 21 g; Proteine: 89 g; Grassi: 141 g.*

SABATO

Colazione:	come lunedì
Spuntino:	10 g gherigli di noci
Pranzo:	1 porzione di salmone con stracchino al profumo di lime (pag. 77) + 1 porzione di zucca gratinata al forno con mandorle e salvia (pag. 97) + 40 g avocado
Spuntino:	10 g gherigli di noci
Cena:	1 porzione di pizza di cavolfiore con mortadella, burrata e pistacchi (pag. 126 - sostituire la mortadella con 100 g alici sott'olio sgocciolate) + 25 g rucola
Kcal/Macro:	*Kcal: 1.799; Carboidrati: 21 g; Proteine: 102 g; Grassi: 151 g.*

DOMENICA

Colazione:	1 porzione di smoothie al burro di arachidi e cannella (pag. 23) + 100 ml latte di mandorla *oppure* 1 porzione di crespelle con formaggio spalmabile, salmone e avocado (pag. 26)
Spuntino:	1 tazza di tè verde
Pranzo:	1 porzione di pizza di cavolfiore con mortadella, burrata e pistacchi (pag. 126 - sostituire la mortadella con 100 g alici sott'olio sgocciolate) + 25 g rucola
Spuntino:	1 tazza di tisana
Cena:	1 porzione di burger di salmone (pag. 70) + 1 porzione di zucca gratinata al forno con mandorle e salvia (pag. 97) + 50 g avocado + 20 g maionese
Kcal/Macro:	*Kcal: 1.839; Carboidrati: 22 g; Proteine: 96 g; Grassi: 158 g.*

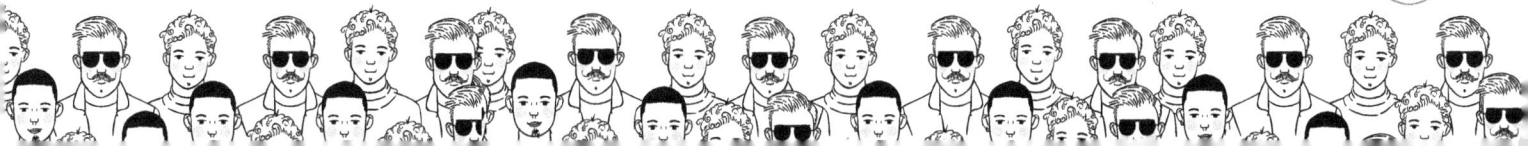

INDICE ALFABETICO
DELLE RICETTE

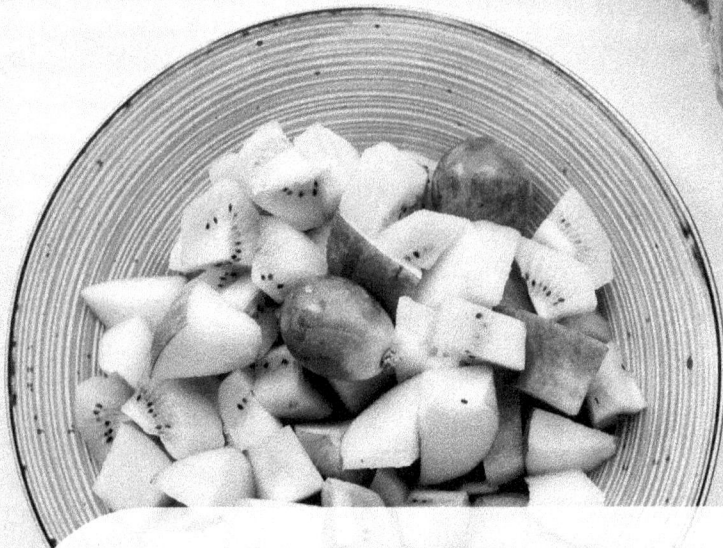

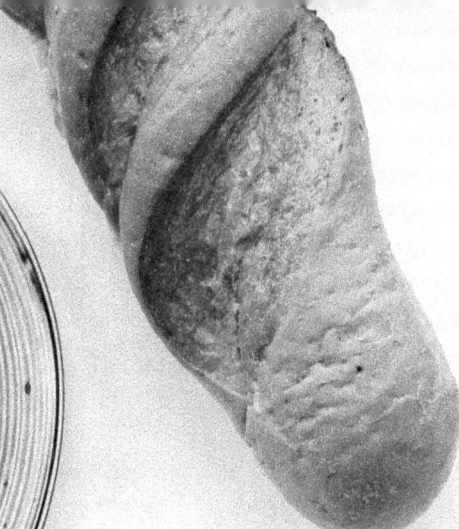

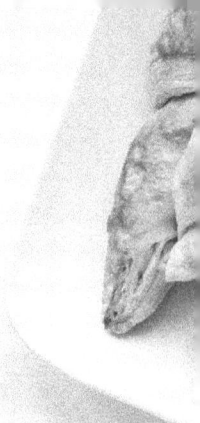

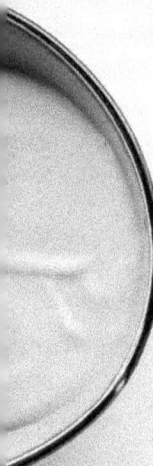

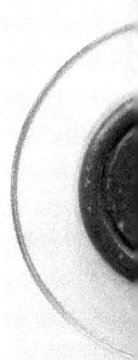

Ti è piaciuto questo libro?

Aiutaci a diffondere il nostro lavoro lasciando una recensione sul sito dove lo hai acquistato.

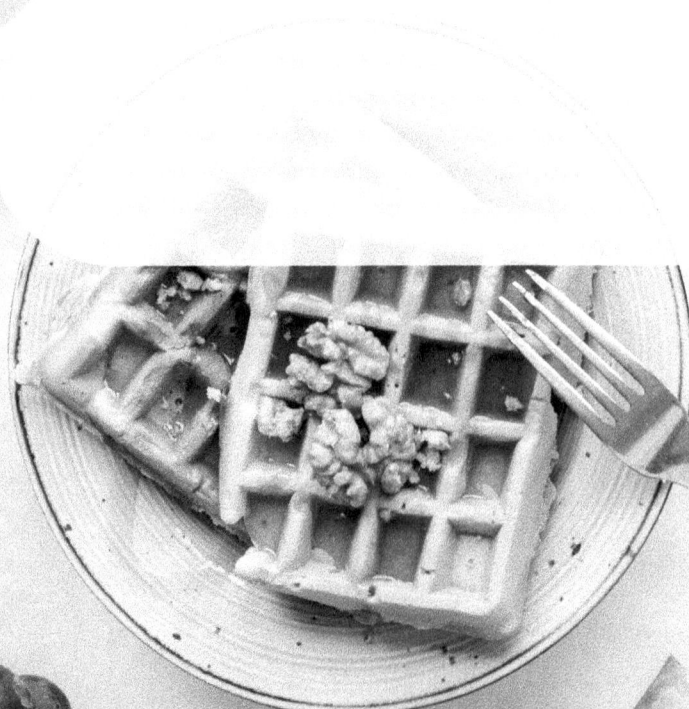

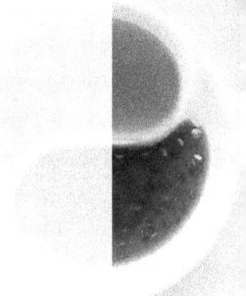

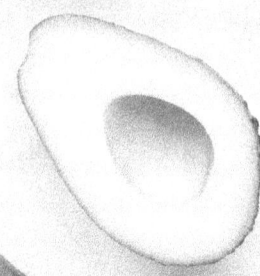

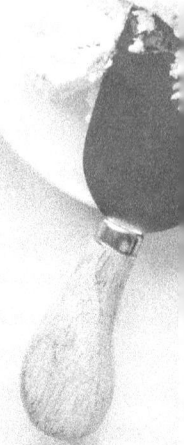

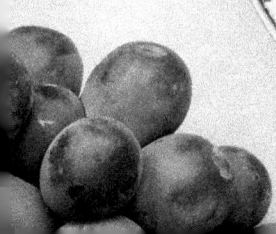

Grazie di cuore!